CÓMO VENCER LAS ARRUGAS Y PERDER PESO

Dr. Nicholas Perricone

CÓMO VENCER LAS ARRUGAS Y PERDER PESO

Traducción de Carme Geronès y Carles Urritz

alternativas

ROBIN BOOK

Si usted desea que le mantengamos informado de nuestras publicaciones, sólo tiene que remitirnos su nombre y dirección, indicando qué temas le interesan, y gustosamente complaceremos su petición.

Ediciones Robinbook
información bibliográfica
Indústria 11 (Pol. Ind. Buvisa)
08329 - Teià (Barcelona)
e-mail: info@robinbook.com

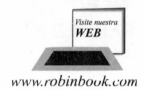

www.robinbook.com

Título original: *The Pericone Weight-Loss Diet*
© 2005, Nicholas V. Perricone, M.D.
  This translation published by arrangement with Ballantine Books, an imprint of Random House Publishing Group, a division of Random House, Inc.
© 2007, Ediciones Robinbook, s. l., Barcelona
Diseño de cubierta: Regina Richling
Producción y compaginación: MC producció editorial
ISBN: 978-84-7927-860-1
Depósito legal: B-10.851-2007
Impreso por Limpergraf, Mogoda 29-31 (Can Salvatella)
  08210 Barberà del Vallès

Impreso en España - *Printed in Spain*

AGRADECIMIENTOS

Anne Sellaro figura otra vez en primer lugar en la lista, como amiga, colega, colaboradora, agente y aliada en todos los campos. Su habilidad, creatividad y entusiasmo sin par, así como su incansable apoyo, me permiten difundir el mensaje a millones de personas en todo el mundo.

Quisiera dar también las gracias a un gran número de amigos y colegas, entre los que se incluyen:

Caroline Sutton, Gina Centrello, Libby McGuire, Anthony Ziccardi, Tom Perry, Kim Hovey, Rachel Bernstein, Cindy Murray, Brian Mclendon, Lisa Barnes y el equipo entero de Random House, entre los que se cuenta su extraordinario personal de ventas; David Vigliano y Elise Petrini, de Vigliano Associates; Tony Tiano, Lennlee Keep, Eli Brown y el equipo de Santa Fe Productions; The Public Broadcasting Service (PBS-TV); Harry Preus, doctor en medicina, del American College of Nutrition; Michigan State University College of Human Medicine. A Edward Magnotti, Ed Hookstratten, Sharyn Kolberg, Craig Weatherby, Ed y Elizabeth Walsh, Richard Post y El equipo de NV Perricone M.D.

Ltd; a nuestros socios Neiman Marcus, Nordstrom, Sephora, Saks, Henri Bendel's, Clyde's on Madison, Belk's y Parisian; al senador Joseph Lieberman y su esposa; a mis padres; a mi hermano Jimmy y mis hermanas Laura, June y Barbara; a mis hijos Jeffrey, Nicholas y Caitie; y a Steve Mirabella (padre).

INTRODUCCIÓN

La dieta Perricone para perder peso es el fruto de décadas de investigación sobre la función que ejerce la inflamación en el proceso del envejecimiento y en las dolencias relacionadas con éste, así como en la obesidad. Desde distintas perspectivas, éste es el libro más emocionante y el que rompe más esquemas de los que he publicado hasta hoy. El mundo científico está reconociendo el papel de la inflamación en muchas afecciones y enfermedades crónicas. Estoy convencido de que ésta será la primera obra que demostrará claramente hasta qué punto este fenómeno asintomático y microscópico desencadena una serie de problemas metabólicos que aceleran el proceso del envejecimiento, una seria amenaza para la salud, un aumento indeseado de peso y la obesidad.

Y por si el problema centrado en los adultos fuera poco, existen cada día más pruebas que demuestran que también puede imputarse a la inflamación el exceso de peso y la obesidad en la infancia y la adolescencia, que llevan a enfermedades como la diabetes de tipo 2 y el síndrome metabólico (del que hablaremos detalladamente en el capítulo 6), que normalmente tardan años en manifestarse. La alarmante epidemia de obesidad en los países occidentales ha llevado a las autoridades sanitarias y a otras organizaciones en el campo de la salud a revisar las normas sobre alimentación que aprendimos en la escuela. Hoy en día, por ejemplo, se recomienda aumentar de manera significativa el consumo de frutas y verduras, principio con el que estoy completamente de acuerdo, ya que estos alimentos (al igual que pescados como el salmón que se cría en libertad) constituyen una importante fuente de antioxidantes, es decir, de antiinflamatorios naturales.

Se trata de una excelente noticia, puesto que estoy convencido de que tenemos la solución para el problema del exceso de peso y la pérdida de la salud que conlleva al alcance de la mano: en nuestra siguiente comida. Mis investigaciones han demostrado que el régimen antiinflamatorio es la intervención terapéutica más eficaz contra los kilos de más (independientemente de la edad de la persona). He observado pérdidas importante de peso en miles de personas que han seguido la simple norma de evitar los alimentos inflamatorios y han optado por los que poseen propiedades antiinflamatorias. *La dieta Perricone para perder peso* nos permitirá descubrir estos alimentos, nos ayudará a comprar con criterio en el supermercado y a elegir con conocimiento de causa en un restaurante. Tendremos a mano unas normas simples y lógicas que nos permitirán comer alimentos sanos y acelerar la pérdida de peso para no recuperarlo jamás.

Considero especialmente interesante el hecho de que los alimentos con propiedades antiinflamatorias, que combaten una serie de enfermedades, el proceso del envejecimiento, la falta de tersura de la piel y las arrugas, consiguen asimismo una importante pérdida de peso, al tiempo que resultan saludables para todos, niños y adultos. Por otro lado, los alimentos que aceleran el proceso del envejecimiento, que ponen en riesgo nuestra salud y contribuyen a la pérdida de las capacidades cognoscitivas (los inflamatorios) también provocan un aumento de peso. Se trata de alimentos y bebidas que obstaculizan también la capacidad que posee el cuerpo de metabolizar correctamente, y hacen más difícil la pérdida de peso.

El régimen antiinflamatorio de *La dieta Perricone para perder peso* es un programa único, pues quienes lo siguen no sólo eliminan un volumen significativo de grasa corporal en un corto período de tiempo, sino que además recuperan la luminosidad y presentan un aspecto más joven. La mayor parte de las dietas de adelgazamiento lleva a unos efectos contrarios: un aspecto demacrado y un tono apagado en el cutis y el resto de la piel tras la pérdida de peso.

Otra increíble ventaja: los kilos que se pierden con este plan antiinflamatorio corresponden a las células adiposas y no a la masa muscular. Esto tiene una importancia clave, ya que los músculos queman más calorías que otros tejidos corporales, incluso sin que el cuerpo haga esfuerzo alguno. *La dieta Perricone para perder peso*, además de mantener la masa muscular, la incrementa, y con ello quienes siguen el programa mantienen su aspecto joven, todo el vigor y eliminan además los kilos que les sobran.

La dieta Perricone nos proporciona unos resultados palpables inmediatos. Por otra parte, hay que subrayar detalles tan positivos como el aumento de luminosidad en la piel, la disminución del tamaño de los poros, la desaparición de las bolsas bajo los ojos, un mejor contorno en pómulos y mandíbula, un incremento de la tersura de la piel en general, una figura atractiva, esbelta, con una musculación equilibrada y, por supuesto, ¡una impresionante pérdida de peso!

Al iniciar esta dieta de adelgazamiento quisiera dar al lector mi palabra de que el programa responderá a sus expectativas, tanto a corto como a largo plazo. No es tanto una dieta como un estilo de vida. El programa propone el consumo de alimentos naturales, sin adulterar, y de suplementos alimenticios que ayudan a metabolizar las grasas, a quemar calorías y a conservar la masa muscular, y al mismo tiempo recomienda ejercicios físicos básicos pensados para acelerar la pérdida de grasas y aumentar el desarrollo muscular.

Poco a poco, cada paso colaborará en la recuperación de un cuerpo más esbelto y ágil, de la rapidez mental, del aspecto luminoso, así como de nuestro bienestar personal y del de los miembros de nuestra familia.

El secreto del éxito de este plan de adelgazamiento es simple: se trata de seguir un estilo de vida antiinflamatorio. Su piedra angular es el régimen antiinflamatorio, que regula cuidadosamente los índices de azúcar y de insulina en la sangre y lleva, por consiguiente, a la disminución del riesgo de sufrir hipertensión, diabetes de tipo 2, obesidad, enfermedades cardíacas y síndrome metabólico.

Este enfoque centrado en la microinflamación como factor desencadenante del envejecimiento y la obesidad es un concepto totalmente innovador y original. Y funciona en todos los casos.

Dr. Nicholas Perricone
Madison (Connecticut)

PRIMERA PARTE

LA RELACIÓN ENTRE INFLAMACIÓN Y GRASA

Capítulo 1
VAMOS A EMPEZAR

La mejor forma de predecir
el futuro es la de inventarlo.

ALAIN KAY,
genio de la informática y visionario

Al escribir esta obra descubrí que el mayor regalo que puedo hacer a mis lectores es el de iniciarlos en una alimentación sana y deliciosa. Puesto que estamos tratando de adelgazar, puede resultar sorprendente la atención que prestaremos a la gastronomía, ya que las dietas de pérdida de peso tradicionales se centran básicamente en no comer. Pero éste no es de ninguna forma nuestro objetivo.

Las estadísticas en cuanto a la obesidad y al exceso de peso son alarmantes. La International Obesity Task Force, organismo asesor de la Unión Europea, calculaba que en 2003 vivían en el continente americano entre 200 y 350 millones de adultos que sufrían obesidad o exceso de peso. En el Reino Unido se calcula en un 20% la población obesa, y la que padece exceso de peso en cerca de la mitad en el caso de los hombres y una tercera parte en el de las mujeres. Por desgracia, en los últimos diez años el número de adultos que sufren obesidad en este último país ha aumentado en un 50%. Y la Oficina del Censo de Estados Unidos afirmaba en 2000 que dos terceras partes de los adultos del país sufrían exceso de peso y un 30,5%, obesidad. En España, según las estimaciones del Ministerio de Sanidad, uno de cada dos adultos tiene exceso de peso, de los cuales el 16% son obesos.

No obstante, una evaluación más estricta de las cifras obtenidas en los últimos análisis indica que tales cálculos se quedan cortos.

Durante las últimas décadas hemos recibido bombardeos con todo tipo de informaciones contradictorias sobre lo que deberíamos comer y beber. En cuanto los medios de comunicación se hacen eco de los resultados de un nuevo estudio científico, surgen otros datos igual de convincentes pero contradictorios. Nos asaltan con libros y vídeos con puntos de vista desconcertantes y opuestos procedentes de todo tipo de expertos y seudoexpertos. En estas circunstancias es normal que se nos haga cada día más difícil decidir qué tenemos que comer y qué debemos evitar.

La dieta Perricone para perder peso corta por lo sano con el desconcierto y proporciona un plan alimentario simple e infalible para mejorar la salud, combatir los síntomas del envejecimiento, perder peso y evitar ganarlo de nuevo. Todo empieza por aprender a conocer los alimentos que lo hacen posible y los que arruinan nuestro objetivo.

PRIMERO UN POCO DE HISTORIA

Durante la década de 1960, para protestar contra el sistema de alimentación industrializado, los integrantes de la generación del *boom* de la natalidad iniciaron una revolución dietética marcada por el «retorno a la naturaleza». Como reacción típica, esta generación abogaba por los alimentos integrales, naturales, frescos, sin procesar y obtenidos sin recurrir a pesticidas o abonos químicos. Fue el inicio del movimiento a favor de la alimentación sana, que hoy en día tiene más fuerza y adeptos que nunca y, después de cuarenta años, se está convirtiendo en la corriente dominante.

Pero aquí se acaba el lado positivo, pues, por desgracia, se trata de la única tendencia dietética lógica que hemos observado. Desde entonces no hemos visto más que un montón de programas a cual más peligroso. Por otra parte, la comida rápida se ha convertido en omnipresente en nuestra vida cotidiana.

En la década de los setenta, apareció el régimen Atkins, basado en una abundancia de proteínas y una reducción de los hidratos de carbono de absorción lenta. De entrada, la idea parecía lógica, pero el método presentaba una serie de puntos débiles (algunos de los cuales se corrigieron posteriormente), entre los que cabe citar la abundancia de grasas saturadas. En los años noventa, esta moda volvió, aunque ligeramente modificada.

Puede que la peor tendencia en cuanto a dietas sea la que se vivió en la década de 1980, la era anunciada como la de las dietas sin grasas. Los estantes de los supermercados se vieron inundados de alimentos con alto contenido en hidratos de carbono, altamente glicémicos, que ofrecían muy poco en el campo de la nutrición y mucho en el de las calorías vacías. Todo ellos se convirtieron en la comida básica de numerosas personas, en especial mujeres, que se lanzaron a las *chips light*, a las galletas de arroz y maíz, también con bajo contenido en grasas, y a todo tipo de galletas de régimen dulces o saladas. De pronto, millones de personas se entregaron a un estado inflamatorio crónico. ¿Por qué? Porque este tipo de alimentos provoca un aumento rápido de azúcar en la sangre y un incremento de los niveles de insulina.

La insulina es una importante hormona que ayuda al cuerpo a transformar el azúcar en energía o a almacenarla en forma de grasa o glicógeno. Ahora bien, la insulina que se libera con excesiva rapidez tiene un efecto inflamatorio (que estudiaremos con más detalle en el capítulo 2). Tras un rápido aumento, el nivel de azúcar de la sangre baja en picado, lo que produce ansia de comer y puede llevar al círculo vicioso de la ingestión excesiva de alimentos. He aquí por qué una dieta basada en pan, productos de bollería, aperitivos crujientes, dulces y otros alimentos atestados de azúcar y féculas puede llevarnos a engordar y crearnos muchos problemas a la hora de perder peso. Resulta curioso que no sea el valor calórico de los alimentos lo que provoque el aumento de peso. En efecto, una galleta de arroz sólo aporta unas cuarenta calorías y, sin embargo, al convertirse rápidamente en azúcar en la sangre, provoca liberación de insulina y almacenamiento de grasa. La liberación de insulina puede desembocar en acumulación de grasa corporal.

La dieta Perricone para perder peso tiene como objetivo aprender a identificar y evitar los alimentos ricos en azúcar y féculas, a fin de mantener la estabilidad de los niveles de azúcar e insulina en la sangre. ¿Identificarlos? En efecto, porque muchos productos aparentemente ino-

¿QUÉ SON LOS ALIMENTOS CON UN ALTO ÍNDICE GLICÉMICO?

Según el sitio web (en inglés) *www.gycemicindex.com*, el «índice glicémico es una clasificación de los alimentos ricos en hidratos de carbono que se basa en sus consecuencias inmediatas sobre los índices de glucosa (azúcar) en la sangre. Dicho índice compara los hidratos de carbono de los alimentos, gramo por gramo. Los que se disuelven con rapidez durante la digestión presentan los índices glicémicos más elevados, mientras que los que se disuelven lentamente, liberando la glucosa de forma progresiva en el torrente circulatorio, presentan unos índices glicémicos bajos». Existen numerosos libros y sitios web en los que se incluyen listas sobre valores glicémicos para todo tipo de alimentos y bebidas, entre los que cabe citar el anterior. Para evitar engordar o bien perder unos kilos hay que sustituir los alimentos y las bebidas con azúcar y almidón por frutas y verduras con proteínas de alta calidad y bajo contenido glicémico, cuyo consumo tenga pocas consecuencias en los niveles de azúcar e insulina de la sangre.

cuos contienen azúcares añadidos, peligrosos ácidos transgrasos (de ellos hablaremos más adelante) y un ingrediente denominado jarabe de maíz, rico en fructosa, todo lo cual llevará al fracaso de cualquier meta de pérdida de peso que podamos marcarnos y tendrá un impacto negativo en nuestra salud en general. Con nuestro régimen de adelgazamiento sabremos controlar nuestro apetito, evitar comer en exceso, retrasar la sensación de hambre y transformar en energía la grasa sobrante.

SIMPLIFIQUEMOS LAS COSAS

Algunos científicos e investigadores consideran que muchos de los problemas de salud actuales están relacionados con el abandono de la dieta del cazador-recolector, que consiste básicamente en frutos secos, semillas, frutas del bosque, hierbas silvestres, raíces, fruta, carne de ave y de caza.

Se trata de una teoría interesante, que me lleva a primar siempre los alimentos naturales y sin procesar. Para mantener la salud y conservar el peso
ideal hace falta tomar los nutrientes que nos aportan todos los grupos alimentarios, y no los que han pasado por el laboratorio. Es preciso que nuestras fuentes de proteínas sean puras y estén formadas por pescados y
mariscoss frescos no procedentes de piscifactorías (siempre que sea posible), así como por pollo y pavo no procedentes de granjas industriales, es
decir, sin hormonas y antibióticos añadidos. Los hidratos de carbono que
consumiremos provendrán preferentemente de frutas y verduras frescas, a
ser posible ecológicas. También necesitamos grasas de calidad, como las
que encontramos en el salmón, las sardinas y otros pescados azules, en el
aceite de oliva virgen extra, los frutos secos, las semillas, el aguacate y
el *açaí* (el fruto de una palmera selvática de América Central y del Sur
cuyo contenido en ácidos grasos es comparable al del aceite de oliva).
Estas grasas de calidad nos ayudarán a absorber los nutrientes de la fruta y
la verdura, a conservar el tono celular y la luminosidad de la piel, a evitar
las arrugas, a mantener la vivacidad del cerebro y el ánimo optimista.
Curiosamente, hace falta grasa en la dieta para... quemar grasas.

Ahora bien, si alteramos el delicado equilibrio con una dieta excesivamente grasa y con ideas ridículas –ya sea la del consumo de productos
sin hidratos de carbono, sin grasas o sin lo que sea–, creamos una serie
de problemas de salud tanto físicos como mentales, entre los que puede
citarse la obesidad, la aceleración del envejecimiento, el aumento de las
arrugas y la falta de tersura en la piel. No es casual que el aumento del
consumo de antidepresivos, como el Prozac, se diera durante los años
ochenta, cuando imperaba la moda de los alimentos sin grasa: al fin y al
cabo, nuestro cerebro está compuesto principalmente por lípidos y cuando le negamos unos nutrientes importantes puede desencadenarse la
depresión. Se ha demostrado que el salmón, gracias a sus ácidos grasos
esenciales, constituye un excelente tratamiento contra la depresión.
Según algunos estudios, su consumo regular sería un tratamiento antidepresivo más efectivo que los fuertes medicamentos que se prescriben
para esta dolencia y se eliminarían los molestos efectos secundarios. La
práctica del ejercicio regular y moderado resulta también eficaz contra la
depresión, en especial si se combina con un régimen antiinflamatorio
con alto contenido en salmón. Nuestro objetivo es el de buscar el equilibrio y utilizar el sentido común para preparar las comidas.

LA HISTORIA DE AVA

Cuando presento los resultados de mis investigaciones en conferencias científicas organizadas en todo el mundo, uno de mis mayores placeres es el de coincidir con personas fascinantes, procedentes de los círculos más diversos. Conocí a Ava en Mónaco, en el marco de un seminario internacional sobre el envejecimiento. Ava, una periodista que cubría la información del evento para una prestigiosa revista de Estados Unidos, se acercó a mí en cuanto dejé el estrado tras mi intervención.

–Disculpe, doctor Perricone –me dijo–, me ha fascinado su exposición y quisiera que respondiera a unas preguntas para mi revista.

Me encantó poder contribuir y decidimos encontrarnos más tarde en la terraza Panorama, que daba al espectacular Mediterráneo. Después de una espléndida comida, aprovechamos para disfrutar de la vista desde aquella terraza situada sobre el acantilado y conversar.

–Me preguntaba si podía pedirle un consejo profesional, doctor Perricone –me dijo con cierta timidez. Ante mi gesto de asentimiento, Ava empezó su historia.

–Sé que su especialidad es la dermatología y el proceso del envejecimiento, pero durante su conferencia ha citado lo que usted denominaba «dieta antiinflamatoria», diciendo que si se seguía, muchas de las dolencias relacionadas con el envejecimiento, incluyendo los kilos de más, podían evitarse. Al escucharle he comprendido que en el campo de la dieta y la alimentación estoy haciendo todo lo que no debo. Empecé poniéndome a dieta a los veinte y pico para perder unos cinco kilos. Con los años, mi peso ha seguido el movimiento del yoyó, y ahora, a los cuarenta, no sólo he ganado aquellos cinco sino que he aumentado cinco más.

Pedí a Ava que me hablara de sus comidas.

–Para desayunar, normalmente tomo un zumo de naranja de los preparados, un café y un bollo tostado, untado con queso descremado. La comida suele consistir en una patata al horno con crema de leche descremada. Por la tarde suelo tomar unas galletas de arroz o de maíz que sólo tienen cuarenta calorías. Para cenar, casi siempre me preparo una generosa ensalada con un aliño sin grasa y una pechuga de pollo deshuesada y sin piel. Realmente no comprendo por qué no pierdo ni un gramo, cuando no tomo nunca grasas ni dulces de ningún tipo –añadió con cierto tono de desesperación.

El dilema de Ava era bastante corriente. En efecto, muchas de las pacientes que a lo largo de los años han acudido a mí se encontraban en la misma situación problemática. Un régimen de este estilo, además de no conseguir que se pierda peso, acelera el proceso del envejecimiento y es muy perjudicial para la piel. En el rostro de Ava se notaba la falta de proteínas: tenía un aire agotado y se la veía mayor de lo que era. Le dije que cometía tres pecados mortales:

- No comer suficientes proteínas.
- Evitar las grasas beneficiosas, al tiempo que las perjudiciales.
- Optar por hidratos de carbono con altos índices glicémicos, como los bollos, las patatas, las galletas de arroz y maíz, en lugar de tomar frutas y verduras frescas.

Insistí en que podía seguir un régimen sencillo, con tres comidas al día y dos tentempiés. Le aconsejé que empezara tomando dos cápsulas de aceite de pescado de calidad extra tres veces al día y también tres sobres diarios de suplementos, que contienen todos los nutrientes necesarios para conseguir la pérdida de peso. Prometí mandarle una lista con los alimentos recomendados. Ella podría organizar sus menús diarios según las fuentes de proteínas, los hidratos de carbono con bajo contenido glicémico y las grasas de mejor calidad, con el consejo básico de que en cada comida o tentempié debería incluir un alimento de cada grupo y, además, tenía que beber entre seis y ocho vasos de agua al día.

Quedamos en vernos de nuevo en Nueva York unas semanas después, pero por desgracia nuestras agendas no nos lo permitieron y no pudimos fijar una cita hasta dos meses más tarde. Al entrar en el salón de té, vi en la mesa de mi esquina preferida a una morenita que atraía la atención. Buscaba una mesa vacía donde sentarme cuando oí que me llamaban:

–Aquí, doctor Perricone.

Pueden imaginarse mi sorpresa (y bochorno) al ver que había pasado por delante de Ava sin reconocerla. Había sufrido una transformación tan espectacular que costaba reconocerla. Llevaba un elegante traje chaqueta de lana negra bastante ceñido, que ponía de relieve su bella figura y su fino talle. La melena, que le llegaba a los hombros, brillaba en la tenue luz del salón y en su preciosa piel destacaba el resplandor de la salud y la juventud. Había desaparecido aquella periodista algo metida en carnes, de aspecto agotado y agobiado que había conocido en Mónaco.

–¡Ava! –exclamé, atónito–. ¡Tiene usted un aspecto fenomenal!

–Gracias, doctor Perricone –respondió–. No tenía ni idea de lo beneficioso que iba a ser para mí aquel encuentro accidental. En poco tiempo me he entusiasmado con el salmón, las ensaladas y todos los alimentos que me recomendó usted, pues noté una mejora inmediata en mi piel, además de conseguir reducir todo tipo de hinchazón. ¡Y disfruto, además, de una mayor energía mental y física!

Desde nuestro encuentro en Mónaco, Ava había adelgazado casi diez kilos. Su actividad física a raíz de las exigencias de la profesión también habían contribuido en el cambio, puesto que el ejercicio es básico en cualquier programa de adelgazamiento. Pero en el caso de Ava, la clave residía en reducir la microinflamación al añadir a la dieta el tipo de grasas adecuado precisamente para la metabolización de la grasa y eliminar al tiempo los hidratos de carbono perjudiciales, causantes de la acumulación de lípidos en el cuerpo. Los ácidos grasos omega-3 de las cápsulas de aceite de pescado y el consumo de pescado fresco (especialmente salmón) la habían ayudado a perder peso con gran rapidez.

Más tarde, durante la cena, Ava me confesó lo que había pensado aquel día durante mi conferencia:

–Decidí que tenía que ser ahora o nunca. Tuve la sensación de que me estaba lanzando la tabla de salvación cuando me hizo llegar la lista con los alimentos adecuados.

Allí sentado, admirando su sorprendente transformación, pensé en un antiguo proverbio: «Dale un pescado a un hombre y lo habrás alimentado un día. Enséñale a pescar y le habrás proporcionado alimento para toda su vida». Ahora que Ava ya ha aprendido a «pescar» los alimentos adecuados, sus problemas de peso quedarán para siempre relegados al pasado.

La transformación de Ava había sido, como mínimo, impresionante. Quien siga la dieta Perricone para perder peso puede obtener unos resultados tan espectaculares como los suyos.

Pero, ¿cómo funciona? En los capítulos siguientes se explica la base científica en la que descansa mi idea revolucionaria y cómo todos podemos obtener resultados de ella.

Capítulo 2
EL CICLO INFLAMACIÓN-
ENVEJECIMIENTO-ENFERMEDAD-
OBESIDAD

La mente, en cuanto se ha ensanchado con una nueva idea,
nunca recupera sus dimensiones anteriores.

OLIVER WENDELL HOLMES

Como sabrán quienes hayan leído mis libros anteriores, la primera dieta antiinflamatoria constituye un arma eficaz para combatir los síntomas del envejecimiento y luchar contra las enfermedades, y encierra además el secreto para conseguir una piel radiante y sin arrugas. No estaba concebida específicamente para adelgazar, pero cuando me di cuenta de que las personas con sobrepeso adelgazaban al seguir este plan dietético, constaté todo el potencial que tenía delante. Por fin la esperanza para hombres y mujeres que deseaban perder unos cinco kilos y también para quienes sufrían obesidad.

Varié y adapté el primer régimen antiinflamatorio concentrándome en los alimentos y suplementos alimenticios que había comprobado que aceleraban la pérdida de peso al tiempo que ayudaban a mantener la masa muscular. En realidad, el régimen antiinflamatorio que presentamos en este libro se aproxima mucho al que yo mismo sigo a diario. Los alimentos recomendados no sólo ayudarán al lector a eliminar con rapidez los kilos que le sobran, sino que conseguirán que recupere la energía y una nueva sensación de bienestar. Teniendo en cuenta que la mayor parte de personas que siguen una dieta se sienten malhumorados, ésta es en realidad una excelente noticia.

En esta obra descubriremos detalles sorprendentes, datos que incluso dejaron atónitos a los científicos al constatarlos por primera vez. Descubriremos que el exceso de grasa corporal es un verdadero órgano endocrino vivo, que respira y se multiplica, y que cuanto más gordos estemos más engordaremos. Con esta obra vamos a cambiar también las ideas preconcebidas sobre engordar y adelgazar. Es algo que no tiene que ver con la ingestión diaria de grasas ni tampoco con la eliminación de los hidratos de carbono. Se trata de lo que aún ningún libro ha explicado: la relación existente entre inflamación y grasa corporal (y el hecho de que una no aparece sin la otra). Veremos qué alimentos provocan la inflamación, cómo reducirla y evitarla para eliminar así todos los problemas de peso.

LA INFLAMACIÓN

Vamos a examinar lo que yo denomino inflamación, es decir, la respuesta del sistema inmunitario corporal ante la infección o la irritación, que posee un amplísimo espectro. En uno de los extremos de éste, la inflamación provoca enrojecimiento e hinchazón visibles, como ocurriría con una quemadura del sol o una herida en un dedo. En el otro extremo del espectro, es invisible, pero existe y provoca además un sinfín de problemas de salud. El enrojecimiento debido a la quemadura del sol es doloroso y normalmente se presenta durante un período de tiempo reducido. Los médicos se refieren a este tipo como «inflamación aguda». La que es invisible, en cambio, denominada «inflamación crónica», se manifiesta durante períodos de tiempo más largos.

Uno puede preguntarse: «Si la inflamación es invisible y no somos capaces de notarla, ¿cómo sabremos que está ahí?». La respuesta es sencilla: algunas de estas inflamaciones pueden detectarse con el microscopio. Las otras, las de baja densidad, pueden resultar invisibles incluso en una observación con microscopio, pues se producen a escala molecular, aunque siempre pueden detectarse por medio de pruebas químicas con instrumentos específicos.

Mis investigaciones demuestran que los efectos de esta inflamación crónica, de baja densidad e invisible conforman la base de los síntomas del envejecimiento, de las enfermedades relacionadas con éste, como las cardiovasculares, la diabetes, determinados tipos de cáncer, el párkinson, el alzheimer y las enfermedades autoinmunes, e incluso las arrugas de la piel.

Pero esto no acaba aquí. Hoy puedo afirmar de forma categórica que la inflamación crónica es la responsable del exceso de grasa corporal, del apetito incontrolado, de la glotonería, de las adicciones alimenticias, la diabetes y la incapacidad de adelgazar.

Si éste es nuestro caso, tal vez nos preguntemos: «¿Por qué no me limito a tomar un comprimido de ibuprofeno y adelgazo?». Por desgracia, no es tan sencillo, sobre todo porque la inflamación no es un fenómeno puntual que se produzca como reacción a una única causa. Nuestro cuerpo se ve constantemente sometido al bombardeo, a un asalto continuo de agresiones físicas que provocan esta inflamación, empezando por la bolsita de patatas *chips* y acabando con la creación de una verdadera fábrica en el interior del cuerpo, que tiene como única misión la generación de células grasas y la producción de más agentes inflamatorios.

La solución radica en aprender a reconocer y evitar los factores que crean la inflamación, y luego, a través de medios naturales, reducir la inflamación existente para conseguir eliminar el exceso de grasa corporal. Si se adopta la dieta y el estilo de vida antiinflamatorios, aparte de adelgazar se cambiará espectacularmente la calidad de vida y, con el paso del tiempo, la esperanza de ésta.

Los efectos de la inflamación invisible y de baja intensidad (denominada también «asintomática») han sido la punta de lanza de las investigaciones médicas de los últimos veinte años. Después de haber sido ignorada o relegada a la categoría de «subproducto» del proceso de la enfermedad, por fin la inflamación celular ha captado la atención general, incluso de los medios de comunicación: no en vano, fue incluso tema de portada de la revista *Time*.

LOS PELIGROS DE LA INFLAMACIÓN

La inflamación aguda es una respuesta defensiva de los tejidos ante la irritación, una herida o una infección, caracterizada por el dolor, la rojez, la hinchazón e incluso a veces la pérdida de alguna función. En circunstancias normales, se trata de un fenómeno beneficioso, que ayuda al cuerpo a reparar los efectos de un trauma o infección. En cambio, la inflamación crónica, prolongada o excesiva, es siempre nociva.

Cuando se produce la inflamación asintomática en las células de nuestros órganos, concepto que introduje en mi primera obra *The Wrinkle Cure* (2000), corremos el riesgo de sufrir una serie de enfermedades degenerativas relacionadas con el envejecimiento. Y ello es así porque las células atacadas por la inflamación que genera el propio cuerpo dejan de funcionar correctamente (lo que equivale a decir que algo que ha precipitado una respuesta inflamatoria en las células, ha entorpecido su funcionamiento y provocado, en alguna ocasión, una crisis importante).

Dicho de otra forma, las células responden tal como las tratamos. Si les evitamos heridas, si les proporcionamos el alimento adecuado, ellas nos mantienen vivos y funcionan a pleno rendimiento. En cambio, si las exponemos a un exceso de sol, a las toxinas ambientales, a largos períodos de estrés o a unos índices elevados de azúcares y féculas, las células reaccionarán produciendo agentes químicos inflamatorios, una especie de desviación del mecanismo de defensa normal. Por otro lado, si maltratamos a nuestras células regularmente, pueden producirse fallos orgánicos y aparecer alguna de las enfermedades antes citadas, incluyendo el síndrome metabólico, que puede degenerar en diabetes y obesidad.

La inflamación oculta es esa novedosa y hasta hace poco desconocida «pieza que faltaba» en la epidemia de obesidad que sufrimos. *La dieta Perricone para perder peso* tiene como objetivo mostrar el modo de reducir esta inflamación y evitar futuras respuestas inflamatorias, con el fin de solucionar el problema del exceso de peso y la amenaza que representa para la salud en general, la propia autoestima y el bienestar personal.

EL CAMINO HACIA EL DESCUBRIMIENTO

Como dermatólogo, he tenido la oportunidad única de comprobar en la práctica los perniciosos efectos de la inflamación asintomática en mis propios pacientes, pues, a diferencia del corazón o el hígado, la piel es un órgano visible, y es también un excelente barómetro para medir la salud en general, pues refleja lo que ocurre en el interior. El reflejo puede ser tan sutil como la aparición de rubicundez o una palidez más pronunciada; en efecto, los médicos pueden hacer un diagnóstico muy preciso de las enfermedades internas si observan la piel.

Muchos consideran la piel como un simple envoltorio del cuerpo. En general se le presta poca atención, a menos que algo se haga muy patente, como una irrupción de acné justo antes de una importante cita. Por desgracia, nada más lejos de la realidad.

La piel es un órgano muy complejo e importantísimo, con una serie de funciones, entre las que se cuenta la de barrera de protección contra el exterior. Se trata de la primera línea de defensa del organismo contra los microbios y las perjudiciales toxinas. La piel nos protege del sol y del frío y nos ayuda a regular la temperatura corporal. Pero no terminan aquí sus funciones, pues forma parte del sistema inmunitario y está íntimamente ligada al sistema nervioso central.

EL VÍNCULO CEREBRO-BELLEZA

Quienes conozcan mis intervenciones públicas o hayan leído mis libros anteriores sabrán que a menudo me refiero al «vínculo cerebro-belleza». Se trata de un planteamiento fascinante, que ilustra con claridad el hecho de que nuestros órganos están en constante comunicación «celular» entre ellos. Dicho de otra forma, la piel dialoga con el cerebro, el cerebro dialoga con el sistema digestivo y así sucesivamente. ¡Quién lo habría dicho! Hasta hace muy poco, los científicos no tenían ni idea de que el cuerpo era una gigantesca red de telecomunicaciones. Puesto que es un concepto muy importante, vamos a reflexionar sobre su alcance.

En mis estudios en la facultad de medicina, la embriología, la rama de la biología que trata de la formación y los primeros estadios de crecimiento y desarrollo de los organismos vivos, era una asignatura obligatoria. Simplificando, llamamos embriología al estudio de la evolución del feto desde su concepción hasta poco antes del nacimiento. En embriología aprendimos que los principales órganos del cuerpo, así como los músculos, los huesos y otros tipos de tejidos, proceden de tres capas de tejido básicas que contiene el embrión. La piel y el cerebro proceden de las mismas capas de tejido embrionario. Ese fascinante descubrimiento me llevó a buscar las similitudes entre la piel y el cerebro, en su estructura, su funcionamiento estructural y sus funciones básicas.

Al estudiar histología, la rama de la anatomía que trata de la estructura mínima de los tejidos animales y vegetales (incluyendo los principales órganos) visible mediante el microscopio, pude observar (gracias a este aparato) que la piel posee en realidad una gran similitud estructural con el cerebro. En farmacología, constaté además que cuando se administran medicamentos para el tratamiento del sistema nervioso central a un paciente, el aspecto de su piel mejora al ritmo del progreso cerebral.

Fue en la facultad de medicina donde empecé a plantear la hipótesis del vínculo existente entre inflamación y enfermedad. Al estudiar distintos procesos con el microscopio, descubrí indicios de inflamación en las arterias de pacientes que sufrían enfermedades cardiovasculares y en el páncreas de los diabéticos.

Me especialicé en dermatología y me encontré de nuevo estudiando los procesos de las enfermedades bajo el microscopio. Allí observé la presencia de inflamación microscópica en la mayoría de los cánceres de piel. Encontré también indicios de inflamación en la piel de las personas mayores. Sin embargo, no se observaba inflamación en pieles que no mostraran los síntomas clínicos del envejecimiento. Comprobé luego que las pieles expuestas al sol presentaban un nivel de inflamación importante bajo la lente del microscopio. Un esquema lógico empezó a tomar cuerpo en mi cabeza al seguir con la investigación. Tuve la absoluta convicción de que esta microinflamación causaba graves, y tal vez irreversibles, daños a las células. Y lo más alarmante es que nadie puede notar esta microinflamación ni verla a simple vista. A pesar de todo, progresa día a día en nuestros órganos, en el corazón, el cerebro y la piel. Sus perjuicios son acumulativos y acaban por desencadenar una serie de patologías y de enfermedades degenerativas crónicas.

Convencido de que la inflamación estaba en la base de los signos del envejecimiento y las enfermedades relacionadas con éste, me marqué como paso siguiente la investigación de una intervención terapéutica. Pero seguía abierta la pregunta más importante: ¿qué es lo que provoca esta inflamación de baja intensidad? En la piel, quedaba bastante claro que el sol desencadenaba una cascada de reacciones inflamatorias; dicho de otra forma, la luz del sol genera una cadena de acontecimientos con efecto dominó, es decir, uno lleva a otro hasta que se pone en peligro la integridad y la propia existencia de la célula. Y resultó que ésta era tan sólo una de las causas de la inflamación en la piel.

En mi formación en dermatología estudié a fondo dicha cascada inflamatoria en la piel a raíz de la exposición al sol, pues estaba convencido de que me serviría como modelo para la inflamación crónica de otros órganos sufrida por otras causas. El método resultó ser muy útil, pues se hizo patente que la inflamación en las células cutáneas imitaba la vía inflamatoria del resto de los órganos. He aquí su funcionamiento etapa por etapa:

1) Cuando paseamos al sol a mediodía en un claro día de verano, la radiación solar crea una molécula reactiva denominada radical libre. Es importante recordar aquí el término «reactivo»: los radicales libres perjudican las células por ser altamente reactivos.

2) Pero la «vida» de los radicales libres se limita a un nanosegundo, lo que me lleva a creer que apenas dañan directamente a las células.

3) Por consiguiente, los radicales libres tienen que ejercer la función de catalizadores, al desencadenar una cascada inflamatoria, es decir, una cadena de acontecimientos bioquímicos que llevan a la producción de agentes químicos tóxicos, inflamatorios, que atacan y degradan las funciones celulares en todos los órganos. (Cuando atacan el sistema cardiovascular, por ejemplo, se produce la formación de placas, que provoca el endurecimiento de las arterias y los ataques al corazón.)

Afortunadamente, poseemos protección contra los radicales libres, en forma de enzimas y antioxidantes. Muchos estamos ya familiarizados con los antioxidantes del tipo de la vitamina C, la vitamina E, el ácido alfalipoico, la coenzima Q10 y el betacaroteno. Nuestro cuerpo contiene algunos de estos sistemas antioxidantes, ya sean sintetizados por la propia célula o procedentes de fuentes exógenas, como los alimentos.

De todas formas, cuando nos paseamos bajo el sol de mediodía, los antioxidantes protectores presentes de forma natural en la piel, como la vitamina C, la coenzima Q10 y la vitamina E, se agotan con gran rapidez, de forma que, en cuestión de minutos, los radicales libres empiezan a atacar la parte exterior de la célula, conocida como membrana plasmática celular. Es el momento en que los antioxidantes se precipitan hacia el lugar del ataque, pero en la contienda quedan absorbidos rápidamente, y puesto que nuestros mecanismos de defensa no son perfectos, la frágil membrana plasmática celular externa resulta dañada.

El mecanismo del círculo vicioso

Después del deterioro de la membrana plasmática celular, se produce un efecto dominó que, finalmente, provoca un círculo vicioso de aumento de la inflamación. He aquí su funcionamiento:

- La membrana plasmática celular está formada por una doble capa de grasa denominada bicapa lipídica, un envoltorio frágil que los radicales libres oxidan con gran facilidad y rapidez. Esto lleva a la descomposición de la membrana y a la formación de una sustancia conocida como ácido araquidónico.
- El ácido araquidónico se oxida bajo la acción de los sistemas enzimáticos y produce unas sustancias químicas muy reactivas que poseen una actividad proinflamatoria, como las prostaglandinas. El ácido araquidónico también puede filtrarse hacia el interior de la célula y penetrar en el mitocondrio, la minúscula central dedicada a la producción de energía. El ácido araquidónico altera así la producción de energía de la célula, algo indispensable para su reparación. Las grasas de la membrana plasmática celular también pueden oxidarse e imitar a los mensajeros químicos del cuerpo, como el factor activador de las plaquetas (FAP), el cual desencadena, por su cuenta, una serie de fenómenos inflamatorios a escala celular.
- Todos estos fenómenos, conocidos a escala acumulativa como «estrés oxidante», llevan a un aumento de la producción de radicales libres en el interior de la célula y a la activación de unos minúsculos mensajeros denominados factores de transcripción, como el

AP-1 y el factor nuclear kappa B o NF-kB. Nos extenderemos más sobre estos factores de transcripción a lo largo del libro.

Cuando el NF-kB detecta un estrés oxidante, penetra en el núcleo de la célula, donde se encuentra el ADN (que, a su vez, contiene las instrucciones básicas de la célula). El NF-kB se une a una porción de ADN y da instrucciones a la célula para que genere agentes químicos inflamatorios, como las interleuquinas 1 y 6 y el factor de necrosis de tumor, unos tipos de citoquinas (proteínas mediadoras químicas intercelulares liberadas tanto por los glóbulos blancos como por otras células) que crean aún más inflamación y daños.

- Cuando el NF-kB se activa en las células cutáneas al mismo tiempo que el factor de transcripción AP-1, pueden aparecer arrugas en la piel.
- Cuando el NF-kB se activa en el cerebro, puede desarrollarse la enfermedad de Alzheimer, y si se activa en otros órganos puede originarse el cáncer.
- Cuando el NF-kB se activa en el páncreas, pueden destruirse las células beta de dicho órgano, la única fuente de insulina, y desencadenarse la diabetes.
- La incapacidad para utilizar la insulina de forma efectiva lleva a la acumulación de grasa corporal, lo que crea un aumento de peso y hace que sea más difícil adelgazar.

Como hemos visto, una vez activado el NF-kB, aparece el caos. Es probable que el lector conozca algunos de estos términos, como el «factor de transcripción NF-kB», pues los utilicé en *La revolución antiedad*. Los revisamos ahora por su gran importancia en el proceso inflamatorio, evolución que, sin duda, constituye, de principio a fin, un factor básico para la obesidad. Éste es el fenómeno que explicaremos en el siguiente capítulo.

Capítulo 3
ROMPER EL CICLO INFLAMACIÓN-GRASA

*Puede oponerse resistencia a la invasión
de un ejército, pero no a la idea cuando
ha llegado su momento.*

VICTOR HUGO

Ahora que poseemos ya una idea básica de los peligros de la inflamación, vamos a ver cómo contribuye ésta a la obesidad, al aumento de peso y a la dificultad a la hora de perderlo. Mi trabajo encaminado a descifrar el dilema obesidad-aumento de peso empezó al investigar la forma de reducir la microinflamación en pacientes que deseaban frenar el proceso del envejecimiento y reducir los riesgos de contraer enfermedades relacionadas con éste.

Mis primeros estudios demostraron que la alimentación ejerce una considerable influencia en el proceso inflamatorio, ya que, según lo que comamos o bebamos, podemos aumentar o disminuir la inflamación en el cuerpo. Este descubrimiento me llevó a desarrollar lo que denominé la «dieta antiinflamatoria», o la base de un planteamiento interno para mantener un aspecto más joven, vivir más años y llevar una existencia llena de salud. Para conseguirlo hace falta disminuir la microinflamación que ataca a las células continuamente.

A medida que propuse mi régimen antiinflamatorio a miles de pacientes, descubrí que quienes tenían exceso de grasa corporal perdían peso con rapidez, tal como mencionaba en el capítulo anterior. Pero había más: ninguno de los que había perdido peso presentaba un aspecto demacrado o fatigado, síntomas de los que habla la mayoría de las personas que abordan una dieta para perder unos kilos. Al contrario, los pacientes que seguían la dieta antiinflamatoria presentaban un aspecto radiante y se sentían llenos de energía durante todo el programa. Si bien es cierto que nos centrábamos en frenar muchos de los síntomas del envejecimiento, me sorprendió comprobar una pérdida de peso tan rápida e inesperada. Al documentar dichos hechos, caso por caso, observé asimismo que los pacientes que se inclinaban fielmente por opciones alimentarias antiinflamatorias, aparte de adelgazar con rapidez, conservaban su masa muscular.

¿Qué tendría aquel programa basado en el consumo de una gran variedad de alimentos sanos, sin procesar, para llevar a mis pacientes a una pérdida de peso tan rápida? La dieta antiinflamatoria no es especialmente baja en calorías. En efecto, como veremos más adelante, entre sus componentes se encuentra el pescado graso, como el salmón criado en libertad. Recomendamos también las ensaladas de hojas verdes aliñadas con aceite de oliva virgen (¡jamás aliños *light* en mis ensaladas!), mucha fruta y verdura fresca, las tradicionales y anticuadas gachas, frutos secos, semillas y probióticos, como el yogur y el kéfir, un verdadero cuerno de la abundancia de deliciosos y naturales alimentos procedentes de los principales grupos. Una dieta que, aparte de no ser baja en calorías, tampoco elimina ni reduce el consumo de grasas. Yo defiendo el consumo abundante de grasas «saludables». Entre ellas se incluyen los ácidos grasos omega-3, que encontramos en el salmón, y el ácido oleico, componente principal del aceite de oliva virgen extra, que nos ayuda a absorber los omega-3 y otras vitaminas y nutrientes y a mantener la tersura de las células. ¡Y lo más sorprendente es que empecé a prescribir este programa a principios de los años ochenta, cuando el fantasma de las dietas sin grasa recorría Estados Unidos!

Pero yo estaba convencido de lo que había visto mientras estudiaba la inflamación bajo el microscopio. Y sabía que hacía falta encontrar cuando antes una solución terapéutica para reducir la inflamación celular. Y ésta era precisamente la función que ejercía la dieta antiinflamatoria: bastaba con ver la sana luminosidad que irradiaban quienes seguían el programa, su energía, su rapidez en las reacciones, su gran claridad mental, su buen humor, además de la disminución de su grasa corporal. ¿Era posible que la inflamación constituyera también la base de la obesidad y del aumento de peso? Así empecé a investigar el problema. Seguí con atención la evolución de una serie de pacientes con sobrepeso, sin importarme si les sobraban cinco kilos o noventa. Examiné también las publicaciones de todo el mundo en busca del último resquicio de información, por insignificante que pudiera parecer, sobre el vínculo existente entre inflamación y obesidad. Me desconcertaba asimismo que la dieta antiinflamatoria llevara a adelgazar con rapidez sin perder masa muscular, cuando esta pérdida suele ser el efecto secundario de las demás dietas de adelgazamiento.

Era un detalle de importancia capital, puesto que los médicos llevaban tiempo desconcertados con el fenómeno siguiente: cuando un paciente perdía un volumen significativo de masa corporal, la mitad de éste estaba constituida por masa muscular. De ahí el aspecto demacrado y envejecido de quienes habían perdido peso. La pérdida de masa muscular lleva también a un deterioro de la salud en una serie de aspectos. Necesitamos la masa muscular para llevar a cabo las actividades de la vida cotidiana. Los músculos tienen también su función en la fuerza, el equilibrio, la capacidad de quemar calorías y la resistencia ante determinadas enfermedades.

Sin embargo, aquellos de mis pacientes que habían seguido la dieta antiinflamatoria no presentaban indicio alguno de pérdida de masa muscular. ¿Por qué? Sabía que cuando una persona envejece, la composición de su cuerpo cambia. Estaba decidido a encontrar la solución a este enigmático rompecabezas y por ello decidí centrar mi investigación en un grupo de personas normales, con buena salud, que habían perdido masa muscular a pesar de llevar una vida activa. Me refiero al conjunto de nuestros mayores. Según el doctor Navinchandra Dadhaniya, especialista en geriatría del hospital Illini, la composición corporal de una persona joven y sana es de un 30% de músculo, un 20% de grasa y un 10% de hueso. Una persona de 75 años o más posee tan sólo un 15% de masa muscular, un 40% de grasa y un 8% de hueso. Es interesante precisar que, al envejecer, la pérdida muscular puede ser importante en determinadas personas, aun cuando lleven una vida activa y disfruten al parecer de buena salud física.

LA RELACIÓN ENTRE INFLAMACIÓN Y MASA MUSCULAR

La pérdida de masa muscular en las personas mayores se denomina sarcopenia. Me pregunté si podría utilizar la sarcopenia como modelo de referencia para medir y comparar la pérdida de masa muscular en las personas que seguían una dieta. Me admiró descubrir que los pacientes que sufrían sarcopenia presentaban unos niveles de inflamación más elevados que el resto, mientras que los demás parámetros no indicaban grandes diferencias. Estos indicadores, como los niveles de hormonas de crecimiento y de hormonas sexuales, por ejemplo, eran bastante parecidos en ambos grupos. En otras palabras, quienes perdían más masa muscular se encontraban en una situación de inflamación. Los marcadores de la inflamación, por ejemplo la proteína C reactiva y las citoquinas como la interleuquina-6, presentan valores elevados en las personas que padecen una mayor pérdida muscular o sarcopenia grave.

De modo que ahí estaba de nuevo, enseñando sus colmillos, la inflamación invisible y de baja intensidad, como factor desencadenante de la pérdida muscular relacionada con el envejecimiento. Me intrigaba sobremanera la posibilidad de que pudiera utilizarse la pérdida de masa muscular relacionada con el envejecimiento como modelo para dicha pérdida en pacientes que seguían dietas de adelgazamiento. Sin embargo, en varias ocasiones, había visto con mis propios ojos que, con mi régimen antiinflamatorio, los pacientes perdían peso, pero no la parte correspondiente al músculo.

¿Tal vez la inflamación fuera la responsable de la pérdida de masa muscular en el proceso de la dieta?

El vínculo me pareció una suposición interesante, pero antes de establecer nada tenía que acabar mis investigaciones sobre la inflamación y la obesidad. Hace muy poco que los científicos han descubierto una alarmante propiedad de las células grasas. Han puesto de manifiesto que no son inertes, al contrario, podrían considerarse como unos diablillos especialmente activos.

LA VERDAD SOBRE LA GRASA CORPORAL

Durante estos últimos años, los científicos han dado un giro de ciento ochenta grados en cuanto a la perspectiva del tejido adiposo, más conocido como grasa corporal. Ya nadie lo considera como un depósito de células grasas inmóvil, creado como reserva a consecuencia de una ingestión excesiva de alimentos. Hoy en día se ha demostrado que determinadas reservas forman en realidad un órgano endocrino activo. La grasa produce hormonas, al igual que el páncreas, la tiroides, la paratiroides, las suprarrenales, la glándula pineal, la hipófisis, los testículos y los ovarios, es decir, los órganos que forman el sistema endocrino. Empezamos a comprender que la grasa corporal es un grupo de células que establece comunicación con otros órganos, como el cerebro, el hígado, la médula, la corteza suprarrenal, el sistema nervioso simpático y todo el sistema inmunitario. Y el mensaje que les transmiten no es un buen augurio.

Es algo importantísimo porque la propia grasa corporal es la que controla la cantidad de materia adiposa que va a almacenarse. Ésta afecta también a nuestro apetito, al consumo de energía y al sistema inmunitario. Y todo eso la grasa corporal lo lleva a cabo mediante la secreción de unas hormonas llamadas adipoquinas. Las adipoquinas son proteínas que actúan como mediadoras en todo el cuerpo (un ejemplo más de la red de comunicaciones). Al igual que determinados tipos de citoquinas, que actúan como mediadores químicos con actividad proinflamatoria, las adipoquinas pueden contribuir a generar una inflamación crónica, sistémica, de baja intensidad.

Esto resulta aún más amenazador si tenemos en cuenta que cuanta más grasa almacenamos, mayor es su influencia negativa en todo el organismo: una influencia inflamatoria terriblemente destructora.

En realidad, no creo que exageráramos mucho al comparar el exceso de reserva grasa a un tumor, por una serie de razones. Una importante reserva de grasa corporal puede resultar tan arrolladora para el sistema que obligaría a las células grasas a secretar unas sustancias, parecidas a las hormonas, para aumentar el crecimiento de los vasos sanguíneos necesarios para alimentar dicha acumulación de grasa. Y como ocurre con los tumores, el crecimiento de los vasos sanguíneos no puede seguir el ritmo del aumento de la masa de las células grasas, las cuales empiezan a sufrir por falta de oxígeno. Estas células que se ven privadas de oxígeno liberan unos agentes químicos inflamatorios a fin de estimular el crecimiento de un mayor número de vasos sanguíneos. Se trata del mismo proceso que observamos en el curso del crecimiento de los tumores.

Soy consciente de que esta comparación con los tumores puede parecer radical y en cierto modo alarmante. Hay que comprender, no obstante, que lo que yo pretendo es ilustrar que no puede reducirse el exceso de grasa corporal a una circunstancia cosmética, benigna, y dar la falsa impresión de que un obeso puede ser también una persona llena de salud y feliz. Este activo grupo de células engendra una serie de problemas en cada órgano, desde el crecimiento óseo a la reproducción sexual. La acumulación de células grasas, que se convierte en un órgano endocrino activo, posee la particularidad de ser el único que envía señales proinflamatorias y destructoras al resto del cuerpo.

¿POR QUÉ PERDEMOS MÚSCULO?

En la persona obesa se produce un intercambio constante entre grasa y músculo. Un fenómeno que se acelera mucho cuando se sigue una dieta. Una de las razones que lo explica es que en situaciones como ésta tendemos a reducir el número de calorías ingeridas, al contrario de lo que hacemos cuando no seguimos régimen alguno. La mayoría de las personas con exceso de peso, especialmente las obesas, presentan altos niveles de insulina, y éstos iniciarán su descenso en cuanto comience la dieta. Se trata de un arma de doble filo, pues, por un lado, el bajo índice de insulina reduce la inflamación y permite que la grasa corporal se transforme en combustible energético, y, por otro, la insulina es necesaria para llevar las proteínas a las células y conservar la masa muscular. Las personas con exceso de peso u obesas poseen una células insensibles a la insulina a causa de sus altos niveles crónicos. Es decir, su organismo está tan acostumbrado a los altísimos niveles que ya no reconoce los inferiores y se ve incapaz de desencadenar el consumo de aminoácidos necesarios para conservar la masa muscular (hace falta la insulina para aportar aminoácidos y azúcar al músculo).

Por todo ello es tan importante plantearse el régimen con un fuerte componente antiinflamatorio. No debemos olvidar que son los agentes

LA INFLAMACIÓN, LA GRASA CORPORAL Y LAS ENFERMEDADES CARDÍACAS

Los científicos y los médicos reconocen actualmente que existe una relación entre las enfermedades cardíacas y los agentes químicos inflamatorios. En efecto, los cardiólogos innovadores miden el índice de proteína C reactiva, un indicador de inflamación, para determinar el riesgo de patología cardíaca en los pacientes. Este método se ha demostrado que era bastante más fiable que el del análisis del colesterol. En realidad, muchos cardiólogos consideran que un índice elevado de proteína C reactiva es un indicador cuatro veces más efectivo en la predicción de enfermedades cardíacas que el de la elevación del colesterol.

La proteína C reactiva es un tipo de proteína especial que el hígado produce en grandes cantidades en caso de inflamación aguda. Un alto índice de proteína C reactiva en la circulación indica a su vez una inflamación de estómago. Los investigadores de la Universidad UC Davis (Estados Unidos) descubrieron hace poco que las células endoteliales (la fina capa interna de los vasos sanguíneos) producen también proteína C reactiva, un descubrimiento clave que ayuda a explicar cómo se inicia la formación de la placa arterial. Esto es especialmente importante, ya que se cree que las células endoteliales protegen las arterias contra la proteína C reactiva. Los investigadores demostraron también que esta proteína puede llevar a las células endoteliales de las arterias a producir una sustancia inhibidora del activador del plasminógeno, responsable de la formación de coágulos sanguíneos. La proteína C reactiva favorece también la activación de los glóbulos blancos en las paredes de las arterias, lo que facilita la formación de las placas. Estos descubrimientos explican por qué las personas con un exceso de grasa tienen más riesgo de contraer enfermedades cardiovasculares: los científicos han determinado que el sobrepeso provoca una inflamación crónica de baja intensidad, la cual genera un índice moderadamente elevado de proteína C reactiva, que puede llevar a la enfermedad cardíaca.

químicos inflamatorios, como el NF-kB, los que bloquean la acción de la insulina, ya sea para metabolizar el azúcar de la sangre o para nutrir a los músculos con aminoácidos. Un exceso de ejercicio puede llevarnos, por otra parte, a un estado catabólico (en el que las moléculas complejas se descomponen en moléculas simples), a causa de la exigencia mayor de nutrientes por parte de los músculos activos.

Hace mucho que sabemos que un exceso de peso aumenta también el riesgo de sufrir diabetes de tipo 2. Los investigadores han buscado el factor común entre la inflamación de baja intensidad, el aumento de peso y la diabetes de tipo 2. Saben que las personas con exceso de peso presentan unos indicadores inflamatorios más elevados, como el de la proteína C reactiva y algunas interleuquinas. Actualmente han centrado la atención en la función de los factores de transcripción en la obesidad. Han descubierto que en las personas obesas se activa el factor de transcripción NF-kB, como precisábamos en el capítulo anterior.

Pero la cosa no termina aquí. Un elevado índice de NF-kB es también responsable directo de una enfermedad conocida con el nombre de «resistencia a la insulina». Las personas resistentes a la insulina tienen un mal funcionamiento del mecanismo insulínico y su cuerpo no puede utilizar adecuadamente esta sustancia. Ello da como resultado unos niveles elevados de insulina y de azúcar en la sangre y un mayor riesgo de desarrollar la diabetes de tipo 2.

EN RESUMEN

¿Qué ocurre –aparte de aumentar el riesgo de contraer enfermedades– cuando las personas con sobrepeso presentan un índice elevado de NF-kB?

- Interfiere en la capacidad del cuerpo de utilizar la insulina;
- por tanto, aumentan los niveles de azúcar en la sangre;
- este aumento incrementa aún más la inflamación;
- como resultado, el cuerpo comienza a almacenar grasa.

Unos altos niveles de insulina en circulación por el sistema sanguíneo favorecen el aumento de peso, pues inhiben la producción de una

ATENCIÓN A LA CINTURA

¿Cómo sabremos si somos resistentes a la insulina o corremos el riesgo de serlo? Los científicos afirman que el contorno de la cintura es un excelente indicador del riesgo de resistencia insulínica del individuo, un primer paso en el desarrollo de la diabetes y las enfermedades cardíacas. Se sabía que el contorno de la cintura constituía un indicador en cuanto al posible desarrollo de una enfermedad cardiovascular, pero científicos suecos han descubierto que es también la medida en cuanto a nuestra susceptibilidad a la insulina. «Un contorno de cintura de menos de 100 cm reduce el riesgo en las personas de ambos sexos de sufrir resistencia a la insulina», afirmaba Hans Wahrenberg, del hospital universitario Karolinska de Estocolmo, en un estudio publicado por el *British Medical Journal* en Internet.

De modo que si empieza a ensancharse nuestra cintura, atención, pues sus consecuencias superan el campo estético o el cambio de un par de agujeros en el cinturón. Se trata de una indicación de que corremos el riesgo de sufrir diabetes y un ataque al corazón. Afortunadamente, el programa Perricone para adelgazar posee la estrategia adecuada para combatirlos.

enzima que descompone la grasa corporal y la transforma en combustible. Además, en ningún momento accedemos a esta grasa para convertirla en energía y el hambre nos martiriza constantemente.

Para recapitular, hay que tener presente una fórmula simple: cuando ingerimos azúcares y alimentos que se convierten en azúcar con rapidez, éstos provocan una elevación inmediata de la glucosa en la sangre, lo que genera la liberación de altos niveles de insulina en el torrente sanguíneo. Gracias a ello, se aumenta el peso corporal por medio de dos factores:

1) El cuerpo se deshace del azúcar (tóxica para él) básicamente quemándola. La parte que no consigue quemar se almacena en forma de glicógeno.

2) Cuando las reservas de glicógeno se saturan, el exceso de azúcar se almacena en forma de grasa. Si se sigue consumiendo azúcar, el cuerpo la irá quemando, impidiendo la posibilidad de eliminar la grasa, y así sucesivamente.

Ahora sabemos que:

- El factor de transcripción NF-kB es un indicador determinante y una posible causa de la resistencia insulínica.
- La proteína reactiva C se presenta en niveles elevados también en personas resistentes a la insulina.

A partir de aquí, empecé a reconstruir el rompecabezas:

a) La inflamación presenta índices elevados en personas con exceso de peso.
b) La inflamación es responsable de la incapacidad de utilizar la insulina y el azúcar de la sangre como combustibles.
c) La incapacidad de utilizar de forma efectiva la insulina y el azúcar de la sangre lleva a almacenar grasas.
d) Las células grasas almacenadas se transforman en una verdadera fábrica que produce agentes químicos inflamatorios.
e) Estos agentes químicos aumentan la inflamación.
f) El aumento de la inflamación inhibe la acción de la insulina y provoca una acumulación adicional de grasa.

¿CÓMO ROMPEMOS EL CICLO?

A medida que ordenaba las piezas del rompecabezas, empecé a comprender por qué perdían peso las personas que seguían mi dieta antiinflamatoria. Los alimentos y suplementos alimenticios que les prescribía para reducir las arrugas y frenar el proceso del envejecimiento inhibían también la inflamación que provoca resistencia insulínica y reservas de grasa corporal. Como he mencionado, aconsejaba ingerir grandes cantidades de pescado azul, como el salmón salvaje, las sardinas, las anchoas, la caballa, el arenque y la trucha, y realizar, a ser posible, una comida a base de pescado al día. Recomendaba asimismo los suplementos nutritivos, como el aceite de pescado omega-3, el ácido alfalipoico, la carnitina, el ácido linoleico conjugado, la glutamina, la coenzima Q10, la astaxantina y el dimetilaminoetanol (para más información, consultar el capítulo 6).

¿Por qué resultan tan efectivos estos alimentos y suplementos? Porque todos poseen propiedades antiinflamatorias. Las frutas y verduras con colores vivos señalan la presencia de los antioxidantes, los antiinflamatorios de la naturaleza. El salmón criado en libertad contiene también un antioxidante u antiinflamatorio de gran eficacia (el que le confiere su intensa coloración rosada-rojiza) conocido como astaxantina, del que se ha demostrado que posee una eficacia cien veces superior a la de las vitaminas C y E combinadas. Además, me di cuenta de que las altas dosis de ácidos grasos esenciales que prescribía a mis pacientes constituían la mejor arma contra la inflamación. Estas son las grasas, en especial los ácidos esenciales omega-3, que encontramos en los pescados con alto contenido en ellas y en el aceite de pescado, actúan como un antiinflamatorio natural.

Al constatar que una parte de la población padece sobrepeso y que consume una dieta en la que prácticamente no figuran los omega-3, me planteé las siguientes preguntas: ¿es posible que un consumo insuficiente de ácidos grasos esenciales exacerbe la inflamación y estimule el aumento de peso? Y en este caso, ¿es posible que un alto consumo de ácidos grasos esenciales reduzca la inflamación que padecen quienes presentan un exceso de grasa corporal y acelere su proceso de adelgazamiento?

Tal vez encontremos la respuesta en el gran aumento de personas con sobrepeso a raíz de la moda de consumir dietas sin grasa que proliferó en la década de 1980 y que, aún hoy, bate récords. Las mujeres han sido las primeras víctimas de los estragos causados por la ridícula y peligrosa idea de que todas las materias grasas son perniciosas y deben evitarse a toda costa. No sólo no perdieron peso sino que, con esta peligrosa moda, se aceleró la aparición de las arrugas y se desencadenó una epidemia de depresión mental y obesidad.

Dos razones lo explican. En primer lugar, un régimen con bajo contenido en grasas priva a las células cerebrales de los ácidos grasos esenciales que necesitan para su normal funcionamiento. Cuando hablo de fun-

cionamiento cerebral «normal» me refiero a la producción de los mediadores químicos denominados neurotransmisores, que permiten a las
células del cerebro comunicarse entre sí. La televisión y las revistas se
han encargado de decirnos que unos bajos niveles de serotonina, el típico neurotransmisor «del bienestar», pueden llevar a una depresión crónica. Si se priva al cerebro de las grasas saludables, este órgano tiene
que producir serotonina y otros neurotransmisores y con ello abrimos
definitivamente la puerta a la depresión y a otra serie de enfermedades
mentales, de conducta, neurológicas y psicológicas.

Además de los perjuicios causados por la falta de grasas saludables,
durante los años ochenta se disparó el consumo de elevadas cantidades
de hidratos de carbono sin grasas y con alto contenido en féculas, como
las omnipresentes galletas de arroz o maíz, las patatas *chips*, todo tipo de
galletas *light*, etc., todo lo que ha ejercido una función clave en la epidemia de obesidad y de diabetes de tipo 2.

Cuando consumimos estos hidratos de carbono ricos en azúcares,
reducimos nuestras valiosísimas reservas de serotonina. Por ejemplo, un
desayuno compuesto por un bollo o una magdalena *light* con crema de
queso y jamón, un zumo de lata y un café (aunque sea sin azúcar) provoca un rápido aumento del azúcar en la sangre. Esto desencadena la liberación de serotonina en el cerebro, la dulce sensación cálida que nos
invade cuando el sistema digestivo convierte los hidratos de carbono en
glucosa (azúcar). Entonces, por nuestra sangre circulan altos niveles de
azúcar, lo que indica al páncreas que debe secretar insulina para reducir
dichos niveles. El problema empieza cuando la insulina lleva a un descenso importante de los niveles de azúcar en la sangre, pues el resultado
es una rápida disminución de los niveles de serotonina, y esto conlleva
una reducción de energía y casi la irresistible ansia de ingerir más alimentos con azúcar e hidratos de carbono.

En otras palabras, nos hace falta otra «dosis» para recuperar aquella
sensación de calidez. En efecto, muchas mujeres se «automedican» con
hidratos de carbono con un alto índice glicémico para hacer realidad su
deseo racional de sentirse bien. Hablo de mujeres porque son ellas en
general las que presentan unos niveles de serotonina más bajos. Y estos
niveles descienden aún más en determinados momentos del ciclo mens-
trual y después de la menopausia. Para compensar esta falta, las mujeres
consumen más hidratos de carbono con alto contenido glicémico que los

LA APARICIÓN DE LA DIABETES EN ADULTOS ROMPE LA BARRERA DE LA EDAD

Tal vez el aspecto más alarmante de las cifras actuales sobre la diabetes es la incidencia cada vez más frecuente de la diabetes del tipo 2 en niños y adolescentes. Se trata de un aumento tan espectacular que empieza a considerarse como una epidemia. La diabetes de tipo 2, en otro momento llamada diabetes adulta, se produce cuando el cuerpo no genera suficiente insulina o pierde su capacidad de utilizarla de forma efectiva. Hasta hace poco, se diagnosticaba sólo en adultos de más de treinta años.

Es curioso ver que muchos investigadores parecen sorprendidos ante el fenómeno y no comprenden las razones que han llevado a este cambio. Si consideramos el aumento de consumo de alimentos llamados de comida rápida (básicamente aperitivos con alto contenido glicémico, panecillos de hamburguesa y hamburguesas con elevado contenido de grasas saturadas proinflamatorias, y litros y litros de refrescos efervescentes), la incidencia del jarabe de maíz rico en fructosa que encontramos en una amplia gama de alimentos y bebidas, el aumento de un estilo de vida sedentario gracias a los videojuegos y al ordenador, además de la proliferación de hidratos de carbono ricos en azúcares, queda clara la causa de esta epidemia: el estilo de vida inflamatorio durante las veinticuatro horas del día, siete días a la semana.

hombres. Una tendencia natural que intensifican las exigencias de las dietas de adelgazamiento de moda. Puesto que muchas mujeres siguen dietas sin calorías, tienden a privarse de las sanas proteínas y grasas para compensar las calorías que contienen los hidratos de carbono.

Con ello a menudo vemos mujeres con un aspecto más envejecido que los hombres de su misma edad. Las grasas saludables y las proteínas son necesarias para la reparación celular, mientras que las dietas ricas en hidratos de carbono aceleran el proceso del envejecimiento. La fluctuación de los niveles de azúcar e insulina en la sangre las hace luchar constantemente contra el exceso de peso, al tiempo que la disminución de la serotonina las hace más propensas a la depresión (no es casualidad que el Prozac, antidepresivo prescrito médicamente que aumenta los niveles de serotonina, se hiciera famoso durante la célebre década marcada por las dietas pobres en materias grasas y ricas en hidratos de carbono.

Estas desgraciadas circunstancias contribuyen a la escalada de la degradación de la salud mental y física de hombres, mujeres y niños. Estamos gordos, deprimidos, fatigados y estresados. Y cada día hay más adultos y niños que optan por solucionar el problema con sustancias químicas y farmacológicas. Pero hay que tener en cuenta que estas «soluciones» tratan el síntoma pero ignoran el problema subyacente. Existe un camino mejor.

UNA SOLUCIÓN «ELEGANTE»

En ciencias y matemáticas, utilizamos el término «elegante» para calificar un experimento, un invento, un descubrimiento o un concepto que combina la simplicidad, la fuerza y cierta indescriptible gracia en su diseño. Para mí no existe descubrimiento más elegante, simple y útil que el del aceite de pescado y sus propiedades reconstituyentes. Los ácidos grasos esenciales omega-3, que encontramos en los pescados grasos y en el aceite de pescado, aceleran la pérdida de grasas y al mismo tiempo aumentan los niveles de serotonina. Un método mucho mejor que el de intentar modificar los elementos químicos con la prescripción de antidepresivos. Los omega-3 tomados en las dosis recomendadas tienen sólo como «efectos secundarios»:

- Pérdida de grasa corporal;
- mantenimiento de la masa muscular;
- mejora del estado de ánimo;
- aumento de la capacidad de atención;
- estabilización de los niveles de azúcar en la sangre;
- disminución de los niveles de insulina;
- saludables niveles de serotonina;
- disminución de los efectos yoyó en los altibajos de los hidratos de carbono;
- disminución del apetito;

- aumento de la luminosidad de la piel;
- mejora de la salud del sistema inmunitario;
- incremento de los niveles de energía;
- disminución en los síntomas y la gravedad de la artritis reumatoide;
- reducción de los síntomas y la gravedad en las enfermedades cutáneas, como el eccema;
- disminución del riesgo de enfermedad cardiovascular.

En el capítulo siguiente conoceremos más detalles sobre el milagro de los omega-3. Si bien no podemos achacar la responsabilidad de todos nuestros males físicos y psicológicos a la falta de este importante nutriente, no estaríamos tan desencaminados si lo hiciéramos. Las grasas esenciales, tanto tiempo desterradas de nuestras dietas, compuestas por alimentos refinados y superprocesados, han demostrado ser el eslabón perdido imprescindible para ganar la partida a la obesidad.

Capítulo 4
EL MILAGRO ADELGAZANTE
DE LOS OMEGA-3

Una verdad científica no triunfa mostrando la luz
a los adversarios, sino más bien porque éstos acaban muriendo
y aparece una nueva generación que se familiariza con ella.

MAXWELL PLANK

Los conceptos tratados en los dos últimos capítulos son importantes para poder tomar con conocimiento de causa las decisiones pertinentes sobre nuestra dieta y nuestra salud. Ahora bien, si el lector quiere quedarse con una única idea del libro, que sea la de la importancia de una dieta rica en ácidos grasos esenciales antiinflamatorios, en especial los que se conocen con el nombre de omega-3.

Vamos a ver por qué. Todos sabemos que para adelgazar hay que reducir el número de calorías consumidas y reducir el de calorías quemadas. Cuando ingerimos más calorías de las necesarias, el exceso se acumula en forma de grasa corporal. Los ácidos grasos omega-3 nos ayudan a quemar dichas calorías antes de que «se almacenen en stock», lo que significa que vamos a eliminar el peso excesivo. En primer lugar tenemos que aumentar la ingestión de omega-3 (por medio de alimentos y suplementos de los que hablaremos más adelante) y disminuir la ingestión de hidratos de carbono con alto contenido glicémico y proinflamatorio (azúcares y féculas), así como de grasas saturadas (que encontramos en la mayor parte de fritos, lácteos enteros y carne).

Esta simple fórmula de aumento y disminución, además de mejorar nuestra salud globalmente –nutrir la piel, el pelo, las membranas mucosas, los nervios, las glándulas, y ayudar a evitar enfermedades cardiovasculares–, inhibirá la conversión de calorías en grasa corporal. Por otra parte, dichas grasas esenciales fomentan la quema de calorías por parte del cuerpo e incrementan su sensibilidad insulínica, con lo cual se evita la acumulación de grasa corporal y se reduce el riesgo de sufrir diabetes y obesidad.

Uno de los objetivos de la dieta Perricone para perder peso es el de restablecer la proporción adecuada de ácidos grasos esenciales, en especial los omega-3.

ENCENDER EL FUEGO

En mi época en la facultad, mi más ardiente deseo era el de ganar unos kilos y también músculo para quitarme de encima aquel aspecto de «debilucho de peso pluma». Para conseguirlo, leí un montón de publicaciones de expertos en culturismo. Aparte de meterme en un riguroso programa de entrenamiento con pesas, decidí, de forma arbitraria, aumentar mi consumo diario de calorías y situarlo en 7.000. No tardé en ver cómo aumentaba mi fuerza y masa muscular, aunque, curiosamente, no la grasa de mi cuerpo.

Me fijé, en cambio, en que mi cuerpo producía una gran cantidad de calor después de las comidas. Era tan exagerado que incluso mi novia me dijo que resultaba incómodo estar a mi lado. Me intrigó tanto el proceso que decidí buscar su causa. Pronto comprendí que se trataba de lo que los médicos denominaban termogénesis postprandial, lo que significa «producción o generación de calor tras una comida», un fenómeno que en mi caso era algo exagerado.

Durante los años siguientes seguí con mis ejercicios físicos y reduje a la mitad la ingestión de calorías al tiempo que establecía importantes mejoras en la dieta. Pero descubrí que generaba menos calor después de la comida que cuando era más joven. Y constaté también que con el paso del tiempo me resultaba más difícil mantenerme delgado. Descubrí que era algo corriente. Cuanto más jóvenes, mayor es la termogénesis posprandial. Seguía intrigado con el mecanismo del proceso.

Pronto descubrí que, cuando comemos, la energía de los alimentos (medida en calorías) puede tomar una de las dos vías que expongo a continuación:

- Las calorías pueden quemarse en el mitocondrio para producir ATP (trifosfato de adenosina), una molécula de fosfato altamente energética utilizada para acumular y liberar energía para el funcionamiento interno del cuerpo. El proceso se conoce como fosforilación oxidativa.

- A menudo, cuando nos hacemos mayores, los alimentos se acumulan como grasa corporal (los triglicéridos del tejido adiposo) o en forma de glicógeno en el hígado y en los músculos (el glicógeno es la forma en la que se acumulan los alimentos en el cuerpo en forma de energía). Si pudiéramos «separar» la oxidación y la fosforilación, las calorías de los alimentos podrían quemarse mediante la termogénesis. Ésta pasa por encima de la energía que proporciona el ATP. Si la mayor parte de los alimentos que consumimos se transformara en calor corporal, todos estaríamos delgados y tendríamos un cuerpo estilizado.

Probablemente no es casualidad que las personas que sufren en exceso presenten un termogénesis postprandial reducida.

Esto me estimuló para investigar en busca de un agente que «separara» la generación de ATP (fosforilación oxidativa) de los alimentos, a fin de que lo que comiéramos pudiera quemarse en forma de calor.

Empecé animado la investigación en busca del agente separador definitivo. Pero al cabo de poco vi que, por desgracia, los mejores separadores poseían unos efectos secundarios perjudiciales o eran muy tóxicos. En efecto, uno de los más eficaces es la efedrina (extraída de una antigua planta medicinal china llamada efedra), un ingrediente bastante popular en una serie de dietas. Sin embargo, la efedrina, prohibida en Estados Unidos por la Food and Drug Administration (FDA, «Dirección de Alimentación y Medicamentos») desde 2004, posee efectos estimulantes para el sistema nervioso central y el corazón, y su consumo provoca una elevación de la tensión arterial, palpitaciones y otros efectos secundarios nefastos.

Pronto abandoné la idea de encontrar el medicamento separador definitivo o el suplemento de dieta. Empecé a centrar mi investigación en las estrategias encaminadas a reducir la inflamación en el cuerpo, pues estaba convencido de que era la causa de un sinfín de enfermedades. Entonces comprendí la influencia de los alimentos ingeridos respecto a la inflamación, pues éstos pueden incrementarla o disminuirla.

Esto me llevó a pensar una dieta antiinflamatoria y ahí descubrí que los ácidos grasos esenciales omega-3 (AGE) tenían importantes virtudes antiinflamatorias. Lo que no imaginaba ni de lejos era que mis descubrimientos superarían mis hipótesis más descabelladas.

Se puso de manifiesto una importante función de los AGE: su efecto en los niveles de insulina. Unos altos niveles de insulina generan inflamación; ésta es una de las razones que explican por qué las personas aumentan de peso y parecen incapaces de perderlo cuando siguen una dieta. Un índice elevado crónico provoca «insensibilidad» respecto a la insulina. Se sigue liberando un exceso de insulina en la corriente sanguínea y esto lleva a una acumulación de grasa.

Cuando se añaden aceites grasos esenciales omega-3 a la alimentación, las células se «sensibilizan» respecto a la insulina. Los receptores de estas sustancias se encuentran en la membrana plasmática celular, la que controla la entrada y salida de sustancias en la célula. Los ácidos grasos esenciales mantienen flexible esta importantísima y frágil parte de la célula, lo que permite a los receptores mantenerse reactivos a las fluctuaciones de los niveles de insulina. El correcto equilibrio de los AGE alimentarios permite a los receptores responder incluso a unas ínfimas cantidades de insulina, lo que nos ayuda a mantener un sano nivel de azúcar en la sangre y nos asegura una ingestión adecuada de azúcar y aminoácidos por parte de las células, a fin de crear músculo y reducir los depósitos de grasa.

Más tarde descubrí que los aceites grasos esenciales que encontramos en los pescados con alto contenido graso y en los aceites de éstos poseían una serie de propiedades aún más sorprendentes. Dichas grasas esenciales, en particular los omega-3, ejercen una función básica en la producción de energía en el interior del mitocondrio. Los AGE omega-3 inhiben también la producción de la enzima sintasa de ácidos grasos, que interviene en la acumulación de calorías en forma de grasa corporal. Por otra parte, los ácidos grasos esenciales son responsables del fenómeno denominado compartimentación del combustible.

Cuando esta compartimentación se lleva a cabo de forma eficaz, los AGE ordenan al cuerpo que almacene los hidratos de carbono en forma de glicógeno y no en forma de grasa corporal, algo tan difícil de eliminar. El glicógeno se acumula principalmente en el hígado y los músculos, y desde allí libera azúcar (glucosa) en la sangre cuando las células la necesitan. Se trata de la principal fuente de combustible acumulado del cuerpo y, por tanto, es la primera reserva a que acude el cuerpo cuando requiere energía con rapidez entre las comidas o bien cuando las necesidades de energía no pueden satisfacerse sólo con la ingestión de alimentos, como en el caso de rachas intensas de actividad física o mental. El índice de glicógeno acumulado en el músculo determina la duración y la intensidad del ejercicio. Resumiendo, los omega-3 promueven la conservación temporal de las calorías en forma de glicógeno, sustancia que se utiliza para las necesidades energéticas inmediatas.

Sin embargo, el punto más emocionante de mi investigación lo viví cuando di con un estudio pionero que me proporcionó la respuesta que había buscado durante tanto tiempo: la prueba fehaciente de que los ácidos grasos omega-3 acentúan la termogénesis, y disipan así las calorías aumentando el calor corporal en lugar de almacenarlas como grasa corporal. Las investigaciones en curso apuntan que los AGE podrían influir de forma directa en importantes genes metabólicos de nuestras células, los cuales controlan la forma en que sintetizamos el glicógeno y acumulamos y quemamos grasas. Esto podría deberse a una sustancia parecida a los esteroides del cuerpo denominada PPRa, la cual, cuando se une a las grasas como los AGE podría «activar» genes clave implicados en la quema de grasas. Otras investigaciones posteriores apuntan que los omega-3 desencadenan la aparición de una proteína denominada proteína 3 disociativa, que ejerce un importante papel en el metabolismo de la energía. Unos elevados índices de proteínas disociativas desencadenan más liberación de energía en forma de calor, un gasto de energía más considerable y un descenso en la acumulación de grasa. Se trata de una función crítica, ya que la grasa acumulada en el cuerpo es difícil de perder, como han constatado millones de personas que se han sometido a distintas dietas y han fracasado en todas. ¿Podrían ser los omega-3 el agente de disociación que andaba buscando?

LOS FACTORES NUTRICIONALES TIENEN LA CLAVE

Es curioso, pero al parecer no necesitamos un nuevo medicamento milagroso para solucionar el problema que plantea el adelgazamiento. Por primera vez, la ciencia ha demostrado sin lugar a dudas que los componentes nutricionales de nuestra dieta pueden controlar e influir en unos genes metabólicos de nuestras células. Ello significa que los AGE que consumimos pueden afectar de forma importante la forma en que acumulamos y quemamos las grasas. Este aspecto nutricional resulta especialmente atractivo porque implica que sus efectos van a ser fisiológicos, es decir, que van a trabajar junto con el cuerpo en lugar de trabajar contra él, como lo haría un medicamento. Y significa asimismo que los efectos positivos y beneficiosos de estos ácidos grasos esenciales tendrán siempre su eficacia; a diferencia de un medicamento, nuestro organismo no generará tolerancia o resistencia frente a sus propiedades terapéuticas. Los ácidos grasos omega-3 contribuirán siempre en la reducción del exceso de grasa al tiempo que disminuirán la propensión del cuerpo a este tipo de almacenamiento.

Pero los omega-3 no son los únicos ácidos grasos esenciales implicados en la cuestión que nos ocupa. Tenemos también a los omega-6. Ambos son necesarios para constituir y mantener la integridad estructural y funcional de las membranas celulares, para proporcionar combustible para la energía celular y crear unos mensajeros químicos del tipo hormonal, las prostaglandinas y los eicosanoides, que regulan numerosas funciones metabólicas clave.

Puesto que el cuerpo no puede producir estas grasas esenciales, es nuestra alimentación la que debe procurárnoslas. Sin embargo del dicho al hecho hay mucho trecho. De entrada, muchos de nosotros consumimos pocos ácidos grasos esenciales frente a los saturados como los que nos proporcionan los lácteos enteros y la carne (todos sabemos ya que las grasas saturadas son proinflamatorias y se relacionan con un aumento del riesgo de sufrir enfermedades cardiovasculares).

Desgraciadamente, cuando la mayoría de nosotros ingiere ácidos grasos esenciales, lo que consume es casi siempre omega-6, los que encontramos en aceites vegetales y de semillas, como el de maíz o de alazor. De hecho, muy pocos consumimos una proporción adecuada de omega-3 en relación con la de omega-6, lo que, por otro lado, podría explicar el cada vez mayor predominio de enfermedades graves como las cardíacas, el cáncer, el asma, el lupus, la esquizofrenia, la depresión, el envejecimiento acelerado, el síndrome del déficit de atención con hiperactividad, el alzheimer, el síndrome metabólico, la obesidad y la diabetes, en nuestra sociedad.

Este desequilibrio altera el proverbial statu quo del metabolismo de las grasas. Un exceso de omega-6 genera inflamación e influye en la capacidad del organismo de utilizar los omega-3, lo que constituye un problema grave dados los efectos positivos de estos últimos, de lo que hemos hablado antes: impiden que las calorías que consumimos se acumulen como grasa corporal y, al mismo tiempo, estimulan la combustión de dicha grasa.

LA HISTORIA DE SKYE

En un tempestuoso día de finales de primavera recibí la llamada de Brad (seudónimo que acabo de adjudicarle), un conocido preparador físico, entrenador personal de muchos actores y actrices de Hollywood.

—Tengo en mis manos un reto y una fecha límite —me dijo—. Estoy trabajando con Skye (seudónimo también) en una nueva película de acción. El desafío consiste que esté en forma para protagonizar un filme de trepidante acción. En su último trabajo tuvo que engordar y ahora se ve en la necesidad de perder esos kilos en un tiempo récord.

En la película anterior interpretaba el papel de una ama de casa de treinta y pico a la que las aventuras extraconyugales del marido habían sumido en la depresión. Su personaje reaccionaba iniciando por su cuenta una serie de historias igual de apasionadas, aunque en este caso, los otros eran los Häagen-Dazs y los Mars. Al final del rodaje había engordado unos diez kilos, todos centrados en el abdomen, las caderas y los muslos.

–Skye ha seguido una dieta con bajo contenido en calorías y grasas –precisó Brad– y se nos plantea un trabajo en el plano físico que resultará extenuante. Ya ha perdido cinco kilos, su musculatura está bien, pero aún estamos lejos de la meta y no podemos perder ni un día. El rodaje empieza dentro de dos semanas. Y para colmo de males –me confió–, Skye se siente deprimida y frustrada.

Estudié a fondo el régimen alimentario de Skye y su programa físico, y con ello empecé a perfilar la imagen. Tomaba mucho café y su alimentación prácticamente no le aportaba ácidos grasos esenciales omega-3. Sin ellos, su organismo prácticamente no podía metabolizar las grasas. Le prescribí un programa antiinflamatorio hecho a medida para adelgazar sin perder la importante masa muscular. En definitiva, ¿qué sería de la protagonista de una película de acción sin unos buenos músculos?

De entrada, le mandé tomar tres cápsulas de aceite de pescado omega-3 tres veces al día, o sea, un total de nueve cápsulas diarias. Puede parecer una exageración, pero en este caso las circunstancias lo exigían. Además le sugerí que tomara una dosis diaria de 1.000 mg de acetil-L-carnitina y otra de 2.000 mg de ácido linoleico conjugado.

Envié también a Skye una caja de salmón de Alaska enlatado y le aconsejé tomar una lata todos los días a la hora de comer, acompañada de ensalada de hoja verde oscura y una manzana. Le sugerí también que adquiriera huevos de gallinas criadas al aire libre, con una dieta rica en semillas de lino, pues son otra importante fuente de omega-3. Para la cena le recomendé pescado azul, como el salmón, como mínimo cinco días a la semana, y éste también acompañado por ensalada de hojas verdes oscuras y aliñado con zumo de limón y aceite de oliva virgen extra. De postre, manzana o pomelo. Debo admitir que se trataba de un régimen bastante estricto, pero teníamos que conseguir el milagro en muy poco tiempo.

Le pedí que bebiera entre seis y ocho vasos de agua al día y que sustituyera el café por el té verde. Éste, además de ayudarle a quemar grasas, iba a proporcionarle una sensación de bienestar. El salmón y el aceite de pescado serían de gran ayuda para salir de la depresión. Al acabar la primera semana, Brad me llamó por teléfono para comunicarme los progresos de Skye. Había perdido dos kilos y medio, estaba de un humor excelente, había recuperado la motivación y, sorprendentemente, en poco tiempo había avanzado una barbaridad en la preparación física.

El momento más gratificante para mí fue aquél en que recibí una invitación para el estreno de la película: la enviaba ella personalmente. Al ver la película no pude por menos que maravillarme ante su increíble gracia y sus proezas físicas, pues dejaba fuera de combate a cada uno de sus adversarios –empezando por los ninjas y acabando con los expertos en artes marciales de cualquier disciplina–, tanto hombres como mujeres. Tuve la impresión de trasladarme a mis nueve años al penetrar en el mundo de los míticos héroes de acción que había alimentado mis sueños infantiles. Mientras desfilaban los títulos de crédito y empezaban los ensordecedores aplausos, quedé pasmado al ver que figuraba un agradecimiento especial al doctor Nicholas Perricone.

Salí del cine y vi a Skye junto a una hilera de limusinas y coches de lujo. La felicité por su impresionante trabajo y ella me dirigió una espléndida sonrisa:

–Muchas gracias, doctor Perricone –dijo–. Debo decirle que sin sus sabios consejos y sin los cambios físicos que he vivido desde que empecé la dieta con aceite de pescado y salmón, esta película no se habría rodado, ¡al menos conmigo como protagonista!

LOS OMEGA-3: LA HISTORIA DESDE DENTRO

El cuerpo necesita dos componentes de omega-3, el DHA (ácido docosahexaenoico) y el EPA (ácido eicosapentaenoico). Las fuentes de DHA y EPA más saludables son las que nos ofrece el pescado, en especial las especies grasas de agua fría, como el salmón (y otros de los que se incluyen en la lista del capítulo siguiente), el marisco y las algas. Ahora bien, ¿y si no tenemos a mano estos alimentos? Podemos sobrevivir sin consumir pescado o marisco porque el cuerpo es capaz de producir EPA y DHA a partir del ácido alfalinoleico, el ácido graso omega-3 que encontramos básicamente en los cereales integrales, los vegetales de hoja verde oscura y algunos frutos secos y semillas (en particular las semillas de lino, las pepitas de calabaza, las nueces, las semillas de cáñamo, la soja, las semillas de colza y los aceites extraídos de ellas, en especial el de lino).

Aun y todo, el pescado y el marisco siguen siendo la opción ideal, pues incluso en condiciones óptimas, el organismo no convierte más que un 15% del ácido alfalinolénico de la dieta en EPA, y en cuanto al DHA, mucho menos. Peor aún, el proceso de conversión del alfalinoleico en EPA y DHA queda obstaculizado por una serie de factores comunes a gran parte de la población occidental: un exceso de ácidos grasos omega-6 en la dieta, un exceso de ácidos transgrasos también en la alimentación (los que encontramos en buena parte de los alimentos procesados), diabetes e ingestión excesiva de alcohol. Así, si bien es posible conseguir los omega-3 mediante alimentos vegetales, no resulta tan eficaz. Cuando comemos pescado de agua fría y tomamos suplementos de aceite de pescado, aseguramos que el cuerpo tiene una cantidad suficiente de omega-3 que le permita utilizarlos para sacar de ellos el máximo partido.

OTRO DESCUBRIMIENTO SORPRENDENTE SOBRE LOS OMEGA-3

Existe otro aspecto destacable en los omega-3S que quisiera incluir en este capítulo y que está relacionado con el consumo de esteroides. Vemos constantemente en los medios de comunicación casos de atletas profesionales que infringen las reglas del juego para mejorar su rendimiento, estudiantes que ceden ante la presión del entorno para presumir de músculos y mejorar su capacidad atlética, e incluso jóvenes y mujeres que toman esteroides para conseguir una silueta más esbelta, un cuerpo «escultural».

Sin embargo, los esteroides pueden resultar terriblemente peligrosos. Entre los principales efectos secundarios del abuso de los esteroides anabolizantes citaremos los tumores hepáticos y el cáncer, la ictericia (pigmentación amarillenta de la piel, de los tejidos y fluidos corporales), la

Hasta qué punto los omega-3S facilitan el control del peso

Como vemos, los ácidos grasos esenciales afectan y desencadenan distintos procesos para luchar contra la obesidad. He aquí una perspectiva sucinta aunque completa de lo que son y de su cometido:

- Reducen la inflamación que provoca el aumento de peso.
- Permiten la combustión de grasas al transportar los ácidos grasos al mitocondrio celular para su transformación en combustible.
- Mejoran la «eficacia del combustible» al ejercer una influencia positiva en el proceso de compartimentación del combustible.
- Mejoran el control del azúcar en la sangre al sensibilizar las células y permitir que los receptores respondan incluso a las mínimas cantidades de insulina.[1]
- Estimulan la secreción de la leptina, una hormona péptido generada por las células adiposas. La leptina actúa sobre el hipotálamo para frenar el apetito y quemar las grasas acumuladas en el tejido adiposo (células grasas).
- Mejoran el equilibrio de los ácidos grasos al reducir la transformación de ácidos grasos esenciales omega-6 en ácido araquidónico (proceso que se describe en el capítulo 2).
- Influyen de forma definitiva en los interruptores genéticos contra la obesidad (factores de transcripción nucleares) que rigen tanto la inflamación como la transformación de alimentos en grasa corporal.
- Activan los receptores activados del proliferador de perixosoma (PPAR), que aumentan la combustión de grasa corpo-

---

1. Si bien los omega-3S mejoran el control del azúcar en la sangre a largo plazo, pueden elevar los índices de insulina y con ello desestabilizar temporalmente el control. Así pues, para evitar problemas, los diabéticos deberían tomar suplementos de omega-3S bajo control médico y someterse a controles regulares de azúcar en la sangre hasta estabilizar la situación.

ral, la termogénesis, la sensibilidad respecto a la insulina y disminuyen los niveles de inflamación.

- Evitan la activación de los NF-kappa B.
- Los omega-3 (y omega-6) bloquean la liberación del elemento regulador del esterol SREBP-1 (proteína transportadora del esterol regulador), que pone en marcha el gen que codifica la sintasa de los ácidos grasos, una enzima que ayuda a crear grasa corporal.
- Los omega-3 y omega-6 mejoran la capacidad del organismo para transportar azúcar de la sangre a las células, a través de un transportador de glucosa denominado GLUT-4 sensible a la insulina; para ello, aprovechan la fluidez de las membranas celulares.

retención de líquidos, la hipertensión arterial, el aumento del LDL (colesterol «malo») y la disminución del HDL (colesterol «bueno»). Se cuentan también como efectos secundarios los tumores renales, el acné agudo, los temblores, los cambios de estado de ánimo y el «furor esteroidal».

Lo que no saben quienes consumen esteroides es que los ácidos grasos omega-3 son capaces de proporcionar los efectos que ellos buscan. Un aumento significativo del rendimiento atlético, el fortalecimiento y la eficacia de las células musculares, de hecho, crear masa muscular y reducir grasa corporal, y todo ello sin los peligrosos efectos secundarios. En nuestro cuerpo encontramos dos sustancias de tipo esteroide, como los PPAR, antes mencionados, que, al ser activados por los omega-3, nos permiten alcanzar estos objetivos. La historia de Matt ilustra a la perfección esta sana alternativa.

EL TRIUNFO DE MATT

Cuando conocí a Matt, éste necesitaba una ayuda urgente. Su padre trabajaba en una importante compañía petrolera. Él se había criado en el extranjero; primero había vivido en Oriente Medio y más recientemente en Venezuela. Había tenido una existencia superprotegida, en la que sus únicos amigos eran los hijos e hijas de otros empleados de la empresa. Su padre fue reclamado para trabajar en Estados Unidos precisamente el verano en que Matt iba a entrar en el instituto. Sus padres lo matricularon en una escuela secundaria privada donde los buenos resultados en deporte, en especial en fútbol americano, eran el principal criterio por el que se valoraba la popularidad.

Aquel verano, Matt inició un serio programa de entrenamiento con pesas con el objetivo de esculpir su figura. Empezó el curso y se enteró, entusiasmado, de que le habían admitido en el equipo. Pero aquel triunfo tenía también su lado oscuro. Matt presentaba una importante erupción de acné. Por si fuera poco, el capitán del equipo acababa de llegar de sus vacaciones de verano en México, donde uno puede comprar sin problemas y a buen precio esteroides anabolizantes. Lógicamente llegó bien surtido y distribuyó el medicamento entre los componentes del equipo.

Las crisis de acné habían llevado a Matt a mi consulta, y cuando me explicó con detalles lo vivido recientemente supe que podía ayudarle. Después del entrenamiento, Matt y sus compañeros de equipo se acercaban al establecimiento de comida rápida que tenían más cerca, donde apagaban la sed con los típicos refrescos de litro y disfrutaban con hamburguesas triples y generosas raciones de patatas fritas. Me confesó que empezaba a acumular grasa en la cintura.

Matt me confió también sus preocupaciones sobre los esteroides, pues había oído que además de ser peligrosos podían agravar sus crisis de acné. Le expliqué que el levantamiento de pesas suele incrementar los niveles de testosterona, la hormona masculina, el sistema natural del cuerpo para aumentar la masa muscular y reparar los músculos. La testosterona puede agravar también el acné, pero afortunadamente existen medios para controlarlo. En cambio, el consumo de un medicamento como los esteroides anabolizantes desencadena una serie de efectos secundarios perniciosos a corto y largo plazo, uno de los cuales es el empeoramiento del acné.

–Si confías en mí, Matt, no sólo haremos desaparecer este acné –le dije–, sino que vamos a mejorar mucho tu rendimiento en el deporte, aumentar tu masa muscular y hacer desaparecer el exceso de grasa acumulada, sin tener que recurrir a los esteroides anabolizantes. De entrada, tendremos que revisar tu alimentación. Habrá que suprimir las comidas rápidas, los refrescos y las patatas fritas o *chips* de la dieta.

No se puede decir que Matt bailara de alegría, pero era inteligente y comprendió que tenía que poner freno al acné y también a la capa de grasa que se acumulaba en su cuerpo. En primer lugar le recomendé que cambiara el litro de refresco por la misma cantidad de agua mineral sin gas. Luego le prescribí una dieta antiinflamatoria. Afortunadamente, a Matt le encantaba el pescado, lo que me auguró el éxito en el plan. Le recomendé tomar salmón criado en libertad, en lata, si es que no podía conseguirlo fresco, como mínimo cinco veces por semana. Además de tomar importantes cantidades de verduras y frutas frescas, necesitaba también incorporar a la dieta unas cápsulas de aceite de pescado de calidad extra: 1.000 mg por cápsula, tres en cada comida, tres veces al día, es decir, un total de nueve cápsulas diarias. (No suelo recomendar este volumen a todo el mundo, por lo que antes de hacerse un plan de suplementos es necesario consultar con un profesional del ramo.)

Además de las citadas cápsulas, a fin de aumentar su nivel de energía celular, le proporcioné una protección antioxidante y antiinflamatoria, que iba a facilitarle también la pérdida de grasa acumulada:

- Acetil-L-carnitina.
- Ácido alfalipoico.
- DMAE.
- Ácido linoleico conjugado (ALC).
- Tirosina.
- Polinicotinato de cromo.
- Ácido gama linoleico (AGL).
- Coenzima Q10.

Unas tres semanas más tarde, a primeros de octubre, me encontraba sentado tranquilamente en la terraza, disfrutando de la vista de la bahía de Long Island, cuando abrí el periódico del domingo y quedé boquiabierto al leer que habían detenido a un grupo de atletas por consumo de esteroides. Seguí leyendo y comprendí que se trataba de alumnos del colegio donde estudiaba Matt. Ya que los estudiantes eran menores sus nombres no constaban; instintivamente recé para que Matt no se encontrara entre ellos.

El lunes siguiente, mi ayudante entró en mi consulta para decirme que Matt estaba al teléfono y quería hablar urgentemente conmigo. Al responder, noté su voz ansiosa.

–Soy Matt, doctor, y quisiera agradecerle personalmente que me haya ahorrado este infierno.

Luego me explicó que había dejado los esteroides y había seguido al pie de la letra la dieta que le había marcado. Los resultados habían sido espectaculares. En una semana había eliminado la capa de grasa. Las lesiones del acné se curaban poco a poco y ya no aparecían los temibles granos. Tal vez lo que más le emocionaba era aquella sensación de bienestar y de fuerza física que empezaba a experimentar. Matt estaba en camino de convertirse en el mejor jugador de su equipo, tanto por sus proezas atléticas como por su vigor y resistencia.

Hace mucho que opino que ante todo hay que plantear una solución holística y natural a cualquier tipo de problema. Una vez más, el gran éxito de Matt demuestra que los alimentos y los complementos alimentarios antiinflamatorios (tal vez con los omega-3 encabezando la lista) son poderosos medios para alcanzar el bienestar físico y mental. Y lo más importante es que este programa funciona para todo el mundo, independientemente de la edad o el sexo.

Cuando tomamos alimentos inflamatorios, el cuerpo entra en un estadio de inflamación celular constante. La pérdida de peso se hace difícil, el envejecimiento se acelera a un ritmo sorprendente. La clave para resolver el problema del exceso de peso está en nuestra mano:

basta con detener la inflamación celular en su origen por medio de la dieta y el exceso de grasa corporal se eliminará casi de forma automática (siempre que el consumo calórico esté en equilibrio con la energía que se gaste, ningún planteamiento funcionará si se consumen muchas más calorías de las que se queman con las actividades diarias).

Es importante comprender que los resultados de los procesos que hemos descrito no se dan de la noche a la mañana. En cuanto empezamos a tomar los omega-3 (a partir de los alimentos y/o los suplementos), éstos inician su acción antiinflamatoria. Pero hace falta tiempo para que los AGE influyan en la termogénesis y la compartimentación del combustible, otra razón que me mueve a recomendar la introducción sin demora de los omega-3 en la dieta. Las dietas tradicionales bajas en calorías fracasan porque no incluyen los omega-3, elemento indispensable para el mantenimiento del metabolismo. Si seguimos el régimen antiinflamatorio y consumimos la cantidad adecuada de ácidos grasos omega-3, veremos cómo desaparecen los kilos que nos sobran. Así pues, si fracasan los planes de dieta pobres en calorías y además nos hacen sentir mal, es porque no incluyen los omega-3, esenciales para la salud del metabolismo. Las importantes propiedades antiinflamatorias de los ácidos grasos esenciales omega-3 constituyen la clave para resolver el rompecabezas del control del peso.

La dieta Perricone para perder peso ha sido desarrollada cuidadosamente para conseguir los objetivos siguientes:

- Reducir la inflamación;
- adelgazar y mantener un peso saludable durante toda nuestra vida;
- mantener la masa muscular;
- aportar cantidades suficientes de grasas de calidad extra, proteínas e hidratos de carbono;
- embellecer la piel;
- levantar el ánimo;
- mejorar la función cerebral;
- aumentar la energía;
- mejorar la capacidad en ejercicio físico;
- vivir una existencia plena.

En la segunda parte del libro, vamos a indicar los alimentos y suplementos nutritivos con eficacia demostrada que nos ayudarán a alcanzar estos objetivos. Por un lado, los conoceremos, y, por otro, comprenderemos cómo funcionan y cómo pueden mejorar los procesos naturales de adelgazamiento. Descubriremos asimismo hasta qué punto el estilo de vida influye en el peso y la salud, indicando unas mejoras simples que nos situarán en la vía de adelgazar y al mismo tiempo nos permitirán disfrutar de buena salud para vivir muchos años.

Segunda parte

Las tres etapas

Capítulo 5
PRIMERA ETAPA. LOS DIEZ PRINCIPALES GRUPOS ALIMENTARIOS PARA UNA PÉRDIDA DE PESO DURADERA

Cuando queda claro que no pueden alcanzarse los objetivos, no hay que cambiar los objetivos sino los pasos necesarios para llegar a ellos.

CONFUCIO

Para que un programa de adelgazamiento funcione y se convierta en un esquema de vida tiene que disponer de muchas opciones. Si notamos hambre o sentimos alguna carencia, no estamos siguiendo el programa adecuado. Comer es uno de los principales placeres en la vida, y la dieta Perricone para perder peso constituye una celebración de la buena mesa. ¿Cuántos regímenes de adelgazamiento nos permiten tres comidas y dos tentempiés al día, con la garantía de perder peso? Ni nos cansaremos ni engordaremos escogiendo entre la amplia gama de alimentos que se presentan en este capítulo. Efectivamente, hemos facilitado las cosas. He colocado mis alimentos preferidos en lo que denomino «Supergrupos». Cada uno de éstos representa una familia alimentaria cuyos elementos resultan adecuados para mantener la salud, luchar contra el envejecimiento, la inflamación y la obesidad. La opción más saludable de cada grupo recibe el calificativo de «Elección prioritaria» y le siguen otras, también saludables (y sabrosas), a las que denominamos «Segunda opción».

Quienes hayan leído mis anteriores obras conocerán a la perfección algunos de los alimentos de cada grupo, aunque otros tal vez no, y por ello he incluido información sobre la base científica en la que descansa cada una de las opciones. Todos estos alimentos nos ayudarán a adelgazar, pero al mismo tiempo poseen virtudes demostradas para la mejora de nuestra salud y bienestar. No dudemos en mezclar los alimentos de todas las categorías. Disfrutemos de ellos y también de los beneficios que van a proporcionarnos.

SUPERGRUPO 1: PESCADO GRASO DE AGUA FRÍA

Factor de control de peso: omega-3S.
Elección prioritaria: salmón criado en libertad.
Segunda opción: bacalao negro *(sablefish),* sardinas, anchoas, arenque, caballa, trucha, atún.

Quienes conocen los trabajos anteriores saben que Perricone y salmón son prácticamente sinónimos. En efecto, con el paso de los años, en lugar de habérseme disipado, el entusiasmo respecto a este sorprendente alimento ha crecido. No ha de sorprendernos, pues, que el salmón criado en libertad, el rey de los superalimentos, se sitúe en cabeza de los que han de ayudarnos a perder peso y a no recuperarlo otra vez. Y lo mismo que convierte a este pescado en una comida tan rica, deliciosa y satisfactoria –su gran contenido en ácidos grasos omega-3– es, curiosamente, lo que lo sitúa en primera línea para el control del peso. En el capítulo 4 hemos visto que las grasas adecuadas, como las que contiene el salmón, estimulan la transformación de éstas en energía e impiden su acumulación en el cuerpo.

Opción prioritaria: salmón criado en libertad

El salmón no procedente de piscifactoría tiene una serie de virtudes en el campo del control del peso y la mejora del estado de salud general:

1) El salmón criado en libertad y el de piscifactoría poseen omega-3, pero sólo el primero presenta la proporción ideal de éstos en relación con los de omega-6, es decir, una ratio de 1 sobre 2, la proporción exacta que recomiendan los expertos en salud.

2) El salmón criado en libertad posee menos elementos capaces de incrementar los niveles de colesterol o de propiciar la inflamación que el salmón de piscifactoría. Los niveles relativamente elevados de grasas saturadas y de ácidos grasos omega-6 de este último interfieren con las virtudes que ofrecen sus omega-3.

3) En comparación con el salmón que se cría en libertad, el de piscifactoría presenta altos contenidos de PCB (policlorobifenilos) y otras sustancias químicas del tipo de las dioxinas, en concreto los carcinógenos de los que se sospecha que envenenaron y desfiguraron al candidato demócrata de Ucrania en las elecciones de 2004.

4) Sólo el salmón criado en libertad es rico en astaxantina natural, un antioxidante y antiinflamatorio de gran eficacia. (La mayor parte de los salmones de piscifactoría se alimentan con astaxantinas sintéticas, biológicamente inferiores a las naturales.)

5) El salmón criado en libertad posee un sabor y una textura superiores. Los principales chefs lo prefieren.

6) El salmón de piscifactoría plantea una serie de riesgos medioambientales.

Segundas opciones: bacalao negro, anchoas, sardinas, atún, etc.

Todos los pescados de la lista de segundas opciones, aparte de ser ricos en omega-3, no contienen ni mercurio ni PCB:

- Las sardinas son un alimento de calidad superior por su alto contenido en proteínas y ácidos grasos, aparte de que sus suaves y comestibles espinas añaden calcio a la panorámica nutritiva.
- Las anchoas constituyen otra importante fuente de omega-3. El único inconveniente es que normalmente se conservan en salmuera y hay que sumergirlas durante unos treinta minutos en agua para reducir su salinidad. Tanto las anchoas como las sardinas son buenas fuentes de MAE, nutriente específico beneficioso para el cerebro y la piel.
- El atún y el bonito nos aportan también omega-3, aunque hay que seleccionar los que tengan bajo contenido en mercurio, incluyendo los que se comercializan en lata (consultar la guía de recursos).
- Tal vez el pescado que menos se tiene en cuenta y en cambio es más delicioso es el bacalao negro, que, gracias a su alto contenido en aceites, nos proporciona un 58% más de omega-3 (1,9 g por 100 g tras la cocción) que el salmón, que conserva un índice de 1,2 g por 100 g. Su suave textura y su inigualable sabor confieren al bacalao negro un paladar inigualable que hace las delicias de los conocedores. En efecto, el mercado japonés acapara la inmensa mayoría de las capturas de bacalao negro en la zona norte del Pacífico próxima al continente americano.

Así pues, para seguir un régimen de adelgazamiento eficaz hay que tomar salmón criado en libertad y tomar suplementos a base de aceite de pescado, sobre todo si no podemos o no nos apetece comer pescado unas cuantas veces por semana. Con ello, además de controlar el peso, comprobaremos cómo aumentan la luminosidad de nuestra piel y nuestro bienestar general.

LOS PROS Y LOS CONTRAS DE LA CARNE ROJA

Es de dominio público que cuando se trata de proteínas me inclino por los pescados de agua fría, en especial por el salmón. Sin embargo, muchos de mis pacientes y lectores desean conocer mi opinión sobre la ingestión de carne. Diremos de entrada que la carne de ternera, cerdo, cordero y buey son excelentes fuentes de proteínas, y como sabemos, las proteínas son elementos esenciales. Si no proporcionamos proteínas al organismo, éste acelera su envejecimiento. ¿La razón? Nuestros músculos, órganos, huesos, cartílagos, piel e incluso los anticuerpos que nos protegen de las enfermedades están constituidos por proteínas. Las enzimas que facilitan las reacciones químicas esenciales del organismo (desde la digestión a la construcción y reconstrucción de las células) están formadas por proteínas. Con la digestión, la proteína se descompone en aminoácidos, los cuales utilizan las células para su reparación. Al igual que el pescado y las aves, la carne en general contiene todos los aminoácidos necesarios para la reparación celular.

Pero el consumo de carne roja tiene un aspecto negativo: puede presentar un alto contenido en grasas saturadas (lo mismo que el pollo, por ello recomendamos comerlo magro y sin piel). Como hemos visto, un exceso de grasas saturadas produce efectos inflamatorios. Otro punto negativo (en el que también se incluye la carne de ave) es el hecho de que estos animales pueden haberse criado con antibióticos, hormonas y otras sustancias que podrían resultar perjudiciales para los seres humanos. Un equipo de científicos de la Unión Europea confirmaba que el consumo de carne de vacuno criado con hormonas del crecimiento constituye un riesgo para la salud. Desde 1988, la Unión Europea prohíbe la utilización de hormonas y la importación de carne de vacuno tratada con éstas, lo que ha llevado a un enfrentamiento con Estados Unidos y Canadá. Los estadounidenses ponen en cuestión las pruebas de los científicos europeos y autorizan la cría de ganado con hormonas del crecimiento.

Así pues, quienes opten por la carne roja, deberán seguir unas directrices de seguridad. En primer lugar, comprar carne ecológica, de animales que no hayan sido tratados con antibióticos ni hormonas, y cuya alimentación no haya incluido elementos químicos que podrían resultar peligrosos. Lo ideal sería que dichos animales (incluidas las aves) se hubieran criado al aire libre, y no en una granja industrial, y hubieran comido pasto.

Otra opción a tener en cuenta son los nuevos tipos de carne que existen hoy en el mercado, como el bisonte (búfalo) y el avestruz.[1] Ambos poseen el sabor y la versatilidad de la carne roja pero ofrecen un perfil dietético mucho más sano, como lo demuestra la tabla siguiente:[2]

COMPARACIÓN NUTRICIONAL RESPECTO AL BISONTE

Ración 100 g	Calorías	Proteínas (g)	Grasa (g)	Colesterol (mg)
Bisonte	85	18	2	49
Avestruz	97	22	2	58
Pollo (sin piel)	14	27	3	73
Pavo (sin piel)	135	25	3	59
Buey (magro, filete)	240	23	15	77
Cerdo (magro, lomo)	275	24	19	84

1. La carne de bisonte/búfalo y de avestruz que he visto en el mercado procede de ganadería ecológica. Presenta también un precio competitivo en relación del buey, el cordero, el cerdo y la ternera y puede encontrarse en sección de carne de muchos supermercados.
2. Información basada en la web *www.mercola.com/forms/bison.htm*.

SUPERGRUPO 2: LAS MEJORES FRUTAS

Factores de control de peso: fibra, antioxidantes antiinflamatorios y otros fitonutrientes para combatir la obesidad.
Elección prioritaria: manzanas, peras, pomelo.
Segunda opción: frutas del bosque, melocotón, ciruelas, cerezas, granadas.

Mientras las elecciones prioritarias ofrecen ventajas específicas para quienes controlan el peso, la inmensa mayoría de las frutas posee altos contenidos en antioxidantes antiinflamatorios que ejercen una acción preventiva contra las enfermedades y frenan el proceso del envejecimiento. Estas frutas presentan tres virtudes importantes:

1) Un alto contenido en fibras. La fruta es rica en fibras, lo que modera las consecuencias que tendrían esos deliciosos y dulces alimentos sobre el índice de azúcar en la sangre. Además, los alimentos con alto contenido en fibras nos proporcionan una sensación de saciedad, lo que nos impide comer en exceso. En realidad, a pesar de presentar un contenido en azúcar relativamente elevado, la mayor parte de las frutas presenta un índice glicémico y una carga glicémica, la medida del impacto de dichos alimentos en los niveles de azúcar en la sangre, sorprendentemente reducidos.

   El efecto moderador de las fibras es importante, ya que uno de los principales objetivos de la dieta Perricone para perder peso es el de evitar los bruscos aumentos del nivel de azúcar en la sangre, que liberan insulina y, como hemos dicho antes, almacenan grasa corporal. Por otra parte, esta «sobrecarga insulínica» crea un círculo vicioso de ansia por determinados tipos de alimentos (dulces, pasteles, pasta y otros a base de harina) que se convierten rápidamente en azúcar en la corriente sanguínea.

   Una serie de estudios científicos indica que el consumo de fibras ayuda a evitar el síndrome metabólico, un mortífero cuarteto de desequilibrios metabólicos que se describen en el capítulo 6. Además, los investigadores de la Universidad Tufts (Estados Unidos) pusieron de manifiesto que las personas que añadían 14 g de fibra a su dieta diaria reducían el consumo calórico un 10%.

2) Un alto contenido en fitonutrientes. La fruta es un alimento rico en fitonutrientes antioxidantes antiinflamatorios (elementos químicos vegetales beneficiosos), la mayoría de los cuales hacen las veces de pigmentos y se concentran en las partes con más color, como la piel. Diversos estudios han demostrado recientemente que la piel de las fresas, las moras y las manzanas desactiva unos dispositivos genéticos claves que fomentan la inflamación (AP-1 y NF-kappa B). Encontramos también otros fitonutrientes en el suave tejido blanco fibroso que encontramos sobre todo en el interior de la cáscara de los cítricos. Para sacar el máximo parti-

do de los fitonutrientes hay que comer la fruta entera: su tejido blanco, su carne y piel (a excepción de la de los cítricos, la granada y otras pieles claramente no comestibles). Escogeremos fruta ecológica y la lavaremos bien para quitarle cualquier rastro de contaminante. (Algunas frutas se venden con una capa de cera, otro aditivo que no nos interesa. Si compramos una fruta con este tratamiento, eliminaremos toda la cera que podamos con la ayuda de algún agente limpiador formulado específicamente para este fin.)

3) Una dulce satisfacción. Las frutas tienen un alto contenido en azúcar (sacarosa y fructosa), lo que significa que nos proporcionan una rápida energía para aplacar el hambre. (Como hemos explicado anteriormente, sus altos niveles en azúcar podrían constituir una influencia negativa, proinflamatoria, de no ser por su alto contenido en fibras, que frenan la absorción del azúcar en la corriente sanguínea.) Como siempre, tomaremos las proteínas primero y disfrutaremos de la fruta al final de la comida para evitar posibles efectos negativos en el azúcar de la sangre.

Elección prioritaria: las manzanas

Los anglosajones tienen un refrán según el cual «una manzana al día, evita acudir al médico», y tienen sus razones para afirmarlo. Las manzanas se encuentran entre los diez principales alimentos que ayudan a adelgazar, por una serie de razones:

- Las manzanas presentan un extraordinario contenido en fibras, una media de 5 g por pieza. Según los expertos, necesitamos entre 20 y 35 g de fibra al día, y una sola manzana nos aporta entre un 15 y un 25% de la cantidad exigida. Contienen además fibra soluble e insoluble. La soluble, denominada pectina, es la sustancia que se añade a las mermeladas y gelatinas para gelificarlas. La pectina tiene la virtud de frenar el apetito durante un máximo de cuatro horas, por ello resulta más eficaz en este sentido que la fibra insoluble que encontramos en cereales como el trigo y el centeno. (La avena, al igual que las manzanas, es rica en fibra soluble.)

Un secreto para adelgazar: tres manzanas al día

Como hemos visto ya, muchos estudios confirman que las manzanas constituyen una extraordinaria ayuda para cualquier plan de adelgazamiento. Una de mis historias preferidas sobre esta constatación es la experiencia llevada a cabo por Tammi Flynn, dietista diplomada en Ciencias de la Nutrición por la Universidad A&M de Texas. Tammi, que vive en el corazón del país de las manzanas, en el estado de Washington, ideó el «plan de las tres manzanas al día». Tenía como objetivo introducir más productos frescos en la dieta de sus clientes y servirse de un producto del país. Tammi observó que quienes añadían una manzana a cada comida, en lugar de centrarse en un contenido bajo en grasas y en el ejercicio, perdían más kilos que el resto. ¡Poco después descubriría hasta qué punto!

Entusiasta de la buena forma física, Tammi se preparaba en un gimnasio. Inició el desafío de ponerse en forma en el gimnasio, siguiendo el plan de las tres manzanas al día, junto con una sana dieta a base de hidratos de carbono con bajo contenido en azúcar, grasas saludables y proteínas de calidad. Al finalizar las doce semanas del reto, 346 personas habían perdido la friolera de 2.778 kg (una media de unos 8 kg por persona). Y, sin duda, las manzanas habían tenido un destacado papel en la experiencia.

- A pesar de su índice de azúcar relativamente elevado, las manzanas ejercen un efecto estabilizador del azúcar en la sangre, en parte gracias a su alto contenido en fibras, aunque también porque aportan floretina: un fitonutriente de la familia de los flavonoides que estabiliza el índice de azúcar en la sangre y se encuentra exclusivamente en las manzanas. Un estudio finlandés reciente ha descubierto que la ingestión de manzanas reduce el riesgo de sufrir diabetes de tipo 2. Los investigadores atribuyen el efecto antidiabetes de las manzanas a la actividad antioxidante de la quercetina, un importante componente de la piel de la manzana. (Ésta parece inhibir también el desarrollo del cáncer de hígado y de colon.)

- Las manzanas contienen asimismo una amplia gama de fitonutrientes antiinflamatorios y anticancerígenos y, al parecer, ejercen una importante función en la reducción del riesgo de sufrir una serie de enfermedades crónicas y en el mantenimiento de la salud en general. Según los estudios, las manzanas se asocian más a la reducción del riesgo de sufrir cáncer, enfermedades cardíacas, asma y diabetes de tipo 2 que otras frutas y verduras u otras fuentes de flavonoides. El consumo de manzanas favorece también el aumento de la capacidad pulmonar y los procesos de adelgazamiento.

Elección prioritaria: las peras

Las peras tienen una estrecha relación con las manzanas y, al igual que éstas, proporcionan ventajas importantes para la salud.

- Protección contra los radicales libres. Las peras poseen un alto contenido en vitamina C y cobre, nutrientes antioxidantes que ayudan a evitar los daños provocados en las células por los radicales libres. El cobre y la vitamina C estimulan también los glóbulos blancos en su lucha contra las infecciones y eliminan directamente un gran número de bacterias y virus. Una pera mediana puede proporcionarnos un 11% de las necesidades diarias de vitamina C del organismo y casi un 10% de las de cobre.
- Promueven la salud cardiovascular y del colon. Se ha demostrado que la fibra de la pera reduce los niveles de colesterol. Se asocian también a los agentes químicos del colon que provocan el cáncer y les impiden dañar las células de esa porción del intestino grueso.
- Protegen contra la degeneración macular. La degeneración macular es la principal causa de pérdida de visión en las personas mayores. Un estudio llevado a cabo en 2004 y publicado en los *Archivos de Oftalmología* ponía de relieve que la ingestión de más de tres piezas de fruta al día, incluyendo las peras, reducía el riesgo de degeneración macular.
- Proporcionan vitamina B, pues presentan una alta concentración de folatos, componentes del complejo grupo de la vitamina B, un grupo de vitaminas esencial para la actividad metabólica y la producción de glóbulos rojos.

MANZANAS Y PERAS: UN DÚO EFICAZ PARA PERDER PESO

Varios investigadores de la Universidad Estatal de Río de Janeiro han descubierto que las manzanas y las peras aceleraban la pérdida de peso en las mujeres. Los autores de este estudio[1] precisaban que las mujeres con exceso de peso que añadían tan sólo 300 g (el equivalente a tres pequeñas piezas de fruta al día) a una dieta con bajo contenido en calorías perdían más peso que las que no tomaban fruta. En efecto, las mujeres que consumieron manzanas o peras acabaron perdiendo un 33% más de peso que las que tomaron las mismas calorías pero sin fruta.

Los científicos han avanzado una serie de hipótesis para explicar el hecho de que el complemento de manzanas y peras en la dieta pueda facilitar el adelgazamiento. Una de las razones sería que tanto una fruta como la otra poseen una «densidad energética baja». En realidad, uno puede comer más y sentirse más satisfecho cuando elige alimentos con densidad energética baja. Una noticia extraordinaria para quienes deseen adelgazar. Por otra parte, las manzanas y las peras son ricas en fibra, y eso también proporciona sensación de saciedad, es decir, nos hace sentir satisfechos con más rapidez y mantiene dicha sensación durante más tiempo, con lo que evitamos comer en exceso.

1. Oliveira, M., Sichieri, R. y Sánchez Moura, A., *Nutrition*, 19, 2003, págs. 253-256, en *www.upstate.edu/nutritionjournal*.

Elección prioritaria: el pomelo

¡Ha vuelto! Puede que algunos recuerden la moda de la dieta del pomelo que proliferó hace años, la cual consistía básicamente en tomar mucho pomelo y muy pocas proteínas.

Con los años, esta dieta ha disfrutado de una popularidad variable, y finalmente se descartó como una simple moda con poco valor. Pero los estudios recientes están demostrando que el pomelo es un excelente y delicioso complemento para la dieta, sobre todo para quienes desean o tienen que adelgazar. El pomelo es una fruta rica en antioxidantes y fibra, con poco contenido glicémico, lo que la convierte en un producto del que puede disfrutarse a diario. (Medio pomelo sólo tiene 60 calorías, pero 6 g de fibra, ¡más que una manzana!) Si bien la dieta original a base de esta fruta era algo exagerado y nutricionalmente desequilibrado, si tomamos un pomelo o dos al día como parte de una dieta equilibrada, podremos mantener mejor el peso deseado. Esta valiosa información sobre el pomelo la proporciona el doctor Ken Fujioka, director de investigación sobre nutrición y metabolismo de la Scripps Clinic de San Diego, quien ha llevado a cabo un estudio sobre la función del pomelo en la pérdida de peso.

En el estudio, el doctor Fujioka y sus colegas repartieron a cien personas obesas, hombres y mujeres, en cuatro grupos. Uno de éstos tomaba extracto de pomelo; otro, zumo de pomelo en cada comida; el tercero, medio pomelo en cada comida; y el cuarto, un placebo. Además, se pidió a los participantes que anduvieran treinta minutos tres veces por semana.

Después de las doce semanas, el grupo del placebo había perdido 250 g como media; el del extracto, 1 kg; el del zumo, 1,5 kg; y el que tomó el pomelo fresco, 1,6 kg. Los que comían pomelo consumían uno y medio diario, de la misma forma que nos comemos una naranja: cortado por la mitad y luego en cuatro partes, separadas de la piel. De esta forma tomaban también el tejido blanco fibroso que recubre el interior de la piel.

No sabemos con exactitud por qué el pomelo adelgaza, pero, al parecer, reduce la resistencia insulínica que desarrollan las personas al engordar.

El pomelo tiene virtudes sorprendentes en el campo de la prevención de enfermedades. Según unos estudios presentados en un simposio anual de la American Chemical Society sobre las posibles virtudes de los cítricos, el pomelo:

- Posee propiedades antiinflamatorias y antitumorales;
- reduce el índice de insulina y facilita la pérdida de peso;
- ayuda a frenar las enfermedades relacionadas con el envejecimiento: artritis, alzheimer, asma, párkinson, diabetes, cataratas y enfermedad de Crohn.

El pomelo rojo y el rosa pertenecen a un grupo específico de frutas que contienen licopeno, un carotenoide insaturado, de cadena abierta, que confiere su atractivo color rojo a los tomates, a las naranjas sanguinas, a la guayaba, al escaramujo y a la sandía. Las investigaciones indican que el licopeno tiene un efecto protector contra las enfermedades cardíacas, determinados tipos de cánceres y la degeneración macular, causa principal de la ceguera.

Hay que remarcar, sin embargo, que el pomelo ha demostrado producir interacciones negativas con determinados medicamentos prescritos corrientemente: al parecer, sus compuestos flavonoides inhiben la enzima intestinal responsable de la descomposición y absorción de una serie de medicamentos, entre los que cabe citar los antihistamínicos y las estatinas (medicinas prescritas para la disminución del colesterol). Si se toman estas medicaciones, habrá que consultar al médico antes de incluir el pomelo en la dieta.

Segunda opción: frutas del bosque, melocotones, ciruelas, cerezas, naranjas

He escogido estas frutas como segunda opción por una serie de razones. Cada una de ellas, en especial las del bosque, tienen un alto contenido en antioxidantes antiinflamatorios, y a pesar de que son dulces al paladar, no tienen unos elevados índices glicémicos, por lo que no elevan con excesiva rapidez los niveles de azúcar en la sangre.

Las llamadas frutas del bosque son uno de los alimentos naturales que aportan los mejores antioxidantes, en especial los arándanos. Contienen una gran cantidad de fitonutrientes, entre los que destacan las antocianinas, que les proporcionan su intenso color azul. Unos 60 g de arándanos al día duplicarán nuestra ingestión de antioxidantes, aunque tomemos ya una dieta rica en frutas y verduras frescas. En realidad, podemos acelerar los resultados de nuestro régimen antiinflamatorio incluyendo diariamente dos alimentos vegetales: los arándanos y el brécol (encontraremos más información sobre ellos en el supergrupo 10).

Los arándanos ayudan a frenar el deterioro de la función cerebral y la pérdida del equilibrio, dos síntomas frecuentes en las personas mayores. Evitan asimismo la muerte celular e incrementan la capacidad de liberar

El *LUO HAN KUO*: ¿El antioxidante más eficaz del mundo?

Sabemos que muchas frutas son eficaces antioxidantes, pero existe una de la que tal vez no hayamos oído hablar: el *luo han kuo*. Esta fruta china ha sido valorada como planta medicinal en la práctica tradicional china desde tiempos inmemoriales. Los chinos la llaman «la fruta de la longevidad» (China fue el único lugar del mundo donde, en 2004, aumentó el número de habitantes que superaban los 100 años).

Se trata de una extraña fruta que crece sólo en el microclima único de las montañas de la provincia de Guangxi. Hace más de mil años que se consume esta «mágica fruta», que limpia y nutre los pulmones, fomenta el buen funcionamiento del aparato respiratoria y mejora el conjunto de las funciones inmunitarias. Las investigaciones recientes resaltan la importancia de los antioxidantes para la salud del aparato respiratorio.

Si bien el *luo han kuo* es una fruta, se comercializa en pequeñas bolsitas y se consume como el té, mezclando su contenidocon agua caliente o fría. El *luo han kuo* es un agente terapéutico indispensable para reducir la inflamación, la base de los problemas de obesidad crónicos.

dopamina, un neurotransmisor estimulante, vigorizante, que aumenta la producción energética del cerebro y mantiene la juventud en las funciones cerebrales.

Las frutas del bosque constituyen una deliciosa alternativa antiinflamatoria que puede contraponerse a los dulces. Aparte de esto, las frutas y las verduras constituyen una parte indispensable de una dieta sana y ayudan sobremanera a perder peso. Numerosos estudios demuestran que si se incorporan las frutas y las verduras a la dieta es posible cambiar el índice de masa corporal y el contorno de cintura.

SUPERGRUPO 3: GRASAS PROCEDENTES DE LAS FRUTAS PARA COMBATIR LA GRASA CORPORAL

Factores de control de peso: antioxidantes, antiinflamatorios, grasas monoinsaturadas.
Elección prioritaria: aguacate, *açaí*, aceitunas.
Segunda opción: coco.

En general no consideramos las frutas como fuente de grasas en la dieta, pero existen unas cuantas deliciosas y nutritivas excepciones que confirman la regla. El aguacate, el *açaí*, las aceitunas –que no son frutas pero que comparten con éstas muchas propiedades beneficiosas– y el coco son ricos en grasas monoinsaturadas. Este tipo de grasas concreto ayuda a evitar una serie de enfermedades, a absorber nutrientes de los alimentos vegetales, a nutrir la piel y a conseguir una importantísima sensación de saciedad.

Elección prioritaria: el aguacate

A pesar de que solemos considerar el aguacate como una verdura, en realidad es una fruta, y además deliciosa. Durante años, muchos evitaron tomar aguacate por su alto contenido en grasa. Ahí también se equivocaban, pues la mayor parte de grasa del aguacate es monoinsaturada, la que según determinados científicos nos protege contra las enfermedades cardíacas y algunos tipos de cáncer. Además, la grasa monoinsaturada se quema de forma más eficaz con el ejercicio que la saturada, algo que podría contribuir de manera significativa a la pérdida de peso a largo plazo. Un estudio realizado en el Hospital Brigham and Women's demostraba que las dietas con alto contenido en grasas monoinstauradas, como las del aguacate, suelen ser más eficaces que las que presentan un bajo contenido en grasas para la pérdida de peso y su mantenimiento.

El aguacate contiene también ácidos grasos omega-3, que, como ya sabemos, facilitan la pérdida de peso, resultan beneficiosos para el corazón y reducen la inflamación. Su textura cremosa, que permite untarlo con facilidad, convierte al aguacate en un excelente sustituto de otros alimentos con alto contenido en grasas saturadas inflamatorias, como la mantequilla, el queso para untar y la nata.

El aguacate no contiene colesterol ni sodio y presenta un índice de materias grasas saturadas muy bajo. Es rico en nutrientes y nos aporta potasio, magnesio, folatos, fibra alimenticia, riboflavina y vitaminas C, E y B_6. Es también rico en agentes fitoquímicos antiinflamatorios, antienvejecimiento y contra las enfermedades, como la luteína y otros antioxidantes.

Las investigaciones han demostrado que, en cantidades semejantes, aporta más nutrientes y agentes fitoquímicos que el resto de frutas que consumimos frecuentemente:

- La luteína puede protegernos contra el cáncer de próstata y las enfermedades oculares, como las cataratas y la degeneración macular.
- La vitamina E es un antioxidante eficaz conocido por su capacidad de frenar el proceso del envejecimiento y proteger el organismo contra las enfermedades cardíacas y distintos tipos de cáncer.
- El glutatión funciona como antioxidante al igual que la vitamina E para neutralizar los radicales libres que provocan daños en las células y fomentan las enfermedades.
- El betasitosterol provoca un descenso de los niveles de colesterol. El aguacate contiene cuatro veces más betasitosterol que la naranja, la fruta que antes se consideraba la mayor fuente de este agente fitoquímico.
- Los folatos ayudan al correcto desarrollo de las células y los tejidos. Tienen una importancia especial para las mujeres en edad de procrear, pues ayudan a combatir las malformaciones del feto.
- El potasio ayuda a equilibrar los electrolitos del organismo. El aguacate contiene un 60% más de potasio que el plátano.
- El magnesio fomenta la producción de energía y es importante para la contracción y la relajación muscular.
- Las fibras reducen los índices de colesterol y el riego de ataque al corazón.

Las investigaciones actuales indican que el aguacate es especialmente beneficioso y saludable por una serie de razones:

- Prevención de la diabetes. Las directrices recientes publicadas por la American Diabetes Association, por ejemplo, subrayan la eficacia de una dieta rica en grasas monoinsaturadas –las que contiene el aguacate– para aumentar los índices de colesterol bueno y regular el azúcar en la sangre. Dicha asociación, en sus más recientes declaraciones en cuanto a recomendaciones alimentarias para la prevención y el tratamiento de la diabetes, afirma que las dietas ricas en ácidos grasos monoinsaturados mejoran la tolerancia a la glucosa y a los lípidos, en comparación con los regímenes ricos en grasas saturadas. Por otro lado, las dietas enriquecidas con ácidos grasos monoinsaturados reducirían la resistencia a la insulina.
- Forma física. Las personas que dedican treinta minutos al día al ejercicio físico pueden mantener su energía con el consumo de grasas monoinsaturadas, las que contiene en aguacate, pues queman con eficacia la grasa corporal y proporcionan resistencia para el entreno. Investigadores de la Universidad de Wisconsin descubrieron que las mujeres que consumían las saludables grasas monoinsaturadas antes de iniciar el ejercicio en bicicleta quemaban grasa corporal con más eficacia. Aproximadamente, un 50% de la grasa se quemaba tras un ejercicio duro, un 39% tras un ejercicio suave y un 34% después de un descanso.
- Obesidad/gestión del peso. El consumo de alimentos con baja densidad energética –como el aguacate– puede mantener un peso corporal sano por el hecho de que nos hace sentir satisfechos con menos calorías. La densidad de la energía es el volumen de calorías que contiene una porción de alimentos. Por su alto contenido en agua y fibras, el aguacate se considera un alimento con baja densidad de energía, es decir, con pocas calorías por gramo. Si uno se sacia con alimentos con baja densidad de energía se siente satisfecho con menos calorías y es capaz de mantener un peso saludable. No hace falta comer todo un aguacate para disfrutas de sus virtudes: una quinta parte de esta fruta contiene tan sólo 55 calorías.

Para más información sobre la importancia del aguacate para la salud y la nutrición, así como para conseguir deliciosas recetas, puede visitarse el sitio web *www.avocado.org*.

Elección prioritaria: el *açaí*

Presenté el *açaí* en *The Perricone Promise* (La promesa Perricone) como uno de los principales superalimentos para frenar el envejecimiento y disfrutar de buena salud general. Por su excelente perfil en ácidos grasos y aminoácidos y por sus propiedades antiinflamatorias, merece también una estrella en la dieta Perricone para perder peso. Una de sus principales virtudes, según mi opinión, radica en sus proteínas de alta calidad, su saludable grasa y sus propiedades antioxidantes, y todo ello en una sorprendente fruta del bosque. La pulpa de *açaí* contiene:

- una notable concentración de antioxidantes que nos ayudan a combatir el envejecimiento prematuro, de hecho posee diez veces más cantidad de antioxidantes que la uva negra y entre diez y treinta veces la que contiene el vino tinto;
- una sinergia de grasas monoinsaturadas (saludables), fibra alimenticia y fitoesteroles, que ayudan a mantener la salud del sistema cardiovascular y del digestivo;
- un complejo de aminoácidos casi perfecto, junto con importantes minerales, vitales para la contracción y la regeneración muscular.

UNAS PALABRAS SOBRE LOS FITOESTEROLES

Los fitoesteroles son compuestos vegetales que se asemejan químicamente al colesterol. Sin embargo, a diferencia del colesterol procedente de alimentos animales (que, una vez ingerido, eleva los índices del colesterol en el cuerpo), los fitoesteroles actúan a la inversa: impiden que la corriente sanguínea absorba el colesterol de la dieta. Determinados fitoesteroles estimulan la secreción de insulina, lo que constituye una ayuda en el control del azúcar de la sangre. Por otra parte, ayudan a prevenir las enfermedades cardíacas y poseen propiedades antiinflamatorias, en concreto reducen la inflamación en la artritis y otras enfermedades autoinmunes.

El *açaí* es bueno para perder peso porque contiene cianidina, un compuesto fitoquímico de gran poder antioxidante. Un grupo de investigadores japoneses descubrió que la cianidina podría fomentar la eliminación de la grasa corporal y reducir la absorción de lípidos.

El *açaí* es también rico en ácido oleico monoinsaturado, el principal ácido graso del aceite de oliva. Una de sus virtudes más importantes es la capacidad de facilitar la entrada de los aceites de pescado omega-3 en la membrana celular. La combinación de estos tres ácidos grasos esenciales mantiene la flexibilidad de las membranas celulares. Esto permite a las hormonas, los neurotransmisores y los receptores de insulina funcionar con más efectividad. Tiene una importancia crítica en el mantenimiento de la homeostasis, es decir, el perfecto funcionamiento del cuerpo porque todos sus sistemas se mantienen en equilibrio. Sólo así podemos perder peso y evitar ganarlo de nuevo.

Elección prioritaria: las aceitunas y el aceite de oliva virgen extra

Aunque las aceitunas no forman parte del grupo de las frutas, presentan numerosas e importantes coincidencias nutricionales con éstas. El aceite de oliva virgen extra, valorado desde tiempos inmemoriales por su sabor fuerte y delicioso, ha alcanzado también la fama como piedra angular de la famosa dieta mediterránea. Los científicos han demostrado sistemáticamente que en países como España, Grecia, Italia y Francia, donde la población sigue más la dieta tradicional de sus ancestros, sus habitantes, aparte de vivir más años, sufren menos enfermedades cardíacas, cánceres y otras dolencias degenerativas.

Uno de los componentes principales del aceite de oliva es el ácido oleico, vital para el mantenimiento de la parte externa de la célula, o membrana plasmática, con toda su flexibilidad, de manera que puedan entrar en ella los nutrientes y salir los residuos.

Podría decirse que no pasa un día sin que se descubra una nueva virtud del aceite de oliva y de sus componentes. El doctor Javier Menéndez de la Feinberg School of Medicine de la Universidad Northwestern de Chicago descubrió que el aceite de oliva bloqueaba la acción de un oncogén causante del cáncer denominado HER-2/neu, detectado en casi un 30% de pacientes con cáncer de mama. El aceite de oliva es también un importante componente del plan de adelgazamiento. La experiencia demuestra que hay menos obesos en la población de la zona mediterránea, la que consume más aceite de oliva (no hay que olvidar que esta gente consume grandes cantidades de ácidos grasos omega-3 en forma de pescado, como es el caso de las anchoas y las sardinas). Se ha demostrado también que una dieta con alto contenido en aceite de oliva lleva a una pérdida de peso y a un mantenimiento de éste, a diferencia de lo que ocurre con las dietas bajas en calorías. Además, por su delicioso sabor, constituye un estímulo para añadir verduras y ensaladas a la alimentación. Los investigadores han demostrado también que un régimen rico en aceite de oliva virgen extra contribuye en la redistribución de las grasas y favorece la eliminación de la peligrosa acumulación que se produce en la zona de la cintura.

Según el International Olive Oil Council *(www.iooc.com)*, una dieta con alto contenido en aceite de oliva también podría ayudar a prevenir o retrasar la aparición de la diabetes. Y ello es así porque evita la resistencia insulínica y sus posibles implicaciones nefastas al elevar los índices de colesterol HDL, disminuir los triglicéridos, asegurar un mejor control de los niveles de azúcar en la sangre y un descenso de la tensión sanguínea. Se ha demostrado asimismo que una dieta rica en aceite de oliva, baja en grasas saturadas y moderadamente rica en hidratos de carbono con bajo contenido glicémico y fibras solubles de frutas, verduras. legumbres y cereales integrales como la avena y las gachas también de avena, es el planteamiento más efectivo para combatir la diabetes. Un tipo de dieta que, además de reducir la aportación de lipoproteínas de baja densidad, perjudiciales, mejora el control del azúcar en la sangre y la sensibilidad insulínica. Tenemos constancia de estas virtudes tanto en niños como en adultos aquejados de diabetes.

Segunda opción: el coco y el aceite de coco

Si nuestros conocimientos sobre el coco se limitan a la clásica película de los hermanos Marx (*The cocoanuts*, «Los cuatro cocos», 1929) o a unas piñas coladas tomadas a sorbos en un paraíso tropical, vayamos a la dirección web *www.spectrumorganics.com*, donde nos darán buenas noticias. El coco, rechazado durante tiempo como opción alimentaria poco saludable, está recuperando el lugar que le corresponde como alimento saludable y grasa adecuada, lo mismo que ocurre con el aceite de coco, que al parecer facilita también la pérdida de peso. Según un estudio publicado en la revista *Obesity Research*, la dieta rica en coco podría facilitar la pérdida de peso al mejorar el metabolismo y contribuir también en la prevención de la obesidad.

El coco contiene grasas saturadas. Normalmente recomendamos evitar este tipo de grasas, que encontramos en muchos fritos, en productos lácteos enteros y en la carne (ver el capítulo 4), aunque las contienen también algunos alimentos vegetales. La mayor parte de las grasas consumidas en Estados Unidos son saturadas de cadena larga procedentes de los animales y que obstruyen las arterias. Ahora bien, los ácidos grasos de cadena media o triglicéridos de cadena media, como se conocen en los círculos científicos, se digieren con rapidez, producen energía y estimulan el metabolismo, razón que explica la popularidad de aceites como el de coco entre los deportistas. Una serie de estudios demuestra que los triglicéridos de cadena media del aceite de coco no se convierten de inmediato en reservas de grasa ni el cuerpo las convierte en moléculas grasas más voluminosas.

Precisamente son estos estudios –aparte de otro que demostró de forma concluyente que el aceite de coco aumentaba el metabolismo tras la comida– los que han otorgado a este producto su fama como arma mágica para el adelgazamiento. Si bien me parece una afirmación exagerada, sí estoy de acuerdo en que tiene su lógica afirmar que si sustituimos las grasas insalubres o poco saludables como la mantequilla, la margarina y los aceites vegetales convencionales por el aceite de coco, almacenaremos menos grasas y mejoraremos nuestro metabolismo. El aceite de coco prácticamente no tiene sabor, de forma que no influirá en el gusto de los alimentos.

El aceite de coco tiene además otras virtudes para la salud, así como propiedades antivíricas y antimicrobianas por la fracción de ácido láurico que contiene. Su perfil en ácidos grasos presenta sobre todo los ácidos caprílico y láurico, que mantienen la función inmunitaria. Se usa también en medicina contra la candidiasis y las infecciones producidas por levaduras. Su fama curativa se atribuye a los ácidos grasos caproicos, de los que posee una concentración más alta en comparación con otros vegetales.

Un último apunte sobre el coco. El agua del coco tierno (leche de coco) es una bebida excepcional. Un líquido muy apreciado por sus propiedades rehidratantes, para la salud y la belleza, en las regiones tropicales, que el mundo occidental empieza a descubrir. La leche de coco, además de estimular el metabolismo, nos proporciona otros muchos beneficios. Puesto que tiene un bajo contenido en calorías y mantiene un equilibrio natural entre sodio, potasio, calcio y magnesio, nos ofrece una bebida que constituye una saludable solución. Se han demostrado también sus virtudes antivíricas, fungicidas y antimicrobianas. Ayuda a curar los efectos adversos de antibióticos y toxinas en el tracto digestivo, mejora la circulación, equilibra el pH, e incluso podría prevenir el cáncer.

SUPERGRUPO 4: LAS ESPECIAS ADELGAZANTES

Factores de control de peso: antioxidantes antiinflamatorios y otros fitonutrientes para combatir la obesidad.
Elección prioritaria: la canela.
Segunda opción: la cúrcuma, el fenogreco o alholva, el clavo, la pimienta dioica o gorda, la nuez moscada, el laurel.

El mejor sistema para evitar los altibajos en el ciclo del azúcar en la sangre consiste en limitar el consumo de hidratos de carbono con un alto contenido glicémico e incrementar el de suplementos (como el cromo) y otros alimentos que han demostrado sus virtudes en la estabilización del azúcar en la sangre, en especial las legumbres, los frutos secos, las semillas, las proteínas sanas, todos los componentes de la familia de la cebolla (incluido el ajo) y las verduras verdes. Los estudios recientes indican que podemos agregar a la lista fragantes especias como la canela, el fenogreco o alholva, el clavo y la cúrcuma.

La elección prioritaria: la canela

Los científicos que llevaron a cabo una investigación para el Human Nutrition Research Center encargada por el Departamento de Agricultura de Estados Unidos, descubrieron sorprendidos que los niveles de azúcar en la sangre de los participantes que habían consumido pastel de manzana no habían aumentado tal como era de esperar en un alimento tan rico en azúcar y harina refinada,

Dichos científicos no tardaron en constatar que existía un único ingrediente en la tarta de manzana –la canela– que mantenía los citados niveles estabilizados. De todas formas, quien quiera conservar una extraordinaria salud y reducir el peso corporal evitará la tarta de manzana, y se limitará a tomar dicha fruta aderezada con un poco de canela. Al cabo de poco, el equipo de científicos descubrió que los compuestos de fitonutrientes responsables de los efectos beneficiosos de la canela en cuanto al control glicémico –los antioxidantes de la familia de los polifenoles flavon-3-ol– son los mismos que encontramos en la uva, las frutas del bosque, el cacao y el té verde.

Los antioxidantes flavon-3-ol amplían el efecto estabilizador de la insulina en el azúcar de la sangre y disminuyen la resistencia insulínica de dos maneras. En primer lugar, activan las enzimas que estimulan los receptores insulínicos. No hay que olvidar que si somos resistentes a la insulina, nuestras células no captan la presencia de esta sustancia. Al sensibilizar estos receptores, proporcionamos a la insulina la capacidad de reducir los niveles de azúcar en la sangre. En segundo lugar, dichos antioxidantes intensifican los efectos de las vías indicadoras de la insulina en el tejido muscular del esqueleto.

Como quiera que los antioxidantes flavon-3-ol de la canela aumentan la sensibilidad respecto a la insulina, ayudan al cuerpo a reducir los efectos perjudiciales de los hidratos de carbono con alto contenido glicémico, en especial los altibajos del ciclo del azúcar en la sangre que provocan el ansia de tomar hidratos de carbono e inflamación crónica, que fomenta la obesidad. Ya que los antioxidantes flavon-3-ol aumentan la sensibilidad insulínica, una cantidad mayor de azúcar penetra en las células a las que pertenece, se estabilizan los niveles de ésta en la sangre y con ello se detiene la inflamación y se calma el ansia por los hidratos de carbono.

Uno de los miembros del equipo investigador del Departamento de Agricultura de Estados Unidos, Alam Khan, decidió poner a prueba la canela en un estudio clínico controlado con placebo. Se dividió en tres grupos a sesenta voluntarios aquejados de diabetes de tipo 2. La mitad recibió un placebo y el resto se dividió en otros tres grupos, que tomaron distintas dosis de canela en forma de cápsulas –equivalentes a una cuarta parte, dos cuartas partes y tres cuartas partes de cucharada– durante veinte días, después de las comidas.

Como era de esperar, los niveles de azúcar en la sangre postprandiales (después de las comidas) disminuyeron bruscamente –entre el 23 y el 30%– entre los participantes que tomaron canela, al tiempo que no se produjeron cambios significativos en los grupos a los que se asignó el placebo. Por otra parte, los investigadores descubrieron animados que todos los grupos que tomaron canela en cápsula experimentaron unas reducciones significativas en los niveles de triglicéridos en la sangre (entre un 23 y un 30%) y en los de colesterol total (entre un 13 y un 26%), mientras que los dos grupos que tomaron las mayores dosis registraron además una reducción de entre un 1 y un 24% en los niveles del colesterol LDL (o malo).

Y no terminaron aquí las sorpresas en lo que se refiere a la canela. Tres semanas después de finalizar el estudio, los grupos que habían tomado canela siguieron con unos niveles de azúcar en la sangre más saludables. Un resultado inesperado que confirmaba que la canela tiene sus efectos beneficiosos metabólicos aunque no se tome a diario. Por razones que aún no se han aclarado del todo, el grupo que tomó la menor dosis de canela registró la mejora más estable en el control del azúcar en la sangre.

El experimento del Departamento de Agricultura estadounidense puso también de manifiesto que los componentes activos de la canela se encuentran en la parte de esta especia que es soluble en agua y no están presentes en el aceite de canela, soluble en grasa. Además de la canela en polvo que consumimos directamente, podemos tomar una infusión de canela y dejar que los alimentos sólidos se posen en el fondo o bien utilizar la canela en rama para obtener una infusión más transparente. La canela combina también con las gachas, ensaladas, carnes, currys, sopas y estofados, pues sus componentes activos no se destruyen con el calor.

Como conclusión, esta investigación estableció que el consumo de media cucharadita de canela al día, aproximadamente, proporciona unas mejoras espectaculares en los niveles de azúcar en la sangre, en los de colesterol LDL y en los de triglicéridos. Esta ingestión no comporta ningún peligro ni debería presentar efecto secundario alguno. Hay que tener en cuenta, de todas formas, que la canela actúa como diluyente de la sangre. Si tomamos algún medicamento o sufrimos una enfermedad crónica, consultaremos al médico antes de modificar nuestra dieta habitual.

La segunda opción: la cúrcuma, el fenogreco, el clavo y otras especias

Cuando el Departamento de Agricultura de Estados Unidos examinó 49 hierbas, especias y plantas medicinales para determinar su actividad en el aumento de insulina, la canela se situó en el primer lugar. Le siguieron la cúrcuma, el fenogreco, el clavo, la pimienta dioica, el laurel y la nuez moscada.

- Los resultados de un par de estudios llevados a cabo con animales sugieren que la cúrcuma –uno de los superalimentos rico en polifenoles del que hablamos ya en *The Perricone Promise*– resultaría también efectiva en la lucha contra los elevados niveles de azúcar en la sangre. La curcumina, uno de los componentes activos de la cúrcuma, tiene propiedades antiinflamatorias y antioxidantes y se ha demostrado que reduce la inflamación del tejido cerebral que se produce en el alzheimer. Facilita también la digestión, ayuda a combatir las infecciones y previene los ataques al corazón. La cúrcuma es un elemento indispensable del curry, cuyas fragantes hierbas y especias nos proporcionan efectos antioxidantes y antiinflamatorios.
- Otra especia culinaria india –el fenogreco– podría tener también efectos importantes en la estabilización del azúcar en la sangre. Las semillas de fenogreco contienen unos elementos fibrosos que aminoran el ritmo de la digestión. Por ello, los azúcares y féculas con alto contenido glicémico de los alimentos se absorben con más lentitud y con ello se impide que los niveles de azúcar en la sangre aumenten con más rapidez. El fenogreco contiene además un aminoácido especial denominado 4-hidroxisoleucina, que mejora el control del azúcar en la sangre y disminuye la resistencia insulínica en los diabéticos. Este aminoácido podría estimular también la reserva de glúcidos alimentarios en forma de glicógeno, en lugar de hacerlo en forma de grasa corporal difícil de eliminar.

SUPERGRUPO 5: ESPECIAS PARA QUEMAR GRASAS

Factores de control de peso: antioxidantes antiinflamatorios, fibra y fitonutrientes para combatir la obesidad.
Opción prioritaria: las guindillas.
Segunda opción: la pimienta de Cayena, los pimientos secos, el pimentón.

Las guindillas son ricas en antioxidantes antiinflamatorios (carotenoides y flavonoles), al igual que las salsas y currys que contienen guindilla y otras especias tropicales. Pero las guindillas merecen un lugar de honor por sus virtudes únicas que nos ayudan a adelgazar.

Las cocinas autóctonas de una serie de países cálidos presentan una gran variedad de platos con guindillas picantes, a pesar de que sean comidas que tienden a elevar la temperatura corporal, algo que se vería como una desventaja en un clima cálido. Sin embargo, las guindillas también activan la transpiración, con lo que disminuye la temperatura corporal. Dicho de otra forma, a la larga, la guindilla proporciona una sensación de mayor frescor, pues actúa como «aire acondicionado» culinario.

Los componentes picantes de las guindillas son unos fitonutrientes denominados capsaicinoides. Entre ellos, la capsaicina es el más abundante. La capsaicina tiene efectos antiinflamatorios, posee demostradas propiedades anticancerígenas y protectoras para el corazón. Es también un analgésico tópico eficaz que calma el dolor e inhibe la producción de un neuropéptido denominado Sustancia P (SP). Un sistema extraordinario para aumentar el consumo de la guindilla picante es el de añadir salsa elaborada con ésta a los huevos, al queso fresco, al pescado y la carne de ave asados, así como a otros alimentos básicamente suaves. Unas gotas de salsa Tabasco® nos darán la solución y además alegrarán nuestras sopas, ensaladas, salsas y estofados con un toque de exotismo.

La capsaicina ayuda a controlar el peso por cuatro vías:

1) Reduce el apetito.
2) Incrementa temporalmente el índice metabólico, lo que lleva al organismo a liberar adrenalina y a quemar las grasas y azúcares almacenados en el cuerpo.

3) Estimula la termogénesis. Por tanto, es lógico que sea un componente básico de una serie de suplementos para la dieta, sobre todo después de la prohibición de la efedra –tal vez el agente termogénico más eficaz– por los riesgos cardíacos que conlleva. En cambio, la capsaicina es beneficiosa para el corazón.
4) Inhibe las súbitas elevaciones de azúcar en la sangre durante unos treinta minutos después de la ingestión, y por ello reduce la respuesta insulínica.

Sabemos gracias a un equipo de investigación japonés-canadiense, que ha llevado a cabo una serie de estudios sobre el tema, que la capsaicina tiende a reducir el número de calorías que se consumen en una comida. Uno de sus estudio más recientes, publicado en 2004, está concebido para determinar si dicha consecuencia tenía relación con la sensación de calor que produce en la boca o si se trataba de un efecto puramente fisiológico. La investigación demostró también que hace falta una dosis importante de capsaicina para reducir el consumo de calorías en una comida.

Afortunadamente para aquéllos que no son entusiastas de la comida picante, sus resultados indicaron que la capsaicina reducía el consumo de calorías tanto si se añade a la comida como si se toma con ésta en forma de cápsula. Una extraordinaria noticia para todos, pues quienes no soportan lo picante y especiado pueden tomar un comprimido antes de comer, y los que se sienten emocionados con la quemazón tomarán los platos picantes a rienda suelta.

Elección prioritaria: guindillas y sus salsas

Si bien todas las fuentes de capsaicina, secas o frescas, poseen las mismas propiedades, yo suelo inclinarme por las guindillas enteras (frescas o envasadas). Y ello porque, además de los capsaicinoides y la vitamina C, las guindillas enteras contienen una gran variedad de fitonutrientes antioxidantes antiinflamatorios en altas concentraciones. Encontramos en ellas sobre todo los flavonoles incoloros (en especial la quercetina), las antocianinas de vivos colores (pimientos morados) y los carotenoides (betacaroteno y capsantina).

Quien no soporte algo tan picante, puede suavizarlo retirando las semillas antes de cocinarlas. Sin embargo, recordemos que cuanto más picante sea el plato –es decir, cuanta más capsaicina contenga– más frenará el apetito.

Segunda opción: los pimientos secos y el pimentón

Los pimientos secos, en forma de pimentón, nos ofrecen las virtudes de la capsaicina al tiempo que especian nuestros platos. No contienen toda la gama de fitonutrientes que encontramos en los pimientos picantes frescos o envasados, pero constituyen como mínimo un complemento rico en capsaicina.

Llamamos «pimiento rojo» a los pimientos picantes, que también pueden presentarse envasados, en polvo o en copos. Según el fabricante, la especia puede proceder de distintos tipos de pimientos.

Su «grado de picante» se expresa según la escala de Scoville, que refleja la cantidad de capsaicina en partes por millón. Así, una parte por millón de capsaicina se expresa como 15 unidades Scoville. Los pimientos morrones se sitúan en el nivel inferior, en cero unidades Scoville, mientras que el pimiento habanero se acerca a la cima de la escala, con 250.000 unidades Scoville. Cuanto más maduro es el pimiento, más rojo y picante será. Así pues, un jalapeño colorado picará más que uno verde. (Al igual que los morrones, los pimientos picantes son primero verdes y al madurar adoptan tonalidades que van del amarillo al rojo y al naranja.)

Vayamos experimentando hasta encontrar nuestras guindillas preferidas. Estas breves descripciones nos proporcionarán algunas pistas (ver el apéndice de recursos para más información).

- Las guindillas Anaheim oscilan entre un picante medio y moderado y se comercializan en verde y colorado. Las ristras de pimientos colorados que solemos encontrar están compuestas por Anaheim colorados maduros. La receta tradicional mejicana de los chiles rellenos se elabora a partir de pimientos Anaheim.
- Anchos es el término aplicado a los pimientos poblanos secos (entre rojo oscuro y marrón casi negro), pero a veces por error se utiliza este nombre para designar a los poblanos frescos. Al igual que éstos últimos, el picante de los anchos se sitúa entre medio y moderado.

- Los pimientos de Cayena se sitúan entre los más picantes y normalmente se venden en polvo.
- Los pimientos chipotle son simples jalapeños ahumados y constituyen la base de la salsa de adobo envasada.
- Los habaneros son unos pequeños pimientos en forma de linterna, de color amarillo anaranjado. Sólo algunas variedades asiáticas los superan en picante, característica que puede tardar un poco en manifestarse plenamente, de modo que es aconsejable esperar un poco antes de tomar un segundo bocado en un plato aderezado con habaneros. Tengamos en cuenta que estos pimientos son de un picante mortal, de modo que aunque pensemos que somos muy resistentes al picante, hay que tener precaución a la hora de comerlos e incluso de manipularlos.
- El grado picante de los pimientos jalapeños varía mucho y podemos encontrarnos con algunos muy suaves y otros muy fuertes. Suelen venderse cuando su color es verde oscuro, aunque podemos encontrarlos también completamente maduros y colorados. Oscilan entre las 2.500 y las 5.000 unidades Scoville.
- Los pimientos poblanos oscilan entre moderadamente picantes y picantes (1.000-1.500 unidades Scoville) y suelen utilizarse –asados y pelados– en distintas recetas o bien rellenos.
- Los pimientos serranos son muy picantes (10.000-23.000 unidades Scoville) y disfrutan de una gran popularidad en México y el suroeste de Estados Unidos, donde se utilizan sobre todo en salsas y cuando aún están verdes.

Como hemos mencionado anteriormente, hay que manipular los pimientos picantes con sumo cuidado. Nos lavaremos las manos inmediatamente después de haber tocado su interior, en especial sus venas ligeramente coloreadas, sus paredes internas y sus semillas, la fuente de la capsaicina. No hay que esperar ni un momento para tener las manos bajo el grifo, pues si nos olvidáramos y el dedo entrara en contacto con los ojos o alguna zona sensible de la piel podría resultar doloroso. En realidad lo mejor sería manipularlos con guantes de goma. Para quitar fuerza al picante, les quitaremos las semillas y membranas. Y para mitigarlo aún más, los dejaremos una hora en remojo en agua salada.

SUPERGRUPO 6: SEMILLAS Y FRUTOS SECOS PARA LLENAR EL ESTÓMAGO

Factores de control de peso: antioxidantes, antiinflamatorios, grasas esenciales, proteínas, fibras, lignanos.
Elección prioritaria: semillas de sésamo, semillas de lino.
Segunda opción: almendras, nueces, avellanas, pepitas de girasol, pepitas de calabaza.

Si añadimos frutos secos y semillas a nuestra dieta diaria, disfrutaremos de las siguientes virtudes:

- Disminución del riesgo de cáncer, ataque al corazón y diabetes;
- ayuda en el control del peso, sin arrebatos de hambre;
- reducción de los síntomas visibles del envejecimiento, como las arrugas y la falta de tersura en la piel.

Los frutos secos son ricos en proteínas y grasas «saludables». Por ello, un pequeño puñado puede saciar el hambre durante horas y eliminar los arrebatos. Antes considerábamos un tentempié saludable para adelgazar unos pedazos de zanahorias, de apio o de manzana, y todos conocemos el nivel de saciedad que estos alimentos proporcionan, prácticamente cero cuando los comíamos solos sin acompañarlos de una saludable fuente de grasas y proteínas.

Cuando añadimos unos frutos secos o una cucharadita de mantequilla de almendras al apio o a la manzana, la cosa cambia por completo. Satisfacemos el hambre y mantenemos el nivel de energía. La grasa de los frutos o su mantequilla facilita la absorción de los fitonutrientes, las vitaminas, los minerales y los antioxidantes antiinflamatorios de las frutas y verduras.

Así pues, no dudemos en deleitarnos con un pequeño puñado de frutos secos o semillas a la hora del tentempié, como acompañamiento de una ensalada o en algún salteado. Hay que usarlos con moderación y no superar el pequeño puñado antes mencionado.

Elección prioritaria: las semillas de sésamo

Las investigaciones recientes han situado las semillas de sésamo en la parte alta de la pirámide alimentaria por su contribución a la salud y la pérdida de peso.

Las semillas de sésamo *(Sesamum indicum)*, uno de los alimentos cultivados más antiguos, se considera hoy en día que hacen milagros en un programa de adelgazamiento. Dichas semillas y sus lignanos (sesamina, sesamolina y sesamolinol, fitonutrientes con importantes propiedades antioxidantes, fungicidas, antibacterianas y anticarcinógenas) ofrecen una serie de ventajas para la salud:

- Reducción del colesterol.
- Acción antiinflamatoria.
- Aumento de los niveles de antioxidantes.
- Prevención de la hipertensión.
- Aumento de los niveles de vitamina E.
- Tres veces más calcio que su cantidad equivalente en leche.
- Alto contenido en magnesio, importante mineral para el mantenimiento del sistema nervioso.
- Protección del hígado contra los daños de la oxidación.
- Aumento de la combustión de grasas.
- Actuando en conjunción con importantes nutrientes, como el gamma- tocoferol, el ácido linoleico conjugado y el aceite de pescado, incrementa el poder y la biodisponibilidad de estas sustancias.
- Estimulación de la oxidación de los ácidos grasos, uno de los mecanismos implicados en el control de peso.
- En combinación con el aceite de pescado, intensifica sus efectos antiinflamatorios protegiendo contra la peroxidación lípica (el proceso por el cual se oxidan los ácidos grasos).

Según un artículo perfectamente documentado, publicado en el sitio web Life Extension *(www.lef.org)*, muchos estudios indican que los lignanos del sésamo podrían incrementar la oxidación de los ácidos grasos en el hígado. Los científicos consideran que si se consigue maximizar la oxidación de los ácidos grasos en el hígado podría estimularse la pérdida de grasas. En las investigaciones llevadas a cabo en animales, ratas en concreto, a las que se administró el lignano de sésamo, la sesamina, se registró un aumento significativo de la actividad de una serie de enzimas de oxidación de los ácidos grasos. Dicha actividad se aceleraba en ratas a las que se administraba además aceite de pescado junto a la sesamina. En otro estudio, la adición de sesamina al ácido linoleico conjugado, un ácido graso que fomenta la pérdida de peso, conseguía una mayor pérdida de éste, como lo demostró el peso del tejido adiposo de los animales. Así pues, los lignanos del sésamo parecen tener un efecto sinérgico: mejoran las virtudes del aceite de pescado y del ácido linoleico conjugado al estimular una óptima combustión de grasas y el mantenimiento del peso.

Desafortunadamente, muchas personas no han visto las semillas de sésamo más que en la parte superior del panecillo de las hamburguesas. Una forma sencilla de disfrutar de las semillas de sésamo es la de comer *humus* (plato básico de la cocina de Oriente Medio), que en general se sazona con tahini, una salsa nutritiva y cremosa hecha con semillas de sésamos molidas. Gracias a sus grandes virtudes en el campo de la salud y del mantenimiento del peso, tal vez esta semilla tan antigua recupere el lugar que le corresponde en nuestras modernas dietas.

Segunda opción: las semillas de lino

Las semillas de lino son un delicioso y nutritivo complemento para una larga serie de platos y, según el Departamento de Ciencias Vegetales de la Universidad Estatal de Dakota del Norte, ofrecen:

- Grandes cantidades de ácidos grasos omega-3 y de ácido alfalinoleico, un aceite graso esencial que el organismo no puede elaborar a partir de otros alimentos;
- un alto volumen de fibra soluble e insoluble;
- lignanos con clara acción anticarcinógena;
- nutrientes como proteínas, hidratos de carbono y minerales;
- una alta concentración de potasio.

Según el Departamento de Agricultura estadounidense, las semillas de lino contienen veintisiete compuestos identificables que contribuyen a la prevención contra el cáncer. Los estudios clínicos concluyen que el lino nos ofrece virtudes importantes para la salud en general y que resulta beneficioso en los siguientes casos:

- Cáncer.
- Adelgazamiento.
- Enfermedades cardíacas.
- Diabetes.
- Hipertensión.

Una dieta rica en semillas de lino, según los estudios de la Universidad Estatal de Dakota del Norte ya citados, se caracteriza por las siguientes propiedades:

- Reducción del colesterol LDL y de los triglicéridos.
- Efectos antiinflamatorios.
- Efectos laxantes naturales de la fibra alimentaria.
- Control de la glucosa en los diabéticos.
- Suaviza la piel y mejora el pelo en los animales.
- Reducción de la psoriasis en seres humanos y animales.
- Mejora la nefritis lúpica, una enfermedad renal, y tiene efectos positivos en los lípidos plasmáticos y la tensión sanguínea.

Para aprovechar las virtudes de las semillas de lino, deben consumirse entre tres y seis cucharadas al día. Escogeremos semillas ecológicas, las moleremos en un molinillo de café para conservar sus propiedades y las guardaremos en el frigorífico. Podemos optar también por el aceite de lino ecológico prensado en frío. Es mejor comprarlo en pequeñas cantidades y guardarlo en el frigorífico para que no se ponga rancio, algo que rige también para todo tipo de frutos secos y semillas y sus aceites correspondientes.

Segunda opción: almendras, nueces, avellanas, pepitas de girasol y de calabaza

Para conseguir una salud óptima, disfrutaremos a diario de una mezcla de frutos secos, en la que deben predominar:

- Las almendras. Ricas en riboflavina, cobre, magnesio y vitamina E; 30 g de almendras proporcionan 4 g de fibra. Son también una buena fuente de calcio.
- Las nueces. Fuente importante de ácido linoleico que el cuerpo convierte en ácidos grasos omega-3; poseen un alto contenido en cobre y manganeso.
- Las avellanas. Contienen casi un 91% de grasa monoinsaturada y menos de un 4% de grasa saturada. Más de treinta estudios indican que estos altos niveles de grasas monoinsaturadas podrían reducir los niveles totales de colesterol sanguíneo y de colesterol LDL en pacientes que siguen una dieta pobre en grasas saturadas. Las avellanas contienen también cantidades significativas de proteínas, fibras, hierro, fósforo, vitaminas B_1, B_2, C y E, folato y otros muchos nutrientes esenciales.
- Las semillas de girasol. Extraordinaria fuente de vitamina E, que neutraliza los radicales libres y disminuye el riesgo de enfermedad cardiovascular. Tienen también un alto contenido en magnesio, elemento esencial para la salud ósea, para la reducción de la tensión arterial y la prevención de las migrañas. Contienen además selenio, mineral que ha demostrado su función en la inhibición de la proliferación de las células cancerígenas.
- Las semillas de calabaza. Contienen curcubitacinas, sustancias químicas que impiden al organismo la conversión de la testosterona en una forma más potente de esta hormona: la dihidrotosterona. Dicha inhibición reduce la producción de las células prostáticas y frena así la expansión de la próstata. Las semillas de calabaza contienen también cinc, mineral que previene la osteoporosis y aclara la piel.

SUPERGRUPO 7: JUDÍAS Y LENTEJAS (LEGUMBRES)
PARA ESTABILIZAR EL AZÚCAR EN LA SANGRE

Factores de control de peso: fibra, fécula resistente, bloqueadores de fécula y fitonutrientes que combaten la obesidad.

Elección prioritaria: judías secas (blancas, negras, rojas o pintas), lentejas, garbanzos, frijol mungo.

Segunda opción: se recomiendan todos por igual.

Check Out Receipt

Finney County Public Library
620-272-3680
http://www.finneylibrary.org

Saturday, April 14, 2018 12:41:16 PM
ALDACO, ABRAM

Item: 7840
Title: Thérèse
Material: DVD
Due: 04/21/2018

Item: 12696
Title: Molly
Material: DVD
Due: 04/21/2018

Item: 16425
Title: The watch
Material: DVD
Due: 04/21/2018

Item: 16328
Title: Magic Mike
Material: DVD
Due: 04/21/2018

Item: 523406
Title: Bendita entre las mujeres
s con la Virgen Maria y su mensaj.
Material: Book
Due: 05/05/2018

Item: 601510
Title: Gánele a la glucosa : un programa pa
ra controlar el azúcar en la sangre de mane
ra natural, vencer enfermedades, adelgazar
sentirse de maravilla
Material: Book
Due: 05/05/2018

Item: 1505829
Title: Como vencer las arrugas Y perder pe:
Material: Book
Due: 05/05/2018

Total items: 7

Spring Break activities include "Lego City"
and "Movie Mania" everyday. Come join the
un!

Se crea o no, existe un grupo alimentario rico en fécula que proporciona una saciedad total, satisface las necesidades de energía y proteínas, suministra fitonutrientes antioxidantes, antiinflamatorios, quema grasa corporal y modera los índices sanguíneos y los de azúcar e insulina en la sangre. Este grupo de alimentos es el de las legumbres: las judías secas, las lentejas y el resto. Estos alimentos básicos, sencillos y económicos, son tan valorados por la cocina tradicional como por los entusiastas de las cocinas étnicas. Además de resultar perfectamente satisfactorios, proporcionan aquella buscada sensación de «quedar a gusto» que tanto interesa a quienes confeccionan dietas y, además, son aliados en la tarea del control del peso.

Los hechos hablan por sí mismos: las legumbres estimulan la combustión de las grasas, estabilizan el azúcar en la sangre y aportan más proteínas que cualquier otro vegetal.

Una comida a base de legumbres eleva muy lentamente el azúcar en la sangre e incluso modera la respuesta de éste en la comida siguiente, ya conste de legumbres o no. Por otra parte, las legumbres combinadas con alimentos de índice glicémico relativamente alto (azúcares, productos elaborados con harinas refinadas) nos ofrecen efectos beneficiosos, y al mismo tiempo ejercen una función estabilizadora sobre los niveles de azúcar en la sangre y los consiguientes niveles insulínicos.

Las legumbres ayudan a controlar el peso gracias a cuatro factores:

1) Las fibras. Las féculas no digeribles que denominamos fibras –de las cuales las legumbres poseen un alto contenido– llenan y proporcionan sensación de saciedad incluso en dosis reducidas, al tiempo que estabilizan el azúcar en la sangre, dos hechos fundamentales en el control de peso. Numerosos estudios han demostrado que, después de ajustar el resto de los factores, una importante ingestión de fibra se asocia con una reducción del peso corporal, de la grasa corporal y del índice de masa corporal (proporción entre peso y altura). Los resultados de los estudios clínicos no son tan concluyentes, si bien, en la mayoría de casos, cuando los pacientes incrementan el consumo de fibra se observa una reducción en el consumo general de alimentos y, por consiguiente, un descenso en el peso corporal.

2) La fécula resistente. Estos hidratos de carbono parecidos a la fibra son los héroes obligados del control de peso. Incrementan la

velocidad a la que el cuerpo quema las grasas (las oxida), no causan súbitas elevaciones de los niveles de azúcar en la sangre y evitan que lo hagan otros alimentos de alto contenido glicémico ingeridos en la misma comida.

Como su nombre indica, esta fécula resiste la digestión y la absorción en su paso por el intestino delgado, donde se digieren la mayoría de las féculas alimenticias. Pasa luego por el intestino grueso, donde ejerce el mismo papel que la fibra insoluble, estimulando el crecimiento de las bacterias beneficiosas y la producción de ácidos grasos, que previenen las enfermedades.

A diferencia de las verdaderas fibras, una parte de la glucosa resistente se digiere, pero se hace con tanta lentitud que no produce una súbita elevación de los niveles de azúcar en la sangre. Al contrario, cuando se toman pequeñas cantidades de fécula resistente, unas cucharadas de judías o garbanzos, por ejemplo, en realidad se impide que otros alimentos ricos en azúcar de la comida generen incrementos súbitos en los niveles de azúcar e insulina. Además, los estudios demuestran que las féculas resistentes incluso mejoran a largo plazo la sensibilidad insulínica, gracias a su efecto probiótico de aumentar la fermentación en el tracto digestivo.

Al igual que los omega-3, la fécula resistente posee la rara capacidad de acelerar la combustión de la grasa corporal, como demostró un importante estudio clínico llevado a cabo a escala reducida aunque significativa. Sus autores constataron que cuando los participantes disfrutaban de una comida que incluía una pequeña cantidad de fécula resistente, la velocidad a la que su organismo quemaba (oxidaba) grasa corporal se incrementaba en más de un 20% ¡en tan sólo 24 horas!

3) Bloqueadores de féculas (inhibidores de amilasa). Las legumbres contienen unos fitonutrientes denominados inhibidores de amilasa, que bloquean la acción de esta enzima necesaria para la digestión de las féculas. En teoría, este efecto tendría que evitar la digestión de una parte de la fécula que contienen las legumbres, además de la de otros alimentos consumidos junto con éstas.

Sin embargo, he situado los inhibidores de amilasa en los últimos puestos en cuanto a virtudes de las legumbres porque no está claro hasta qué punto son eficaces en comparación con los que se toman en forma de suplementos alimentarios. Sólo se han confirmado pérdidas de peso apreciables a raíz de los inhibidores de amilasa de los alimentos en pruebas clínicas que estudiaban los suplementos que contenían faseolamina, un inhibidor de amilasa extraído de las judías blancas.

4) Los pigmentos de los fitonutrientes. Los pigmentos que dan color a las legumbres –básicamente los mismo tipos de antocianinas que colorean las frutas del bosque– son también importantes agentes antiinflamatorios y antioxidantes. Los fitonutrientes de antocianina, de los cuales las legumbres presentan un alto contenido, son conocidos por ejercer un cierto control sobre los niveles de azúcar en la sangre y por moderar los efectos inflamatorios de los azúcares y las féculas en la dieta.

Entre los alimentos naturales, sin procesar, las legumbres son los que contienen unos mayores índices de fécula resistente, y les siguen, a cierta distancia, los cereales integrales, sin refinar. Los altos niveles de fécula resistente de las legumbres y los cereales explicarían por qué, en determinados estudios, se ha demostrado que quienes toman mayor cantidad de proteínas obtenidas a partir de estos alimentos vegetales, y no de la carne, poseen unos índices de masa corporal más saludables. Sin duda, la fibra de estos alimentos ejerce una función importante en la prevención del aumento de peso.

Las legumbres más saludables –judías, lentejas y garbanzos– proporcionan una equilibradísima mezcla de fécula resistente, fibra, proteína y fitonutrientes antiinflamatorios antioxidantes. En consecuencia, las legumbres ejercen un efecto sobre la regulación de la glicemia tan importante como cualquier medicamento prescrito hasta hoy, sin sus efectos secundarios negativos.

Son también una importante fuente de proteínas que ayuda a controlar el peso, aunque no puedan sustituir las virtudes del pescado rico en omega-3. Se presentan en una amplia variedad de sabores, formas, tamaños y texturas, y permiten una gran variedad de platos y una importante compatibilidad con otros elementos de la comida.

Para mantener una dieta interesante y saludable escogeremos sus variedades populares, como las judías secas (blancas, negras, rojas y pintas), los garbanzos y las lentejas.

La legumbre con menor índice glicémico

Puede que una legumbre poco corriente, si bien fácil de encontrar, procedente del subcontinente indio, sea la que bate los récords en cuanto al mínimo impacto sobre el azúcar en la sangre. Se trata de una lenteja, conocida como *chana gram dal*, que procede de otra variedad de la planta que nos proporciona los redondeados y amarillos garbanzos *(Cicer arietinum)*.

Sin embargo, la variedad *chana dal* es mucho más pequeña y oscura, y también más rica en fibras fitonutrientes. Los tenderos indios llaman a estos dos tipos de garbanzo *desi (chana dal)* y *kabuli* (garbanzos corrientes). Mientras los garbanzos corrientes poseen ya de por sí un bajo índice glicémico, el de los *chana dal* es aún menor, lo que le convierte en el campeón entre las legumbres que presentan todas virtudes en cuanto a estabilización de los niveles de azúcar en la sangre.

Para más información sobre el *chana dal*, ver el apéndice de recursos.

Supergrupo 8: Lácteos probióticos con calcio para adelgazar y mantener la salud ósea

Factor de control de peso: recursos nutracéuticos para combatir la obesidad.
Elección prioritaria: yogur descremado.
Segunda opción: kéfir descremado, leche acidófila.

Las personas de más de cincuenta años tal vez recuerden la época en que el yogur era un alimento misterioso que se encontraba en contadísimos establecimientos. Luego, al lado de otras muchas innovaciones culturales, en la década de 1960 este producto entró de lleno en la alimentación de la población. A mediados de los años setenta, el yogur descremado se hizo popular, especialmente entre las mujeres, como «alimento de dieta». Pero no porque se considerara como algo adecuado para perder peso, sino como alternativa con pocas calorías a las comidas ricas en éstas, como los bocadillos de embutido y queso o las hamburguesas con patatas fritas.

Si bien no disponemos de pruebas contundentes, muchos estudios indican que tanto los suplementos de calcio como los lácteos ricos en calcio facilitan la pérdida de peso. Los autores de un estudio científico en este campo afirman: «El consumo regular de 300 mg de calcio se asocia a la pérdida de, aproximadamente, 1 kg de grasa corporal en los niños y de 2,5 a 3 kg en los adultos. Estos datos apuntan que si se aumenta el consumo de calcio en dos porciones diarias, el riesgo del exceso de peso podría reducirse de forma sustancial hasta un 70%».

Mi confianza en el poder adelgazante de los lácteos descremados se constata por medio de indicadores fiables que demuestran que el calcio y otros elementos de los lácteos deberían y podrían ayudar en el control del peso.

Gracias a las investigaciones realizadas en los últimos diez años, sabemos que es probable que los productos lácteos con bajo contenido en grasa puedan colaborar en el adelgazamiento independientemente de su papel como sustitutos de alimentos más calóricos, y ello se debería en parte a su contenido en calcio.

Según un estudio realizado en la Universidad de Tennessee, el calcio produce una serie de efectos positivos:

- El calcio almacenado en las células adiposas ejerce una función importante en los depósitos de grasas y en su descomposición.
- Las dietas ricas en calcio fomentan la combustión de las reservas de grasas en el cuerpo.
- Las dietas con alto contenido en calcio permiten al organismo seguir quemando alimentos a fin de crear calor corporal (termogénesis), incluso cuando el consumo de calorías es relativamente bajo. Es importante recordarlo, ya que cuando se sigue una dieta y se ha reducido la ingestión calórica, el cuerpo lo detecta y adopta el «sistema hambre», en el cual se «aferra» a la grasa corporal y reduce el metabolismo.

Dicho esto, en cuanto los investigadores compararon los efectos de dietas que contenían unas cantidades de calcio comparables, los resultados demostraron que tan sólo el calcio que contenían los productos lácteos no podía justificar el adelgazamiento registrado. Los autores de un artículo científico publicado en 2004 afirmaban: «Las fuentes de calcio de origen lácteo reducen de forma importante el aumento de peso y de grasas y aceleran la disminución de lípidos a un nivel mayor que el que se da cuando el calcio es ingerido como suplemento alimenticio».

Los investigadores atribuyen la mayor pérdida de peso relacionada con los productos lácteos a dos de los elementos que componen la leche:

- La proteína del suero de la leche, que aumenta el transporte de la glucosa e inhibe la producción de la angiotensina II, un compuesto corporal que estimula la creación de grasa.
- Los aminoácidos de cadenas ramificadas, conocidos por su capacidad de conservación de la masa muscular.

Estos dos factores nutracéuticos actúan en sinergia con el calcio para evitar la transformación de las calorías en grasa corporal; dicho de otra forma, si un consumo adecuado de calcio es clave para el control del peso, su mejor fuente son los productos lácteos a la hora de combatir la grasa acumulada en la zona media del cuerpo.

Elección prioritaria: el yogur

No me costó llegar a la conclusión de que el primer elemento en la lista tenía que ser el yogur descremado. Es sobre éste que se ha llevado a cabo el mayor número de estudios. De todas formas, también estoy convencido de que el kéfir posee las mismas virtudes.

Una de las pruebas clínicas que demostró los efectos positivos de los productos lácteos comparó los efectos de la ingestión de yogur con la de calcio en forma de suplemento. Sus resultados fueron de lo más alentador:

- Los participantes que optaron por el yogur perdieron unos 4,5 kg de grasa y los que tomaron el suplemento de calcio, unos 2,7 kg.
- El contorno de cintura de los que tomaron yogur se redujo en más de 3 cm, mientras que quienes tomaron suplementos de calcio per-

dieron sólo 0,5 cm. Si bien es cierto que el grupo del yogur ingirió una mayor cantidad de calcio, este consumo más elevado, unos 650 mg diarios, no basta para justificar un éxito tan rotundo, sobre todo conseguido en dos meses.

- Un 60% (un porcentaje impresionante) de la pérdida de peso en el grupo que tomó yogur se localizó en la zona abdominal, mientras que en el grupo que tomó los suplementos llegó sólo a un 26%. Recordemos que la grasa abdominal es la más difícil de eliminar. Sus células provocan una liberación constante de citoquinas, mensajeros proinflamatorios y tóxicos que constituyen un peligro para la salud y reducen en gran medida las perspectivas de éxito de un programa de adelgazamiento
- El yogur se demostró que era doblemente efectivo en la conservación de la masa muscular, el único tipo de tejido que quema calorías cuando el cuerpo está en reposo.

El yogur, aparte de sus virtudes que nos ayudan a controlar el peso, tiene una serie de propiedades beneficiosas para el cuerpo, gracias a dos fermentos naturales (*S. thermophilus* y/o *L. vulgaricus*), que convierten la leche en yogur, y a las bacterias probióticas que se le añaden a menudo durante la producción: *Bifidobacterium*, *L. acidophylus*, *L. rhamnosus* y/o *L. reuteri*. (A diferencia de los antibióticos, que envenenan a las bacterias patógenas, las probióticas combaten a las patógenas presentes en los intestinos e impiden que puedan causar daños en éstos.) Ambos tipos de bacterias beneficiosas facilitan la digestión, mejoran la función inmunitaria y aumentan la resistencia ante la infección. Es probable que un consumo regular de alimentos probióticos, como el yogur, ayuda a reducir el colesterol y a evitar infecciones por levaduras vaginales, infecciones en la vías respiratorias, úlceras y determinados tipos de cáncer.

Siempre que sea posible escogeremos yogures ecológicos, pues los lácteos convencionales a veces contienen residuos de hormonas del crecimiento (suministradas a las vacas para aumentar la producción lechera) y de antibióticos, que han ingerido estos animales para prevenir las infecciones en las ubres (mastitis) provocadas por una producción de leche superior a la normal. Evitaremos los yogures que contengan espesantes y estabilizadores, añadidos que se utilizan para disimular la poca calidad del producto, y siempre que podamos consumiremos yogur sin edulcorantes. Los azúcares y las frutas añadidos podrían dificultar la supervivencia de los cultivos que convierten el yogur y otros productos lácteos fermentados (kéfir, leche acidófila) en alimentos saludables. Para darle más sabor al yogur natural, podemos añadirle fruta fresca, frutos del bosque, frutos secos, semillas y también un poco de canela.

Segunda opción: el kéfir y la leche acidófila

- El kéfir. Los jinetes nómadas de Gengis Kan, la invencible Horda de Oro, además de sembrar la muerte y la destrucción, llevaron a Occidente una forma primitiva de democracia y también la nutrición probiótica. Condenados a cabalgar durante días sin tiempo para buscar alimento, los caballeros mongoles transportaban leche de yegua en pellejos de cuero, donde fermentaba y se convertía en una espesa bebida rica en ácidos denominada *koumis*. Los descendientes de las hordas mongólicas que se instalaron en la montañas caucasianas, al sur de Rusia, terminaron de perfeccionar el *koumis* y obtuvieron el kéfir, una bebida láctea muy espesa y refrescante. Por fortuna, la variante contemporánea de la bebida equina que tomaba la caballería mongólica probablemente sea mejor para la salud y, en definitiva, mucho más suculenta. El kéfir se elabora con una mezcla de leche y una serie de levaduras y cultivos bacterianos *Lactobacillus* denominados «granos de kéfir». Los cultivos liberan una pequeña cantidad de dióxido de carbono, alcohol y compuestos aromáticos que confieren al kéfir su sabor ligeramente ácido y su textura efervescente.

  Además de aportar cultivos probióticos y beneficiosos, el kéfir comercializado también contiene a menudo inulina añadida o fructoligosacáridos: hidratos de carbono de cadena larga en los que se multiplican las bacterias beneficiosas. El kéfir contiene además unos hidratos de carbono especiales (polisacáridos) denominados kéfiran, cuyos efectos fisiológicos explican algunas de sus virtudes.

  Las investigaciones modernas indican que el kéfir estimula el sistema inmunitario, mejora la digestión de la lactosa (el azúcar de la leche) e inhibe tumores, hongos y otros agentes patógenos, entre los que cabe citar la bacteria *Helicobacter pylori*, causante de la mayoría de úlceras. Así, muchos médicos de Rusia y Asia Central prescriben el kéfir para el tratamiento de una amplia gama de enfermedades y dolencias como los altos índices de colesterol, alergias, síndrome metabólico, tuberculosis, cáncer y trastornos gastrointestinales.

Hoy en día encontramos kéfir en muchos establecimientos de alimentación natural y en grandes supermercados, y espero que las cadenas de alimentación convencional no tarden en seguir su ejemplo. Igual que en el caso del yogur, será mejor evitar los productos con azúcar añadido. Compraremos kéfir natural y le añadiremos sabor tomándolo con frutas del bosque u otras con alto contenido en fibra y poco azúcar. Yo suelo tomarlo con un poco de zumo de *açaí*, de alto poder antioxidante, con zumo de granada o bien con unas gotas de una bebida «verde» elaborada con brotes de trigo y cebada o verdura variada.

- Le leche acidófila. Como su nombre indica, la leche acidófila es leche normal a la que se ha añadido una bacteria probiótica beneficiosa, la *L. acidophilus*. Pero, contrariamente al yogur y al kéfir, la leche acidófila no fermenta ni se espesa. Así pues, la leche acidófila tiene un sabor bastante parecido al de la otra leche. Escogeremos la leche acidófila si vamos a beberla o a utilizarla como ingrediente en recetas que no exijan un calor intenso, pues una temperatura muy alta eliminaría las bacterias beneficiosas.

SUPERGRUPO 9: CEREALES INTEGRALES A LA ANTIGUA

Factores de control de peso: fibras, antioxidantes antiinflamatorios y otros fitonutrientes para combatir la obesidad.
Elección prioritaria: alforfón, avena.
Segunda opción: cebada.

Quienes hayan leído mis libros anteriores sabrán que no soy un entusiasta de los hidratos de carbono con alto contenido glicémico –azúcares y cereales refinados– que dominan la dieta occidental estándar. Es más, los considero (junto con la falta de ácidos grasos esenciales omega-3) responsables de la inmensa mayoría de los problemas de salud, entre los que podemos citar la diabetes de tipo 2 y la obesidad, que causan estragos en el mundo occidental. Como hemos visto, estos alimentos provocan un aumento rápido y súbito de los niveles de azúcar en la sangre, el cual genera una respuesta insulínica que, por su lado, desemboca en una mayor ansia de ingerir hidratos de carbono. Teniendo en cuenta mi preocupación por los hidratos de carbono, tal vez el lector se pregunte por qué añado a la lista de alimentos recomendados para una dieta de adelgazamiento unos cereales ricos en hidratos de carbono.

La respuesta estriba en la distinción clave entre alimentos procedentes de cereales refinados, con poca fibra y alto contenido glicémico –como la inmensa mayoría de tipos de pan, incluso el denominado pan «multicereales», la pasta, las galletas dulces, las saladas, los aperitivos de bolsa y los pasteles–, y los cereales integrales con alto contenido en fibra y bajos en azúcar.

Una serie de estudios a gran escala en los que se ha examinado la relación existente entre el consumo de cereales integrales y el control de peso han llegado a la misma conclusión: quienes consumen alimentos a base de cereales integrales corren menos riesgo de presentar exceso de peso.

En 2003 y 2004, por ejemplo, unos investigadores de la Universidad de Harvard publicaban los resultados de dos estudios en los que se examinaban los modelos alimentarios y las variaciones de peso. Uno de los análisis se realizó con más de 17.000 hombres a los que se siguió durante un período de ocho años (1986-1994). Los investigadores informaron que, finalizado el seguimiento, los hombres que habían consumido más cereales integrales pesaban bastante menos que el resto de los sujetos estudiados.

Otro estudio analizó la relación existente entre este tipo de cereales y el aumento de peso en una población de 74.091 enfermeras de Estados Unidos, a las que se hizo un seguimiento durante un período de diez años (1984-1994). Los resultados fueron parecidos: las enfermeras que habían consumido mayor cantidad de alimentos a base de cereales integrales ricos en fibra habían engordado menos, y las que basaron su alimentación en una ingestión mayor de alimentos a base de cereales refinados, corrían más riesgo de aumentar el peso.

Los resultados de estos amplios estudios de observación tienen su lógica. Existen causas fisiológicas que explican por qué los cereales ayudan a controlar el peso:

¿SOMOS ALÉRGICOS AL TRIGO?

No disponemos de numerosas cifras estadísticas, pero sabemos que en Estados Unidos, por ejemplo, 1 de cada 133 personas es alérgica al gluten, una sustancia que encontramos en el trigo y otros cereales. Hasta ahora se había considerado a la avena como una sustancia tóxica para quienes sufrían alergia al gluten, pero los recientes estudios científicos han demostrado que no es así. En el Reino Unido, aproximadamente 1 de cada 200 personas presenta intolerancia al gluten y 1 de cada 1.000 está diagnosticada como celíaca.

Resulta curioso que la dificultad a la hora de digerir el gluten del trigo afecte básicamente a los europeos (en especial, a los del norte) y más a las mujeres que a los hombres, aunque distintos grupos étnicos padecen esta enfermedad. Esta alteración parecida a la alergia es insidiosa, pues puede producir una amplia gama de síntomas –muchos sin relación alguna con la digestión– y puede aparecer de la noche a la mañana y a cualquier edad.

Si existe un historial de alergia al trigo o al gluten en nuestra familia, merece la pena que nos sometamos a unas pruebas. La manifestación extrema de dicha alergia es la enfermedad celíaca, que puede provocar daños que no se hacen patentes en los intestinos y llevar a la desnutrición antes de que se presenten los síntomas. Quienes sospechen que pueden tener intolerancia al gluten y deseen ahondar en el tema, pueden consultar en sitio web *www.celiacos.org*, donde obtendrán una panorámica amplia sobre la enfermedad y la correcta forma de diagnosticarla.

Con los años, he observado que un gran número de mis pacientes presentaba un índice muy bajo o asintomático de alergia al trigo o al gluten. Su manifestación más corriente es un ligero aumento de la inflamación asintomática y una considerable fatiga. No recomiendo trigo ni otros cereales ricos en gluten en este libro porque estoy convencido de que una gran parte de la población sufre los efectos negativos de estos cereales a un nivel u otro.

- Los cereales integrales ricos en fibra sacian mejor el hambre, con más rapidez y durante un período más largo que los productos elaborados con harinas refinadas.
- Los cereales integrales aumentan la sensibilidad insulínica, tanto en personas que presentan una tolerancia normal a la glucosa como en aquéllas que no la toleran o tienen problemas con ella.
- Sus fibras no digeribles evitan que los niveles de azúcar en la sangre se disparen con rapidez o lleguen a unas cotas muy altas a causa de los hidratos de carbono digeribles que también contienen.
- Los cereales integrales contienen el mismo tipo de fibras de lignano beneficiosas y anticancerígenas –en particular la enterlactona– que encontramos en las semillas de lino. La enterlactona mejora el control del azúcar en la sangre y frena los procesos que generan la resistencia a la insulina (los productos elaborados con cereales refinados prácticamente no presentan este lignano).
- Además de las fibras, la capa exterior o salvado de los cereales –que encontramos sólo en los integrales– es rica en minerales, antioxidantes, lignanos, ácidos grasos poliinsaturados, estanoles y otros fitonutrientes beneficiosos
- Al igual que las frutas y verduras de ricos colores, los cereales integrales constituyen una importante fuente de antioxidantes, algunos de los cuales fomentan la combustión de las grasas corporales y estabilizan los índices de azúcar en la sangre.

Elección prioritaria: el alforfón o trigo sarraceno

El alforfón no es realmente un cereal, ya que no pertenece a la familia de las gramíneas, pero en general suele considerarse como tal. Es un alimento con gran poder nutritivo y muy saludable, aunque se sitúa en la parte baja en cuanto a índice glicémico y en la media respecto a carga glicémica. Como ocurre con las legumbres, buena parte de la fécula del alforfón es «resistente», lo que, junto con las singulares proteínas que contiene, lo convierte en un buen aliado para reducir los niveles de azúcar en la sangre durante las comidas y mucho tiempo después de éstas.

El alforfón proporciona más proteínas que el arroz, el trigo, el mijo o el maíz y, a diferencia de estos cereales, contiene lisina y arginina, dos de los ocho aminoácidos esenciales que necesita el organismo para elaborar proteínas. Además, el alforfón no presenta gluten potencialmente problemático –la principal fuente de proteínas del trigo, el centeno y la cebada–, por ello pueden tomarlo con toda tranquilidad las personas con problemas para digerir esta proteína vegetal.

Por otra parte, el alforfón tiene propiedades únicas que lo convierten en un aliado antiglicémico y en el control del peso, además de un alimento saludable por una serie de razones:

- El alforfón es la principal fuente de fagopiritoles, unos compuestos de hidratos de carbono, y en especial del D-quiro-inositol, elemento que, en ratas diabéticas, reduce de forma sustancial los niveles de azúcar en la sangre.
- Las proteínas del alforfón lo sitúan en los principales puestos como alimento adecuado para reducir el colesterol.
- El alforfón contiene un volumen reducido de grasas, y una parte importante de éstas (entre un 30 y un 45%) son del tipo monoinsaturado, las mismas que convierten las aceitunas y el aceite de oliva en alimentos que previenen las enfermedades cardíacas.
- Las proteínas del alforfón inhiben parcialmente la enzima de conversión de la angiotensina, responsable de la contracción de los vasos sanguíneos, lo que reduce la tensión arterial.
- El alforfón contiene más minerales –en especial cinc, cobre y manganeso– que otros cereales y, además, el cuerpo los absorbe con mayor rapidez
- Al igual que la avena –y a diferencia de la mayor parte de cereales, cuyas fibras normalmente son del tipo insoluble–, una parte importante de las fibras del alforfón son solubles, lo que provoca la reducción de los niveles de colesterol en la sangre y del riesgo de contraer cáncer de colon.
- El alforfón es rico en polifenoles antiinflamatorios antioxidantes, en especial la rutina, que reduce la tensión sanguínea y refuerza las paredes de los vasos sanguíneos, evitando así los hemorroides y las varices.

Si bien el alforfón se consume como otro cereal, en realidad es la semilla de una planta parecida al ruibarbo. Muchos lo conocemos como ingrediente de las crêpes, de los *blinis* o de la *kasha* –nombre que recibe el alforfón molido grueso en Europa Oriental–, famosa por su sabor a fruto seco, que la convierte en una guarnición extraordinaria para cualquier plato. Muchos cocineros de esta región preparan la *kasha* en sopa con cebolla, aceite y perejil. Yo mismo, para preparar mis cereales calientes, hiervo una mezcla de alforfón y avena, que acompaño con frutas del bosque, sésamo o semillas de lino y canela para aprovechar al máximo sus propiedades nutritivas y sus efectos estabilizadores del azúcar en la sangre.

En Asia se consume normalmente el alforfón en forma de fideos hechos con su harina, una deliciosa alternativa a la pasta de trigo que necesita sólo cinco minutos de cocción. Pueden adquirirse en tiendas de productos asiáticos, en establecimientos de alimentación natural o en Internet. Cuando tengo prisa, preparo el acompañamiento del salmón a la parrilla en veinte minutos con una mezcla de pesto, piñones tostados, cebolla salteada y verduras al vapor como guarnición de los fideos. Los fideos no tienen que atemorizarnos, pues los de alforfón se sitúan en 46 en cuanto a índice glicémico, y todas las cifras que no superen el 50 corresponden a alimentos con bajo contenido glicémico.

Elección prioritaria: la avena

La avena tiene fama de «cereal saludable para el corazón», pero las mismas fibras de betaglucano que reducen el colesterol y convierten la avena –así como la cebada– en un alimento adecuado para la salud cardiovascular, contribuyen también en el control del peso. Por otro lado, estos dos cereales producen sensación de saciedad, lo que previene el apetito excesivo.

La fibra betaglucano de la avena y de la cebada ejerce también un efecto positivo en el campo de la glicemia. Los resultados de un estudio clínico publicados en 2002 demostraban que los diabéticos que se alimentaban de avena, fibra de avena o productos con betaglucano presentaban aumentos mucho más lentos del azúcar en la sangre que los participantes que había sustituido este cereal por el arroz blanco o el pan. Recomiendo tomar una dosis diaria de avena cocida (bajo cualquier forma) de 75 g.

A la hora de escoger la avena, optaremos por alguna de las siguientes variedades:

1) Sémola integral. Sus granos tienen más o menos el tamaño del arroz. Es la avena en su estado más natural. Puede cocinarse como se haría con el arroz integral y constituye un sustituto perfecto de éste para salteados, risottos, sopas, guisos y estofados.
2) Sémola de avena más fina aunque también sin procesar. Se prepara como la anterior y puede tomarse en el desayuno o como sustituto de otros cereales menos aconsejables.
3) Copos de avena. Avena integral preparada como escamas, especial para gachas. En ellos los nutrientes están intactos y su forma les permite una cocción más rápida. Resultan excelentes para el desayuno y dan un delicioso toque a sopas y potajes.

Segunda opción: la cebada

En la cultura culinaria de Estados Unidos, la cebada no es ni de lejos tan popular como la avena, a excepción de las reconstituyentes sopas que se preparan con este cereal en los fríos días de invierno. Si no tenemos problemas con el gluten, la cebada puede aparecer con cierta asiduidad en nuestra mesa. Es un cereal tan nutritivo como delicioso. En la Grecia antigua era un alimento básico, y los atletas confiaban a pie juntillas en sus dietas ricas en cebada. Y los gladiadores romanos siguieron el ejemplo de los griegos con tanta fe que incluso se les llamaba «consumidores de cebada».

La variedad más consumida es la cebada pelada, de la que sólo se retira su indigesta cáscara, que presenta un alto índice de fibra. La cebada pelada es de las menos refinadas, aunque otras variedades conservan cierta cantidad de fibra. Para retirar casi toda la fibra, los granos de cebadas son sometidos a la acción del vapor..

La cebada es un cereal con bajo índice glicémico rico en fibras solubles e insolubles:

• Las fibras solubles son importantes por su capacidad de reducir los niveles de colesterol.

- Las fibras solubles interactúan con los ácidos biliares (compuestos que elabora el hígado a partir del colesterol), necesarios para una buena digestión de las grasas.
- Las fibras solubles reducen el nivel y la velocidad del paso de los alimentos por el estómago y con ello ejercen un efecto estabilizador de los niveles de glucosa en la sangre.
- Las fibras insolubles –a las que muchos se refieren cuando hablan de alimentos «ricos en fibra»– mantienen la salud del sistema digestivo y reducen el riesgo de cánceres que lo afectan (por ejemplo, el de colon)
- Este alto contenido en fibras acelera el tránsito intestinal y previene el cáncer.
- La cebada es una buena fuente de selenio, mineral conocido por sus efectos preventivos contra el cáncer de colon.
- La cebada protege el corazón gracias a la niacina, la vitamina B_3.
- Contiene altas concentraciones de tocotrienoles, la superforma de la vitamina E.
- Contiene lignanos antioxidantes; las mujeres que consumen lignanos (que encontramos también en las semillas de lino y de sésamo) son menos susceptibles de desarrollar cáncer de mama.

La cebada da cuerpo y aroma a las sopas y también puede prepararse como acompañamiento si se saltea con cebolla y ajo picados y un toque de plantas aromáticas y especias. Para reducir su tiempo de cocción, se dejará en remojo toda la noche. La cebada combina a la perfección con el salmón y la carne de ave. Para preparar un delicioso risotto de cebada, basta con hervirla con caldo de pollo y añadirle ajo, cebolla, un poco de azafrán y unas ramitas de romero fresco.

Consumidos con moderación, el alforfón, la avena y la cebada nos proporcionan una extraordinaria fuente de fibras y un bajo contenido de hidratos de carbono glicémicos. Pero, ¡atención!, cuando hablamos de cereales integrales nos referimos precisamente a esto: que no hayan pasado por ningún proceso de refino ni adulteración. Y en ningún caso hablamos de comida «instantánea». Los procesos que han seguido los cereales de cocción rápida han eliminado sus componentes beneficiosos. Los cereales integrales poseen un aroma a frutos secos y una textura ligeramente dura. Es una lástima que en Occidente se prefiera la harina

LOS ANTIOXIDANTES DE LA AVENA PROTEGEN LAS ARTERIAS

La avena, su salvado y sus copos contienen betaglucano, un tipo de fibra específico que consigue un importante descenso en los niveles de colesterol. Esta reducción limita de forma significativa el riesgo de sufrir enfermedades cardiovasculares y apoplejías. El consumo diario de la fibra que contiene un plato de gachas (3 g) en pacientes con índices de colesterol por encima de los 220 mg/dl, puede reducir el colesterol total en un 23%.

Gracias a unas investigaciones recientes llevadas a cabo en la Universidad Tufts de Estados Unidos sabemos que la avena contiene unos antioxidantes singulares denominados avenantramidas, que son unos compuestos de fenol parecidos a los poderosos antioxidantes que encontramos en las frutas y verduras. Las avenantramidas de la avena, además de reducir el riego de desarrollar enfermedades cardiovasculares al evitar que los radicales libres dañen el colesterol LDL, dificultan el progreso subyacente en el primer estadio de la arteriosclerosis, en el que las células inmunes (monocitos) se adhieren a las paredes arteriales. Dicho de otra forma, la avena mantiene la salud del corazón por diversas razones.

de trigo a la de cualquier otro cereal, pues tiene un alto índice glicémico, no contiene fibra y yo nunca la recomendaría por las siguientes razones:

- El contenido calórico de la harina blanca refinada aumenta aproximadamente en un 10% como consecuencia de la eliminación de sus componentes benéficos en el proceso de refino.
- En dicho proceso desaparece también, aproximadamente, un 66% de la vitamina B, un 79% de la fibra y un 19% de la proteína.

Hasta hace muy poco se subestimaba el volumen y la actividad de los antioxidantes presentes en los cereales integrales. Sin embargo, un equipo de investigadores de la Universidad Cornell de Estados Unidos dio la vuelta a las creencias tradicionales con una serie de estudios concebidos para aclarar el poder antioxidante real, médicamente significativo, tanto de los cereales integrales como de los refinados. Descubrieron que los primeros contienen igual o mayor volumen de elementos antioxidantes que las frutas o las verduras. También pusieron de manifiesto que más de un 80% de los antioxidantes de un cereal integral se encuentra en la fibra y el germen, precisamente lo que se le quita en el proceso de refino. El estudio concluía que la capacidad antioxidante de la fibra del trigo es 20% superior a la de la harina de trigo refinada.

Los descubrimientos del equipo de la Universidad Cornell podrían explicar por qué las poblaciones que siguen dietas ricas en cereales integrales, con alto contenido en fibras, corren menos peligro de desarrollar cáncer de colon, aunque las pruebas que se centraron exclusivamente en las fibras dieron unos resultados contradictorios. Al parecer, la sinergia de los efectos de los nutrientes de los cereales integrales –incluyendo sus antioxidantes– sería la responsable de su acción preventiva contra el cáncer.

SUPERGRUPO 10: LA VIGORIZANTE VERDURA

Factores de control de peso: fibra, alimentos con bajo índice calórico y glicémico, antioxidantes antiinflamatorios y otros fitonutrientes para combatir la obesidad.
Elección prioritaria: ajo, espinacas y crucíferas (berza, brécol, coliflor, col, coles de Bruselas, col china, etc.).
Segunda opción: plantas aromáticas culinarias (perejil, menta, romero, tomillo, albahaca, orégano, etc.).

Las verduras de vivos colores constituyen un regalo para adelgazar que nos ofrecen los depósitos antiinflamatorios antioxidantes de la Madre Naturaleza. Por consiguiente, merecen que les reservemos un lugar de honor en nuestros platos.

Mis elecciones prioritarias se sitúan entre las que alcanzan un nivel superior en la escala ORAC, medida científica que nos permite calcular el valor antioxidante de cada fruta y verdura. Las verduras de vivos colores, como las espinacas, el brécol, la col y la berza, contienen un índice bajísimo de hidratos de carbono digeribles, una importante cantidad de fibra y un gran número de antioxidantes y otros agentes fitoquímicos protectores. Estas verduras poseen también un alto contenido en fibra y, como sabemos, este componente nos ayuda a alcanzar la sensación de saciedad, y a que ésta dure, pero también modera el impacto glicémico de los alimentos dulces o feculentos de una comida. Por desgracia, los investigadores han confirmado lo que todos sabíamos ya: la ingestión media de fibra en adultos, sobre todo en Estados Unidos, no llega al 50% de los niveles recomendados. Y por si fuera poco, dichos niveles se reducen aún más entre quienes siguen las populares dietas con bajo contenido en hidratos de carbono, como la de Atkins o la llamada South Beach. Para perder peso y mantener la salud, en todas las comidas y tentempiés debemos tomar alimentos con hidratos de carbono de bajo contenido glicémico para acompañar así las proteínas de calidad y las grasas «buenas».

Los estudios demuestran que las personas que siguen regularmente dietas bajas en calorías, grasas saturadas e hidratos de carbono refinados, moderadas en cereales integrales y ricas en frutas y verduras cosechan ventajas a largo plazo y no suelen tener problemas para controlar su peso. Y podríamos afirmar lo contrario de quienes siguen dietas con bajo contenido en frutas y verduras. Estas personas presentan unos niveles altos de índice de masa corporal. Como hemos mencionado ya, el éxito en el control del peso no se centra sólo en aquello que no comemos, pues es igual de importante consumir alimentos que nos ayuden a perder peso y a no ganarlo de nuevo, como las verduras y la fruta.

Elección prioritaria: el ajo

La superestrella de la familia *Allium*, en la que encontramos también las cebollas, los puerros, la chalota y las cebollas tiernas, es el ajo. Este bulbo contiene allicina, un compuesto especial que debe aplastarse para activarse. Puesto que la cocción destruye casi por completo la allicina, consumiremos preferiblemente el ajo crudo para aprovechar al máximo sus virtudes. El ajo nos aporta una serie de compuestos ricos en azufre y nos ofrece una serie de ventajas para la salud, entre las que cabe citar:

- La capacidad de reducir el colesterol y aumentar al mismo tiempo el HDL (el colesterol bueno).

- La reducción de las toxinas.
- Protección antifungicida y antibacteriana.
- Reducción del riesgo de desarrollar determinados cánceres, en especial los relacionados con el estómago.
- Reducción del riesgo de coágulos sanguíneos, principal causa de apoplejía y ataque al corazón.
- Reducción de los índices de tensión sanguínea.
- Reducción del riesgo de sufrir arteriosclerosis (endurecimiento de arterias).
- Importante actividad antiinflamatoria.

Este último punto es el más interesante para quienes persiguen la pérdida de peso. De todas formas, quienes tengan unos kilos de más deberán también tener en cuenta el resto de ventajas para la salud, en especial en lo que se refiere a la tensión sanguínea y a la protección contra apoplejías y enfermedades cardiovasculares, pues todos sabemos que las personas con exceso de peso corren un mayor riesgo de contraer estas enfermedades.

El ajo y el resto de los miembros de la familia *Allium* contienen unos compuestos que inhiben la producción de las enzimas responsables de la aparición de las prostaglandinas y las tromboxanas (dos tipos de hormonas autocrinas que reciben el nombre de eicosanoides, generadoras de inflamación corporal). Disfrutemos a diario del ajo, crudo en ensaladas y ligeramente salteado con aceite de oliva con cualquiera de las deliciosas verduras que relacionamos a continuación.

Elección prioritaria: las espinacas y la berza

Las espinacas y la berza son verduras de hoja verde oscura que contienen unos carotenoides relacionados con la astaxantina, el antioxidante antiinflamatorio que proporciona al salmón su intenso color rosado o rojizo. Estas verduras de hoja verde contienen también otros antioxidantes como la luteína, que se asocia a los carotenoides para proteger nuestros ojos de las degeneraciones maculares y las cataratas, como prevención contra las enfermedades cardíacas y otros problemas relacionados con el envejecimiento. La berza contienen asimismo suforafano e indoles, que podrían ayudar en la prevención del cáncer.

Elección prioritaria: el brécol

El brécol contiene importantes fitonutrientes antiinflamatorios y unos altos niveles de glucosinolatos e isotiocianatos. Además, es especialmente rico en glucorafanina, una sustancia que mejora los sistemas de defensa antioxidante del cuerpo, y determinados compuestos que han demostrado que reducen el riesgo de desarrollar cáncer de mama y de colon. El brécol actúa también como agente antibacteriano contra el *Helicobacter pylori*, un organismo asociado a la aparición de úlceras estomacales. Un estudio de la Universidad de Saskatchewan (Canadá), publicado en 2004, concluye que el consumo de brécol podría reducir el riego de sufrir apoplejía, hipertensión y enfermedades cardiovasculares.

Elección prioritaria: otras verduras de la familia de las crucíferas

Entre las crucíferas encontramos, aparte del brécol y la berza ya citados, la coliflor, la col, las coles de Bruselas y la col china, entre otros. Esta familia de vegetales incluye numerosos componentes que se han relacionado con una reducción del riesgo de desarrollo del cáncer, entre los que cabe citar los glucosinolatos, el crambene, el indol-3-carbinol y, en especial, los isotiocianatos, derivados de los glucosinolatos (de los que ya hemos hablado al tratar del brécol). Disponemos de tantos datos sobre sus efectos preventivos que incluso hallamos una descripción de ellos en el sitio web del Instituto Americano para la Investigación del Cáncer (AICR), cuya dirección es *www.aicr.org*.[1]

Uno de los fitonutrientes más importantes del grupo, el sulforafano, ha demostrado sus propiedades en el bloqueo del crecimiento de las células cancerosas del pecho, y otros, los isotiocianatos, estimulan el organismo para la eliminación de elementos carcinógenos potenciales y para evitar que las células normales se conviertan en cancerosas. Por

---

1. Nota del editor. También puede encontrarse información sobre alimentos beneficiosos para la prevención del cáncer en el sitio web de la Asociación Española contra el Cáncer (AECC), cuya dirección es www.aecc.es.

otro lado, toda la familia de las crucíferas ofrece una protección antioxidante y antiinflamatoria de gran eficacia, lo que convierte al grupo en una alternativa ideal para la dieta Perricone para perder peso.

Segunda opción: plantas aromáticas culinarias

Las plantas aromáticas culinarias se sitúan en lo más alto del ránking de los elementos antioxidantes. Si es así, ¿por qué no entran en la categoría de opciones prioritarias? Por una razón muy sencilla: en general, se consumen en cantidades muy pequeñas, incluso inferiores a un gramo.

Todas las plantas y las especias aromáticas proporcionan una excepcional protección antioxidante y antiinflamatoria.

Usaremos unas y otras sin restricción en todas nuestras comidas. Reduciremos la inflamación y nuestros alimentos sabrán mejor.

Tal como hemos citado al principio del capítulo, lo importante es que el lector decida. Los alimentos que contienen estos diez supergrupos ofrecen una gran diversidad nutricional y muchas posibilidades de confeccionar menús distintos. Desgraciadamente, no basta con ello para mantener el cuerpo en su estado óptimo. Por esta razón, en el capítulo siguiente abordaremos los suplementos alimenticios necesarios para conseguir el mejor estado de forma y mantenernos en él.

Capítulo 6
SEGUNDA ETAPA. LOS DOCE SUPLEMENTOS NUTRICIONALES QUE FACILITAN LA PÉRDIDA DE PESO SIN REDUCIR LA MASA MUSCULAR

El éxito es una ciencia: si las condiciones son las adecuadas, lo alcanzaremos.

OSCAR WILDE

Hemos elegido todos los alimentos de los supergrupos del capítulo anterior por sus propiedades adelgazantes y porque nos permiten mantener el cuerpo fuerte y saludable. Los suplementos que presentaremos a continuación tienen las mismas propiedades.

Los nutrientes antiinflamatorios de la dieta Perricone para perder peso tienen la especial función de acelerar la pérdida de grasa corporal, preservar la masa muscular y regular los niveles de azúcar e insulina en la sangre, elementos indispensables para la prevención y el tratamiento de la obesidad.

Los citados nutrientes poseen importantes virtudes antiinflamatorias y antioxidantes que colaboran en la eliminación de los kilos sobrantes.

Con los años, muchos de mis pacientes me han preguntado si un buen régimen era suficiente para el proceso del adelgazamiento. Por desgracia, debo responder que no. El ácido alfalipoico, por ejemplo, es uno de los antioxidantes antiinflamatorios más eficaces y beneficiosos, además de un importante nutriente para combatir los síntomas del envejecimiento y los problemas de peso. Sin embargo, no lo encontramos como sería preciso en una fuente alimentaria. Para mantener una salud óptima y un peso ideal, hay que contar también con los suplementos.

Normalmente, prescribo a mis pacientes una amplia y completa gama de vitaminas y minerales. En la dieta Perricone para perder peso en catorce días (capítulo 9), el lector verá que recomiendo empezar el día con el suplemento Weight Management Program, que contiene los principales minerales y vitaminas necesarios para la salud, así como muchos de los nutrientes específicos de los que hablaremos a partir de ahora. Quien así lo desee puede seguir con su programa de suplementos alimenticios habituales y añadir, si le apetece, algunos de los que se indican aquí.

En este capítulo voy a presentar a mis «superestrellas» preferidas para conseguir el objetivo que nos ocupa: la pérdida de peso. Tenemos la suerte de contar con excelentes suplementos que facilitan el adelgazamiento y también el mantenimiento de la masa muscular. Cada uno de ellos ejerce una función distinta y todos tienen su lugar en mi propio programa de suplementos.

SUPLEMENTO SUPERESTRELLA NÚMERO UNO: EL ACEITE DE PESCADO OMEGA-3

Los suplementos de aceite de pescado omega-3 (así como una alimentación rica en pescado) son básicos para el éxito de cualquier plan de adelgazamiento y, ¿cómo no?, para la dieta Perricone para perder peso. En realidad, sería difícil exagerar las numerosas virtudes de los ácidos grasos esenciales, a los que he dedicado un capítulo de la obra. Estoy totalmente convencido de que podrían ser uno de los antiinflamatorios más perfectos que se hayan descubierto hasta hoy. A pesar de todo, es importante tomar una serie de suplementos para asegurar una protección y unos beneficios óptimos.

El increíble poder antiinflamatorio de los ácidos grasos omega-3 que encontramos en el pescado con alto contenido en grasas y en el aceite de pescado nos permite:

- Reducir la inflamación en todos los sistemas orgánicos;
- acelerar la pérdida de grasa corporal;
- mejorar el estado de ánimo;
- aumentar la capacidad de concentración;
- estabilizar los niveles de azúcar en la sangre;
- reducir los niveles de insulina;
- producir y conservar unos niveles de serotonina saludables;
- acabar con los altibajos súbitos del consumo de los hidratos de carbono;
- reducir el apetito;
- conseguir una piel más luminosa;
- mejorar la salud del sistema inmunitario;
- aumentar los niveles de energía;
- reducir los síntomas y la gravedad en la artritis reumatoide;
- reducir los síntomas y la gravedad de las enfermedades crónicas de la piel, como el eccema;
- disminuir el riesgo de enfermedad cardiovascular.

Consejos respecto a los aceites de pescado omega-3

- A fin de evitar cualquier posible efecto secundario de los aceites de pescado omega-3 (tales como los eructos o los problemas de estómago), dividiremos las dosis en tres partes. Si tomamos, por ejemplo, 3.000 mg diarios de aceite de pescado, ingeriremos una cápsula de 1.000 mg en cada una de las tres comidas principales.
- A pesar de que el aceite de pescado es un «alimento» como otro, antes de empezar las tomas de cualquier suplemento, habrá que

consultarlo con un profesional de la medicina. Cualquier intervención terapéutica, aunque sea la simple ingestión de suplementos alimenticios, puede tener su contraindicación en determinadas dolencias.

Dosis recomendadas. 3.000 mg diarios de aceite de pescado, lo que equivale a 240 mg de EPA y 210 mg de DHA (una cápsula de 1.000 mg en cada una de las principales comidas). Se basa en 1.000 mg de suplemento diario de aceite de salmón rojo. Aconsejo a quienes deseen perder un volumen de peso significativo que tomen tres cápsulas de 1.000 mg tres veces al día, con las comidas, es decir, un total de nueve cápsulas diarias, si bien hay que consultar con el médico la conveniencia de estas dosis superiores.

SUPLEMENTO SUPERESTRELLA NÚMERO DOS: EL ÁCIDO ALFALIPOICO (ALA)

El ácido alfalipoico es un antiinflamatorio antioxidante. Se encuentra en forma natural en el cuerpo, en el interior del mitocondrio. El ácido alfalipoico forma parte de un complejo enzimático denominado piruvato-deshidrogenasa, lo que lo implica estrechamente en la producción de energía de la célula. Al igual que otros muchos nutrientes de los que hemos hablado en este capítulo, como la acetil-l-carnitina y la coenzima Q10, el ácido alfalipoico aumenta la capacidad de transformar los alimentos en energía.

A diferencia de otros muchos antioxidantes, como la vitamina C, que es estrictamente hidrosoluble, o la vitamina E, sólo liposoluble, el ácido alfalipoico es soluble en agua y en grasa. Ello significa que puede llegar a cualquier rincón de la célula, incluso a sus partes grasas, como la membrana plasmática celular, y también alcanzar el interior de la célula (citoplasma), donde se encuentran los elementos químicos hidrosolubles. Gracias a esta propiedad única, a menudo el ácido alfalipoico es llamado «el antioxidante universal».

Huelga decir que las increíbles propiedades del ácido alfalipoico lo han convertido en uno de los elementos que más aprecio, tanto como aliado en el campo de la lucha contra los síntomas del envejecimiento como en su función integral en el programa Perricone para adelgazar. A escala celular, el ácido alfalipoico ejerce una serie de funciones positivas, todas antiinflamatorias. Bloquea asimismo la activación del factor de transcripción NFkB, como mínimo con la misma eficacia que otros antioxidantes antiinflamatorios.

Aparte de su función antioxidante y antiinflamatoria, el ácido alfalipoico aumenta la capacidad del organismo para absorber la glucosa en las células. Se trata de un efecto sensibilizador de la insulina que encontramos también en algunos de los nutrientes que hemos tratado anteriormente. Todos ellos actúan en sinergia para aumentar la sensibilidad respecto a la insulina, lo que lleva a un descenso de los niveles de azúcar en la sangre. Al igual que la carnitina y la acetil-l-carnitina antes mencionadas, el ácido alfalipoico resulta muy efectivo a la hora de evitar la glicación.

El ácido alfalipoico actúa asimismo en sinergia con la coenzima Q10, la carnitina y la acetil-l-carnitina para proteger y rejuvenecer el mitocondrio. Si admitimos que el envejecimiento de una célula se caracteriza por un descenso en la producción de energía, está clara la importancia de cualquier sustancia que contribuya a un aumento de los niveles de energía en la célula, pues esto les permitirá autorrepararse de la misma manera que hacen las células jóvenes. El ácido alfalipoico actúa también en conjunción con otros antioxidantes a fin de aumentar los niveles de vitaminas C y E, coenzima Q10 y glutatión en la célula.

Consejos respecto al ácido alfalipoico

- En el ciclo metabólico, el ácido alfalipoico ejerce la función de coenzima en la producción de energía al convertir los hidratos de carbono en ésta.
- El ácido alfalipoico es el único antioxidante capaz de aumentar las concentraciones celulares de glutatión, el principal antioxidante del cuerpo, para mejorar la salud y alcanzar la longevidad.
- Tómese en las comidas.

Dosis recomendadas. Puesto que el ácido alfalipoico se encuentra en ínfimas cantidades en los alimentos, debe tomarse como suplemento. Para una persona joven, que disfrute de buena salud, será adecuada una dosis de entre 25 y 30 mg. A mis pacientes con problemas de salud específicos y a quienes desean perder grasa corporal les recomiendo dosis diarias de entre 200 y 400 mg.

SUPLEMENTO SUPERESTRELLA NÚMERO TRES: LA ASTAXANTINA

La astaxantina procede de la microalga *Haematococcus pluvialis*, que encontramos en abundancia en los mares árticos y es un carotenoide natural (entre los que se cuentan los pigmentos amarillos y rojos, como los carotenos y los xantofilos). Los carotenoides son unas de las molécu-las que más abundan en el mundo y confieren a la naturaleza, desde las zanahorias a los flamencos, su amplia gama de colores. La astaxantina es un antioxidante de un poder asombroso, hasta el punto de que la denomi-nan «oro rojo del mar».

La astaxantina forma parte del grupo de los xantofilos de la familia de los carotenoides. Los xantofilos, como las vitaminas A y E y otros carotenoides, protegen contra la oxidación. La astaxantina es el que tiene más propiedades de todos ellos: en efecto, es diez veces más eficaz que el betacaroteno y cien veces más que la vitamina E. El salmón criado en libertad, el bogavante, la trucha arco iris, las gambas, las cigalas, el cangrejo y el caviar rojo deben sus vivos colores a las dietas que siguen, ricas en astaxantina, y ésta es una de las razones por las cuales el salmón preside mi lista de superalimentos. La variedad de éste conocida como salmón rojo es la que presenta un mayor volumen de astaxantina, hasta 4,5 mg por cada 120 g de este pescado. A modo de comparación, diremos que 4,5 mg de astaxantina equivalen a 450 mg de vitamina E. La astaxantina es también más efectiva que otros muchos antioxidantes por su insólita función en la protección de la membrana celular.

Consejos respecto a la astaxantina

- Puesto que se ha demostrado que cruza la barrera entre la sangre y el cerebro (ver carnitina, a continuación), la astaxantina protege el cerebro, el sistema nervioso central y los ojos.

- Mejora la resistencia física y reduce el deterioro muscular.
- Alivia la fatiga ocular y mejora la agudeza visual.
- Fomenta la reducción de las arrugas gracias a los suplementos internos.
- Reduce la hiperpigmentación (más conocida como manchas de la vejez).
- Regula las citoquinas e inhibe la expresión de las citoquinas y las quimiocinas inflamatorias.
- Mejora la salud gástrica y reduce la infección y la inflamación de la *H. Pylori*, bacteria en forma de espiral que ataca los tejidos del estómago y del duodeno y provoca úlceras.

La astaxantina es un antiinflamatorio excepcional y un componente básico de la dieta Perricone para perder peso. La protección que aporta a los músculos y la resistencia física que permite desarrollar son claves para quienes necesiten iniciar y mantener un programa regular de ejercicios. Recomiendo encarecidamente sus suplementos. La marca AstaRE-AL en el frasco de astaxantina garantiza su efectividad y pureza.

Dosis recomendada. 1-2 cápsulas de 2 mg al día.

SUPLEMENTO SUPERESTRELLA NÚMERO CUATRO: LA CARNITINA

La carnitina es un nutriente que durante mucho tiempo se consideró como aminoácido, pero ahora sabemos que esta clasificación no es correcta. La carnitina es un nutriente hidrosoluble muy parecido a la vitamina B, que nos permite convertir las grasas en energía. La carnitina y su derivada, la acetil-l-carnitina (de la que hablaremos a continuación) son dos de los nutrientes más importantes para la pérdida de peso. Ahora bien, para obtener sus óptimos efectos, nuestra dieta debe incluir los ácidos grasos esenciales adecuados (como los omega-3). La carnitina tiene una gran importancia en la producción de energía y en la actividad del metabolismo. Podemos encontrarla en pequeñas cantidades en alimentos como carnes y lácteos, pero para conseguir las dosis adecuadas tendremos que recurrir a los suplementos a base de esta sustancia.

El lector recordará que las grasas constituyen una importante fuente de energía para el cuerpo, en especial para los músculos como el corazón y los órganos vitales, como el hígado. Para que la grasa se convierta en combustible tiene que llevarse hasta el mitocondrio, la parte de la célula que produce energía. La función de la carnitina es la de transportar los ácidos grasos de la sangre hasta la célula para la producción de energía.

La carnitina posee también virtudes antienvejecimiento al fomentar la producción de energía en las células, necesaria para la reparación de éstas. Una serie de estudios ha demostrado que la carnitina evita la pérdida de masa muscular en las enfermedades y también la reducción de los músculos que conlleva el envejecimiento, conocida como sarcopenia. La carnitina protege la función hepática y mejora el funcionamiento del sistema inmunitario, en especial bajo condiciones de estrés.

Consejos respecto a la carnitina

- Para obtener unos resultados óptimos con la carnitina hay que consumir las cantidades adecuadas de omega-3.
- No hay que tomar la carnitina por la noche, ya que puede interferir en el proceso del sueño.
- Puede añadirse a las comidas o ingerirse entre ellas.
- Para convertir mejor la grasa en energía, el aceite de pescado omega-3 se tomará junto con la carnitina.

Dosis recomendadas. Para un adulto de menos de 30 años sin problemas de salud o de obesidad, unos 500 mg diarios. Las personas obesas o con problemas de salud tomarán entre 1.500 y 2.000 mg al día en tres o cuatro dosis de 500 mg.

SUPLEMENTO SUPERESTRELLA NÚMERO CINCO: LA ACETIL-L-CARNITINA

La acetil-l-carnitina se sintetiza a partir de la carnitina añadiendo a la molécula de ésta un grupo acetil. Esta síntesis significa que se trata de un elemento que no puede encontrarse en los alimentos. Lo más importante de esta forma de carnitina es su capacidad de cruzar la barrera entre sangre y cerebro, que separa los vasos sanguíneos del sistema nervioso central. Dicha barrera ejerce una función protectora, si bien no es capaz de discernir entre el paso de las sustancias terapéuticas y el de las perjudiciales. Puesto que atraviesa la citada barrera, sus efectos son especialmente beneficiosos para las células del cerebro. En efecto, la acetil-l-carnitina tiene propiedades neuroprotectoras y por ello habría que consumirse a diario para frenar el envejecimiento neurológico que se produce con la edad.

Al igual que la carnitina, la acetil-l-carnitina mejora la función mitocondrial, pero a un nivel aún más elevado pues atraviesa la membrana del mitocondrio. Y también como la carnitina, funciona mejor con la ingestión adecuada de aceites grasos esenciales omega-3. La acetil-l-carnitina es un antiinflamatorio natural que acentúa los efectos de los sistemas antioxidantes en el organismo. Estas propiedades antiinflamatorias protegen la membrana plasmática celular (la primera línea de defensa de la célula) y evitan la conversión del ácido araquidónico en agentes químicos inflamatorios.

La acetil-l-carnitina ayuda también a reparar el mitocondrio, aumenta los niveles de glutatión y de coenzima Q, con poderes antioxidantes, y trabaja en sinergia con el ácido alfalipoico, otro poderoso antiinflamatorio antioxidante. Tanto la acetil-l-carnitina como la carnitina mejoran el perfil lípido de la sangre al reducir el nivel de triglicéridos y elevar el del HDL (o colesterol bueno).

Ambas formas de carnitina tienen su importancia en una dieta de adelgazamiento porque actúan como antiinflamatorios naturales y ayudan a transportar las grasas hasta el mitocondrio para su combustión. Al mismo tiempo, aumentan la sensibilidad de los receptores insulínicos y colaboran en el descenso del azúcar en la sangre y los niveles de circulación de insulina. Tal como hemos visto, el aumento del nivel de insulina es un factor inflamatorio, pues «bloquea» la grasa corporal en puntos concretos. La carnitina y la acetil-l-carnitina frenan la glicación (ver recuadro).

LOS EFECTOS PERJUDICIALES DE LA GLICACIÓN

A lo largo del libro hemos aconsejado evitar los alimentos con alto índice glicémico como vía segura para frenar la inflamación y conseguir perder peso. Pero existe otra razón para desechar este tipo de alimentos. Hemos explicado ya que provocan súbitos aumentos de los niveles de azúcar en la sangre y que ello desencadena la liberación de insulina en el torrente sanguíneo, lo que retiene las grasas en lugar de quemarlas.

Sin embargo, no es éste el único efecto secundario nefasto. Sabemos que el consumo de azúcar y fécula provoca un aumento de inflamación en todo el cuerpo. Los azúcares (y los alimentos que se convierten rápidamente en azúcar) pueden fijarse de forma permanente al colágeno de la piel y a otras partes del cuerpo durante un proceso conocido como glicación. En el punto en el que se adhieren aparece un mecanismo que crea la inflamación y se convierte en fuente de ésta. Dicha inflamación produce unas enzimas que descomponen el colágeno y causan las arrugas. Además de la inflamación, la glicación provoca el entrecruzamiento en el colágeno, sustancia normalmente suave y flexible que se endurece y vuelve rígida.

Pero no es la piel lo único que ha de preocuparnos aquí. Estos «enlaces de azúcar» pueden producirse en todo el cuerpo al hacernos mayores. La molécula de azúcar se adhiere tanto al colágeno como a las arterias, las venas, los huesos, los ligamentos e incluso al cerebro, lo que genera la descomposición de los sistemas orgánicos y un deterioro del cuerpo. La glicación crea «fábricas» de radicales libres o productos de glicación avanzada, que aumentan también la inflamación celular. Dado que la dieta Perricone para perder peso es antiinflamatoria, evita la glicación, detiene la inflamación, protege el funcionamiento del cerebro y facilita la pérdida de peso. ¿La alternativa? Las arrugas, la depresión y los kilos de más.

Consejos respecto a la acetil-l-carnitina

- No deben tomar carnitina ni acetil-l-carnitina las personas con trastorno bipolar (maníacodepresivas) o aquéllas que puedan padecer crisis epilépticas, a menos que se lo recomiende el médico.
- Para evitar problemas con el sueño, no se tomará acetil-l-carnitina después de las tres de la tarde.
- El ejercicio aumenta de forma natural nuestros niveles de acetil-l-carnitina. Sin embargo, a las personas obesas, a las de más de treinta años o a las que tienen problemas de salud no les bastará el ejercicio como terapia y por tanto necesitarán el suplemento.
- La acetil-l-carnitina puede tomarse con las comidas o aparte.
- Para una mejor transformación de las grasas en energía, se tomará aceite de pescado omega-3 con la carnitina.

Dosis recomendadas. 500 mg diarios, aunque las personas que siguen un programa de adelgazamiento pueden tomar 1.500 mg de acetil-l-carnitina al día.

SUPLEMENTO SUPERESTRELLA NÚMERO SEIS: EL ÁCIDO LINOLEICO CONJUGADO (ALC)

El ácido linoleico conjugado es un ácido graso que encontramos en muchos de los alimentos que tomamos. En otras épocas, la carne de bovino y de ovino eran fuentes excepcionales de ALC, pero como ahora sus dietas han cambiado –han pasado de la hierba a los cereales–, los niveles de ALC se han reducido de forma sustancial en la carne y los lácteos. Cuando el ácido linoleico conjugado está presente, lo encontramos en la grasa de la leche. Así pues, si consumimos lácteos descremados nos perdemos las virtudes de este ácido. De todas formas, teniendo en cuenta los bajos índices de ALC que presentan hoy en día los productos de origen animal, tiene poco sentido la discusión entre leche entera y leche descremada.

El ácido linoleico conjugado, como otros muchos nutrientes presentados en este capítulo, tiene importantes virtudes antiinflamatorias antioxidantes. En realidad, se considera que es un antioxidante tres veces más eficaz que la vitamina E.

El ALC es también un poderoso aliado para la prevención y el tratamiento de la obesidad. Ingerido en dosis adecuadas, reduce la grasa corporal, en especial en la zona del abdomen. Una serie de mecanismos explican esta proeza:

- El ALC se concentra en realidad en la membrana celular, la estabiliza y evita así la descomposición del ácido araquidónico en prostaglandina inflamatoria. Consigue que los receptores insulínicos se mantengan intactos y aumenta así la sensibilidad insulínica, que, por su parte, genera un descenso de los niveles de azúcar y de insulina en la sangre.
- Cabe destacar que los estudios demuestran que el ALC ayuda también a bloquear la absorción de grasas y de azúcar por parte de las células grasas (adipocitos). Incluso permite una reducción del tamaño de las células grasas (una razón que explica por qué la gente gana peso al hacerse mayor es que sus células adiposas engordan realmente).
- Un estudio a gran escala relativamente reciente, publicado en *Journal of Nutrition*, demostraba que la ingestión de 3,4 g de ALC al día durante dos años daba lugar a una ligera aunque significativa reducción de la grasa corporal en las personas con exceso de peso. Es curioso constatar que, al parecer, el ALC no tendría estos efectos en la grasa corporal de las personas que no sufren exceso de peso.

Además de los efectos antioxidantes, antiinflamatorios y de sensibilización insulínica del ácido linoleico conjugado, numerosos estudios demuestran que participa en la prevención contra la pérdida de masa muscular y la debilidad relacionadas con el envejecimiento y la enfermedad. Ésta es una de las razones que explica por qué el ALC figura desde hace mucho tiempo entre los suplementos alimenticios preferidos de los atletas y culturistas. ¿Encontraríamos algo mejor que un suplemento que reduce la grasa corporal a la vez que aumenta y protege la masa muscular magra?

Consejos respecto al ALC

- Si se toma con semillas de sésamo, los efectos del ALC se multiplican.
- La dieta media no proporciona más que 1 g (1.000 mg) de ALC al día.
- Puede tomarse el ALC con las comidas.

Dosis recomendadas. De 1.000 a 4.000 mg al día en una o dos tomas.

SUPLEMENTO SUPERESTRELLA NÚMERO SIETE: LA COENZIMA Q10 (CoQ10)

La coenzima Q10, también llamada ubiquinona, es un efectivo antiinflamatorio antioxidante con extraordinarias virtudes para el tratamiento y la prevención de la obesidad. Actúa de forma parecida a la acetil-l-carnitina en el sentido que colabora en la producción de energía en el interior del mitocondrio. Como sabemos ya, a medida que las células envejecen, desciende la producción de energía y ello significa que se reduce también la capacidad de autorreparación de la célula. La CoQ10 trabaja en sinergia con la aceil-l-carnitina, la carnitina y el ácido alfalipoico en el mitocondrio, acelera el metabolismo, nos proporciona mayor energía y resistencia y nos permite perder grasa corporal al tiempo que frena el descenso energético que presentan las células que envejecen. Asociada con otros antioxidantes, la CoQ10 eleva también los niveles celulares de vitamina C y E y de glutatión, participa en la regulación del azúcar en la sangre y aumenta la sensibilidad insulínica. La CoQ10 maximiza asimismo la transformación de los alimentos en combustible y ayuda a normalizar los índices de grasa en la sangre.

Cientos de estudios documentan la eficacia de la CoQ10 en la protección de los órganos vitales del cuerpo, entre los que cabe citar el cerebro, el corazón y los riñones. Por sus importantes efectos antiinflamatorios, la CoQ10 también protege el sistema cardiovascular. Mantiene sano el músculo del corazón y evita la inflamación de las arterias, previniendo así la arteriosclerosis. Si bien encontramos pequeñas cantidades de CoQ10 en pescados como el salmón o las sardinas, así como en los frutos secos, es aconsejable un suplemento de CoQ10 por sus virtudes en el campo de la lucha contra el envejecimiento y la obesidad. Estos suplementos son especialmente importantes en las mujeres, pues suelen presentar índices de CoQ10 más bajos que los de los hombres.

Consejos respecto a la CoQ10

- Este suplemento deberían tomarlo todas las personas de más de cuarenta años, ya que al envejecer disminuyen los niveles de CoQ10 en los tejidos.
- Es aconsejable tomarlo durante las comidas.

Dosis recomendadas. Mi consejo es el de tomar como mínimo 30 mg al día. Quienes tengan problemas de salud, siempre bajo supervisión y recomendación de su médico, pueden llegar a 300 mg diarios. Hace falta tomar este suplemento durante unas tres semanas para conseguir la máxima concentración en suero de CoQ10.

SUPLEMENTO SUPERESTRELLA NÚMERO OCHO: EL CROMO

El cromo es un nutriente básico para el control y la reducción del exceso de grasa corporal. Con suplementos de cromo en la dieta podemos reducir de forma efectiva los niveles de azúcar en la sangre y de insulina: la clave para una dieta adelgazante y antiinflamatoria. Las personas con exceso de peso presentan un estado inflamatorio que bloquea su mecanismo de combustión de grasas. Nosotros nos planteamos el objetivo de invertir este proceso. El cromo ayuda a disminuir la inflamación, y con ello se liberan las enzimas que colaboran en la metabolización de las grasas. El cromo no sólo afecta a los niveles de azúcar e insulina, sino que contribuye también en la normalización de los lípidos en la sangre, como los triglicéridos y el colesterol, así como en el aumento de los

LA LEVADURA DE CERVEZA, UNA FUENTE NATURAL DE CROMO

Algunos expertos consideran que la mayoría de la población no ingiere suficiente cromo en su dieta. Es posible que un déficit generalizado de cromo contribuya a las epidemias del síndrome metabólico, la obesidad y la diabetes de tipo 2.

Además de tomar suplementos de cromo, podemos añadir levadura de cerveza a la dieta (no hay que confundirla con la levadura de panadero, pues son sustancias completamente distintas). La levadura de cerveza es la que utilizan los cerveceros para elaborar dicha bebida. Esta levadura, además de ayudar al cuerpo a mantener unos niveles de azúcar en la sangre normales, es una excelente fuente de proteínas y de vitaminas B esenciales, claves para la salud de los sistemas nervioso y digestivo, así como también de la piel y del hígado, la cicatrización de heridas y la lucha contra el estrés, la fatiga crónica y la depresión.

Por desgracia, la levadura de cerveza tiene un sabor amargo bastante desagradable. Puede mezclarse con yogur y con batidos de frutas del bosque para disimular su sabor.

niveles de colesterol HDL (el bueno) y la reducción del colesterol total y los triglicéridos. Así pues, estamos hablando de un protector cardíaco.

Los expertos en nutrición afirman que, en general, la población de Estados Unidos presenta un déficit de cromo, carencia que se relaciona con la diabetes de tipo 2 y las enfermedades cardiovasculares. Ciertos estudios han demostrado que el aumento del consumo de azúcar reduce nuestras reservas de cromo y nos expone al riesgo de la hiperglicemia y la hiperinsulinemia (exceso de azúcar y de insulina en la sangre).

Consejos respecto al cromo

- El cromo es un nutriente esencial imprescindible para el metabolismo normal del azúcar y las grasas.

- El cromo es importante para la producción de energía y ejerce una función clave en la regulación del apetito, en la reducción del ansia de ingerir azúcares y en la eliminación de la grasa corporal.
- La absorción del cromo se hace más difícil si se ingiere junto a alimentos como la leche y otros ricos en fósforo
- No debe tomarse cromo con alimentos ricos en ácido fítico (pan sin levadura, judías crudas, semillas, frutos secos, cereales y aislados de soja), pues disminuiría su absorción.
- El tipo de suplemento recomendado es el polinicotinato de cromo.

Dosis recomendadas. Aconsejo tomar 100 µg al día en una persona normal de más de cuarenta años y hasta 200 µg al día para quienes sigan la dieta Perricone para perder peso.

SUPLEMENTO SUPERESTRELLA NÚMERO NUEVE: EL ÁCIDO GAMMA-LINOLEICO (AGL)

El AGL es un importante ácido graso esencial omega-6. A lo largo del libro hemos visto que la alimentación occidental adolece de un exceso de ácidos grasos esenciales omega-6. Y es así cuando nos referimos al ácido linoleico que encontramos en una serie de aceites vegetales, cereales y semillas. No obstante el AGL es un omega-6 que vale la pena tomar como suplemento. El cuerpo convierte con rapidez el AGL en ácido dihomogamma-linoleico (ADGL), precursor de la prostaglandina E1, un eficaz antiinflamatorio parecido a las hormonas que contribuyen a la regulación de la inflamación y de la presión arterial y a otros muchos procesos orgánicos. Distintos estudios han determinado que el AGL contribuye a la reducción del colesterol total y de la tensión arterial gracias al incremento de producción de prostaglandina E1. El AGL también puede incrementar el ritmo metabólico, con lo que el cuerpo quema grasas y, por consiguiente, pierde peso.

La dieta media de la población occidental provoca una deficiencia de AGL a causa de la gran cantidad de ácidos transgrasos, azúcares, carne roja y lácteos que contiene. El AGL, difícil de encontrar en las dietas, es abundante en los aceites de borraja, grosella negra y onagra.

Consejos respecto al AGL

- Tomaremos AGL con las comidas para mejorar su absorción.
- El AGL mejora la sensibilidad insulínica y reduce así el riesgo de desarrollo de diabetes, enfermedades cardíacas y exceso de grasa corporal.
- El aceite de borraja es el suplemento alimenticio más rico en AGL.
- Como ocurre con los suplementos de aceite de pescado omega-3, los resultados no se producen de la noche a la mañana, al contrario, pueden tardar hasta seis meses en aparecer. Ello no tiene que desanimarnos sino que puede empujarnos a añadir en cuanto nos sea posible este aceite graso esencial a la dieta.

Dosis recomendadas. De 200 a 400 mg de AGL al día, entre 1 y 2 tomas de 1.000 mg de aceite de borraja.

SUPLEMENTO SUPERESTRELLA NÚMERO DIEZ: LA GLUTAMINA

La glutamina es un complemento alimenticio imprescindible para quienes deseen perder peso. Se trata de un aminoácido clasificado como «esencial en determinadas condiciones», lo que significa que somos capaces de sintetizarlo, pero sólo dentro de unos límites controlados por una serie de factores (el consumo de los precursores apropiados y la edad y salud de la persona). La glutamina se deposita básicamente en los músculos y es el aminoácido que más abunda en el cuerpo. (Los aminoácidos son los componentes básicos de una proteína. En éstas encontramos normalmente veinte aminoácidos distintos. Existen ocho aminoácidos esenciales: isoleucina, leucina, lisina, meteonina, fenilalanina, treonina, triptofán. En realidad nuestro organismo necesita veinte aminoácidos distintos, pero es capaz de producir los doce restantes a partir de estos ocho que nos aporta la alimentación.)

Si bien una parte importante de la glutamina que necesitamos la sintetizan las células musculares, también podemos obtener un volumen significativo de glutamina a partir de distintas fuentes alimenticias, como la carne de ave, el pescado, los lácteos y las legumbres.

Sin embargo, en situaciones de estrés, la glutamina se consume rápidamente y nuestro organismo no consigue producir la que ha de satisfacer sus necesidades. Unos ejercicios cardiovasculares prolongados e intensos, como la carrera o el aeróbic, impulsan a quemar músculo para conseguir energía y agotan así nuestras reservas de glutamina.

Parece ser que la glutamina ejerce una importante función en el funcionamiento normal de los músculos y en la reducción de su deterioro. Esto se explicaría por el hecho de que la glutamina es el único aminoácido que contiene dos moléculas de nitrógeno. Gracias a esta molécula suplementaria, la glutamina puede transportar o enviar el nitrógeno a donde sea más necesario. El nitrógeno es uno de los componentes básicos de las células musculares; la glutamina es el sistema de distribución que transporta el nitrógeno a dichas células. También puede expulsar el exceso de nitrógeno fuera del cuerpo, una función importantísima porque el nitrógeno puede actuar como toxina. Para conseguir las condiciones óptimas de crecimiento muscular, la glutamina debe funcionar correctamente y el aporte de nitrógeno tiene que ser superior a su eliminación.

Cuando el cuerpo tiene un exceso de peso y se encuentra en un estado inflamatorio, necesita más glutamina. Entonces es cuando la busca en el tejido muscular y el organismo pierde esta masa. Es mejor asegurar reserva suficiente de glutamina si se quiere adelgazar conservando íntegros los músculos.

La glutamina ejerce también otras funciones importantes. Es básica para nuestro sistema inmunitario y, en la respuesta inmunitaria, para los que la utilizan: los glóbulos blancos. Es también anticatabólica, lo que significa que es indispensable en la prevención del deterioro muscular causado por un estrés extremo, como sería el caso del traumatismo físico, las heridas, quemaduras graves, enfermedad, tensión mental o física, exceso de trabajo o agotamiento, alimentación insuficiente y dietas.

La glutamina posee unas propiedades anticatabólicas tan extraordinarias que ha llegado a utilizarse para evitar úlceras debidas al estrés en quemaduras graves. Los científicos también han constatado que los pacientes que han sufrido intervenciones quirúrgicas importantes o traumatismos no han perdido masa muscular en el período de recuperación si se les ha suministrado algún suplemento con glutamina, ¡aunque hayan permanecido inactivos! Esta prevención de la pérdida muscular es

ANABOLISMO CONTRA CATABOLISMO

El término «anabolismo» implica construcción de tejido, y el catabolismo, en cambio, destrucción de tejido. Nuestro objetivo es el de permanecer siempre en estado anabólico. El cuerpo es el que fabrica las sustancias anabólicas, y entre ellas encontramos las hormonas del crecimiento y las hormonas sexuales como la testosterona.

El estado catabólico recibe también el nombre de caquexia, un síndrome caracterizado por una involuntaria y progresiva pérdida de peso, debilidad y reducción de grasa y masa muscular en el cuerpo. Se trata de un estado catabólico que se produce en enfermedades como el cáncer y el sida.

La inflamación sitúa nuestro cuerpo en un estado catabólico aunque no suframos una enfermedad grave. El régimen antiinflamatorio, los suplementos antiinflamatorios, como el ácido alfalipoico, el CoQ10 y la glutamina son factores de protección muy importantes cuando abordamos un programa de adelgazamiento.

la razón que me mueve a aconsejar la ingestión de glutamina como parte de la dieta antiinflamatoria.

La glutamina es también un apoyo para el sistema digestivo. La salud de los intestinos tiene una gran importancia ya que se trata del punto de entrada del combustible y de los nutrientes. La glutamina nutre las células que recubren el estómago, los intestinos y el sistema digestivo, que la utilizan también como combustible. Distintos estudios han demostrado que un suplemento de glutamina protege contra las lesiones gástricas causadas por el consumo de aspirinas y acelera la curación de las dolorosas úlceras gástricas. En realidad, conocemos un antiguo remedio popular para las úlceras a base de zumo de col fresca, con alto contenido en glutamina. Ésta es también adecuada para el tratamiento de los problemas estomacales procedentes de la colitis o de la enfermedad de Crohn. En resumen, la glutamina puede utilizarse siempre que se produzcan problemas estomacales, desde el simple abuso de la col (gastritis desencadenada por éste) hasta las úlceras, la diarrea vírica o incluso los problemas graves, como la enfermedad intestinal inflamatoria.

Sería difícil exagerar la importancia de la glutamina en nuestro sistema antioxidante. En combinación con otros aminoácidos, la N-acetilcisteína y la glicina, la glutamina fomenta la síntesis del glutatión en el hígado. El glutatión es el sistema de defensa antioxidante básico del organismo, y resulta imprescindible para el buen funcionamiento de todas las células. Está implicado en la síntesis de las proteínas, en el transporte de los aminoácidos y en el reciclaje de otros antioxidantes, como la vitamina C. En realidad es tan efectivo a la hora de evitar la inflamación, que se utiliza para el tratamiento de los pacientes infectados por el VIH que padecen de altos niveles de inflamación y desgaste orgánico.

La glutamina reduce el ansia de ingestión de hidratos de carbono ricos en azúcares y facilita el proceso del adelgazamiento. Ayuda también a prevenir la depresión y la fatiga e incluso puede ayudarnos a sintetizar los neurotransmisores del cerebro, que nos relajan de forma natural y mejoran nuestro estado de ánimo. En el cerebro, se convierte en ácido glutámico y aumenta la concentración de GABA (ácido gamma-aminobutílico).

Tanto el ácido glutámico como el GABA se consideran «combustibles del cerebro», pues resultan esenciales para un funcionamiento mental normal. Los estudios recientemente realizados han demostrado también que los suplementos de glutamina ayudan a evitar los efectos perjudiciales del alcohol en el cerebro y reducen el ansia de ingestión de alcohol (así como de alimentos).

Consejos respecto a la glutamina

- En cuanto se ha mezclado con agua, la glutamina se deteriora con rapidez, por lo que hay que ingerirla de inmediato una vez disuelta.
- No hay que guardar la solución de glutamina, ya que puede convertirse en ineficaz o incluso tóxica.
- Debe prepararse una mezcla para cada dosis.
- Antes de empezar un programa de suplementos siempre debemos consultar con el médico, sobre todo si se sufre cualquier enferme-

dad renal, hepática u otros problemas de salud, al igual que en el embarazo o en la lactancia.
- La glutamina puede provocar estreñimiento a algunas personas; para evitarlo, se aumentará la ingestión de agua y de fibra soluble. Puede solucionarse el problema añadiendo un gramo de peptina o un vaso de agua.

Dosis recomendadas. Media cucharadita de glutamina disuelta en agua tres veces al día.

SUPLEMENTO SUPERESTRELLA NÚMERO ONCE: LA MAGIA DEL MAITAKE

La fórmula Maitake SX-Fraction® es un suplemento especial obtenido a partir de la seta *maitake*. Disponemos de pruebas sólidas que demuestran que constituye un medio efectivo para la prevención del síndrome metabólico, cuatro desequilibrios metabólicos que incrementan el riesgo de desarrollar enfermedades cardiovasculares y diabetes: 1) hipertensión arterial; 2) elevados niveles de insulina; 3) exceso de peso (en especial en la zona del abdomen); y 4) dislipidemia (altos niveles de HDL o colesterol bueno, altos niveles de LDL o colesterol malo, y altos niveles de triglicéridos, grasas alimentarias que acaban en la sangre, en los órganos y tejidos). El síndrome metabólico es un efecto secundario del estilo de vida occidental, sedentario, asociado a un sistema de alimentación inflamatorio, rico en azúcares, féculas y comida basura que ha sufrido procesos industriales.

El *maitake* Grifon SX-Fraction® se ha elaborado sobre la base de una fracción activa, recién descubierta, de la seta *maitake (Grifola frondosa)* en colaboración con el doctor Harry G. Preus, de la Universidad de Georgetown (Estados Unidos). El doctor Preus es también autor de la obra *Maitake Magic* (ver apartado de recursos).

El estudio llevado a cabo en la Universidad de Georgetown se inició en 1997 sobre la base de un compuesto o fracción descubierto anteriormente, la X-Fraction®, que los científicos japoneses habían demostrado que poseía una función antidiabética. En su búsqueda de un compuesto superior, los investigadores mejoraron el método de fraccionamiento e identificaron otro compuesto activo del *maitake* denominado SX-Fraction®. Los estudios sobre la SX-Fraction® se llevaron a cabo en la Universidad de Georgetown y en el Medical College de Nueva York. Los resultados demuestran que la SX-Fraction® posee efectivamente una capacidad superior que la X-Fraction® a la hora de aumentar la sensibilidad insulínica para el control de los niveles de azúcar en la sangre y la reducción de la hipertensión. Otro medio terapéutico interesante que añadir a nuestro arsenal de sustancias capaces de controlar el azúcar en la sangre y todas sus consecuencias negativas.

Los expertos piensan que la Fracción SX® de la seta maitake puede ser de gran ayuda, no sólo para la prevención, sino también para las personas que sufren trastornos crónicos asociados con la edad y con procesos inducidos por el mal funcionamiento metabólico de la glucosa y la insulina en la sangre.

En un reciente estudio llevado a cabo por cuatro investigadores japoneses en una muestra de 33 personas diabéticas sometidas a tratamiento con nueve tabletas de Fracción SX® diarias, se observó que los marcadores de colesterol y azúcar en sangre mejoraron significativamente. Además, perdieron 2,5 kg de peso en un periodo de dos meses sin realizar ninguna dieta. Por lo que, estadísticamente, se ha de tener en cuenta para futuros estudios y así poder ayudar a la prevención de síndromes metabólicos. La Fracción SX® puede servir como un verdadero suplemento para perder peso, sin tener que modificar las conductas de comportamiento habituales, como consumir menos calorías o realizar ejercicio.

Puede que el Maitake Fracción SX® se convierta en el principal suplemento dietético para este tipo específico de síndromes metabólicos cuando tenga el soporte de suficientes investigaciones científicas.

Consejos respecto al Maitake Fracción SX®

- Estudios recientes sugieren que la Fracción SX® puede ayudar a mantener la salud de la función cardiovascular y del sistema circulatorio.
- Para obtener unos efectos óptimos hay que tomarlo entre comidas.

Dosis recomendada: Yo le recomiendo que adquiera Grifron Fracción SX® o un suplemento de extracto de seta maitake porque son los productos habituales utilizados en las investigaciones. Como aporte general para el mantenimiento de azúcar en la sangre hay que tomar una tableta 30 minutos antes de cada comida. Como tratamiento de choque se puede doblar o triplicar la dosis habitual.

MEZCLA DE POLISACÁRIDOS PARA LA PÉRDIDA DE PESO

Como complemento a la Fracción SX® existen otras sustancias que tienen propiedades parecidas. Científicos de varias universidades de Estados Unidos y de Asia han descubierto un tipo de polisacáridos desconocidos hasta la fecha (largas cadenas de moléculas de azúcares) llamados alfa-glucanos, que producen importantes efectos en la eficiencia e integridad de las mitocondrias.

Trabajando con algunos de estos investigadores, he podido introducir estos polisacáridos en la cadena alimentaria bajo el nombre de mezcla péptida de polisacáridos o «PEP». Uno de sus beneficios es proteger una parte de la región mitocondrial de las células (donde la comida se trasforma en energía para nuestro organismo) lo que mejora nuestra salud. La comida PEP también contiene una cantidad importante de ácidos grasos. Una toma una vez al día aporta los siguientes nutrientes:

- *Lignenos de la cascarilla de las semillas de lino.* Es muy saludable, las fibras fito-estrogénicas ayudan al control del azúcar y la insulina en la sangre. También ayuda a proteger la salud gastrointestinal, colaborando en la absorción y eliminación de los alimentos, además tiene un poder antioxidante y generador de energía para las mitocondrias celulares.
- *Aminoácidos y polipétidos.* La mezcla PEP contiene ocho aminoácidos esenciales necesarios para la producción de proteínas en nuestro tejido conectivo; además tiene diez aminoácidos adicionales que ejercen efectos beneficiosos para la capacidad de producir energía de nuestras células.

- *Vitaminas y minerales.* Nutrientes esenciales seleccionados con particulares beneficios como antioxidantes de nuestro organismo y reparadores de los tejidos.
- *Fibras diarias.* Selección de fibras solubles e insolubles que ayudan en el control del azúcar en la sangre y mejoran la digestión.

Como en el Maitake Fracción SX®, los efectos de la mezcla de polisacáridos PEP es fisiológica, no como los de un fármaco, sino que trabaja para mantener la integridad celular del organismo. Yo recomiendo que por lo menos incluya unas de estas fórmulas de polisacáridos como suplemento en su dieta diaria, que además incluyen alguno de estos beneficios:

- Reducen las inflaciones del cuerpo.
- Incrementan la eliminación de glucosa, de este modo se reduce la hiperinsulinemia (demasiada insulina) y el síndrome metabólico.
- Incrementan la energía física y mental.
- Incrementan la circulación en los músculos, corazón, cerebro y otros órganos.
- Mejoran la suavidad de la piel.
- Incrementan la producción de fibroblastos, las células que generan los tejidos y la piel de nuestro cuerpo.

SUPLEMENTOS SUPERESTRELLA NÚMERO DOCE: DIMETILAMINOETANOL (DMAE)

El **DMAE** es una sustancia natural corriente con un gran poder antiinflamatorio. Se encuentra en el pescado, como el salmón del Pacífico, los boquerones y las sardinas. Antes de 1950, el DMAE era un fármaco utilizado para el tratamiento de los problemas del sistema nervioso central. Hasta no hace mucho se continuó utilizando con ese propósito y se vendía como suplemento nutricional para tratar la función cognitiva y con beneficios adicionales para la memoria y la inteligencia. El DMAE es importante en la producción de neurotrasmisores, especialmente el acetilcolina, además es esencial en la comunicación neuronal y entre las neuronas y los músculos. Es necesario para que los músculos se contraigan, ya que el mensaje entre las neuronas y los músculos es trasmitido por la vía de la acetilcolina. El DMAE también tiene unos efectos de estabilizador de membranas y ayuda a reducir la grasa del cuerpo. Además de ser precursor de la acetilcolina, también ejerce una buena actividad antiinflamatoria.

Tomando DMAE como suplemento, no sólo se mantiene la función cognitiva, sino que ayuda a mantener la tersura de la piel y el tono muscular. De hecho, estudios recientes han confirmado que la aplicación tópica de DMAE en forma de loción es extremadamente beneficioso –en otras palabras, tiene unos efectos muy positivos para la piel, la cual adquiere una apariencia radiante, tersa y firme, y reduce las microinflamaciones de la misma.

Consejos respecto al DMAE

- Para una salud óptima, belleza y los beneficios de perder peso, yo recomiendo comer pescado rico en DMAE, tomar suplemento de DMAE, y aplicar una loción tópica que contenga DMAE en la cara, el cuello y el cuerpo.
- Existe la idea que el DMAE pueda producir epilepsia o un empeoramiento del trastorno bipolar, por lo que está desaconsejado utilizar DMAE si se padecen estas enfermedades.
- El DMAE puede se un sobreestimulador para algunas personas, provocando algunas veces tensión muscular o insomnio. Las experiencias individuales de cada uno han de servir para interrumpir el uso de DMAE en caso necesario.
- Tomar con las comidas para obtener un efecto óptimo.

Dosis recomendada: Mi dosis recomendada es de 50 a 100 mg por día. Para ciertos usos terapéuticos, como la reducción de colesterol, se pueden prescribir dosis más altas. En caso de duda, consulte a su médico.

El próximo capítulo es el tercer escalón para la «Dieta Perricone para perder peso, el estilo de vida antiinflamatorio». Trata sobre cómo vive usted su vida, cómo se cuida a sí mismo y qué hace para proteger de las inflamaciones su cuerpo y su cerebro para que permanezca óptimamente, controlando el peso y manteniéndose en forma.

Capítulo 7
TERCERA ETAPA. EL ESTILO DE VIDA ANTIINFLAMATORIO

La motivación nos impulsa a comenzar
y el hábito nos permite continuar.

JIM RYUN,
ganador de tres medallas olímpicas

La comida no es lo único que nos engorda. Muchísimos otros factores, desde las horas de sueño hasta la cantidad de agua que ingerimos, pueden desencadenar o inhibir la respuesta inflamatoria. En este capítulo el lector encontrará una perspectiva general sobre lo que hay que tener presente para perder grasa, aunque en realidad podríamos resumirlo así: si uno trata bien su cuerpo, mantiene el peso adecuado.

La dieta Perricone para perder peso no se limita a una lista de alimentos que hay que ingerir o evitar. Intenta que todos comprendamos qué es lo que provoca la inflamación en nuestra vida cotidiana y cómo cambiar nuestras pautas. Una serie de detalles de los alimentos se relacionan directamente con la obesidad y el aumento de peso, así como con la aceleración del proceso del envejecimiento, las arrugas, la reducción del grosor de la piel, la muerte de células cerebrales, el cambio de tamaño del cerebro y el debilitamiento del sistema inmunitario. No vamos a tratar únicamente de los métodos que han demostrado su eficacia a la hora de reducir la inflamación corporal y también el peso, sino que aprenderemos al mismo tiempo de qué forma estas estrategias pueden aumentar nuestra sensación de bienestar.

LAS VIRTUDES ANTIINFLAMATORIAS DEL EJERCICIO

Empecemos por el ejercicio físico. Con la práctica del ejercicio, aparte de perder peso y ganar masa muscular, conseguiremos reducir el estrés y mejorar nuestro estado de ánimo. El ejercicio también nos ayuda a quemar grasas y a aumentar la musculación. Si lo combinamos con una dieta antiinflamatoria, tenemos el éxito asegurado.

El ejercicio físico nos proporciona importantes efectos antiinflamatorios. No existe un ejercicio físico mejor que otro; lo ideal será contar con una gama de actividades en las que figuren el aeróbic, el entrenamiento con pesas y los ejercicios de flexibilidad, como los estiramientos, el yoga o el Pilates. Para obtener el máximo beneficio de ellos, la clave estriba en la práctica regular. En este capítulo presentamos una amplia variedad de directrices y consejos para elaborar un plan de ejercicios personalizado, basado en las necesidades y la capacidad específica de cada cual.

Lo ideal sería practicar el ejercicio como mínimo cinco veces por semana, de treinta a cuarenta y cinco minutos al día. Para muchos lo mejor es marcarse una pauta de lunes a viernes, ya sea antes o después del trabajo. Con ello tenemos los fines de semana libres. Se trata de un plan muy efectivo, pues la mayoría despliega bastante actividad los sábados y domingos, con los recados y otras tareas físicas que no tienen nada que ver con el trabajo sedentario al que nos someten muchos empleos. De todas formas, si nos resulta imposible practicar de lunes a viernes, recordaremos que cualquier rato de actividad será positivo. Aunque no podamos consagrar al ejercicio más de diez minutos cuatro o cinco veces al día, ¡aprovechémoslos! Lo que no hay que hacer es compensar la inactividad de los cinco primeros días de la semana con un derroche de ejercicio exagerado durante el sábado y el domingo. El exceso de ejercicio o las interminables horas en las mal llamadas actividades de ocio resultan proinflamatorios. Así pues, limitaremos nuestras sesiones a un máximo de cuarenta y cinco minutos.

El exceso de ejercicio puede desencadenar la liberación de cortisol, la hormona del estrés, capaz de provocar un aumento involuntario de peso (en especial en la zona abdominal; en el capítulo 8 encontraremos más detalles sobre esta peligrosa acumulación de grasa), de descomponer el tejido muscular y de acelerar el ritmo del envejecimiento (más adelante nos extenderemos sobre este punto).

El ejercicio practicado con regularidad, además de mejorar nuestra salud física en general, es el aliado perfecto de cualquier programa de adelgazamiento y mantenimiento del peso ideal. Pero tal vez lo más positivo sea la sensación de satisfacción, de autoestima y de éxito que nos acompaña cuando practicamos el ejercicio con regularidad y no nos saltamos ninguna sesión. En realidad, es una de las pocas cosas que hacemos exclusivamente por y para nosotros mismos, pues en general pasamos el resto del día intentando responder a las exigencias de otros (jefe, pareja, familia, amigos...). El ejercicio es también muy positivo para la piel, pues le confiere una luminosidad que jamás conseguiremos con el maquillaje.

LO QUE NECESITAMOS ES CONFECCIONAR UN PLAN

Un interesante estudio realizado por la Universidad de Alberta, publicado en la revista *Psychology of Sport and Exercise*, afirmaba que la estrategia que realmente funciona en cuanto al ejercicio es muy simple: *Just Do It* («Simplemente, hazlo»), la frase popularizada por la firma Nike. El estudio afirma que las personas que consiguen practicar el ejercicio con regularidad no se paran a pensar en ello, lo hacen y punto, según la doctora Sandra Cousins, profesora de Educación Física y Actividades de Ocio en dicha universidad canadiense.

Después de realizar unas entrevistas en profundidad a cuarenta hombres y mujeres, con edades comprendidas entre los 42 y los 77 años, se dedujo que quienes hacían ejercicio con regularidad no necesitaban que nadie les animara, ni plantearse mucho los pros y los contras en cuanto a la participación.

«Antes creíamos que el convencimiento personal era importantísimo para aumentar la participación en el ejercicio, pero observando al público en general hemos visto que no hacen falta grandes palabras de ánimo», concluía la doctora Cousins.

A continuación presentamos tres sistemas infalibles para asegurar el ejercicio regular:

1) Establecer una rutina seria que pueda seguirse escrupulosamente: no permitir que nada se interponga en este camino. Programar los ejercicios de acuerdo con un horario realista. Cada persona sabe si las seis de la mañana es demasiado pronto para dedicarse a andar o si a las seis de la tarde, a la salida del trabajo, estará demasiado agotada.

2) Buscar algún compañero para los ejercicios y buscar un programa que pueda compartirse, con eso se ganará en motivación y el ejercicio resultará más distraído.

3) Buscar actividades que puedan complacernos de verdad. No empecemos con la carrera si no disfrutamos del ejercicio de resistencia en solitario. Pongámosle imaginación. Pensemos en lo que nos gustaba hacer de niños o en algo que siempre hemos querido aprender. Podemos optar por las clases de patinaje sobre hielo o en pista. Otra opción será la de jugar a tenis con nuestros hijos o bien apuntarse a clases de baile, ir a nadar a la piscina o comprarse una bicicleta, ya que los nuevos modelos poseen unos sistemas de marchas que nos facilitan el desplazamiento en cuestas. O bien adoptar un perro y pasear con él. En fin, las posibilidades son infinitas.

La parte de aeróbic de mi programa, por ejemplo, consiste en correr un rato en la cinta todas las mañanas antes de ir a trabajar. Eso es lo primero que hago yo mismo al salir de la cama. Si espero un poco, mil y una excusas, interrupciones y distracciones se cruzan en mi camino. He descubierto que la carrera matinal me proporciona energía para todo el día y también un mejor humor. Cuando no practico el ejercicio, me canso antes tanto mental como físicamente.

He aprendido algunas de las mejores directrices en cuanto a ejercicios consultando el sitio web *www.fitness.gov*. Podemos visitar este sitio con frecuencia, pues nos proporcionará una valiosa información para conseguir la mejor forma física y un estilo de vida saludable a cualquier edad.

EN MARCHA, CUIDEMOS LA RESPIRACIÓN

Según el sitio web antes citado, si bien cualquier tipo de movimiento físico exige energía y calorías, el que consume más es el ejercicio aeróbico. El término «aeróbico» procede de la palabra griega que significa «con oxígeno». En los círculos deportivos se utiliza para describir cualquier ejercicio que aumenta la necesidad de oxígeno. El ejercicio aeróbico obliga al corazón a latir con más fuerza y rapidez para llevar más oxígeno a los músculos que trabajan duramente, los cuales lo utilizan para convertir la glucosa y la grasa en energía. El jogging, la marcha rápida, la natación, el ciclismo, el patinaje, el esquí de fondo y el baile constituyen las formas más populares de ejercicio aeróbico.

El ejercicio aeróbico exige la utilización de los grandes grupos musculares en un movimiento continuo, rítmico y sostenido y requiere oxígeno para producir energía. Cuando el oxígeno se combina con los nutrientes (que pueden proceder de la grasa acumulada), se produce energía para reforzar la musculatura del cuerpo. Cuanto mayor es el movimiento aeróbico, mayor es la energía que hace falta y también las calorías consumidas (no hay que olvidar que las sesiones intensas, como la carrera y el baile aeróbico, no deben exceder de cuarenta y cinco minutos). El ejercicio aeróbico regular mejora la función del corazón, de los pulmones, de los vasos sanguíneos y de los tejidos, que utilizan el oxígeno para producir la energía necesaria para la actividad. Con él conseguimos un cuerpo mucho más sano y nos libramos del exceso de grasa corporal.

¿CUÁNTO? ¿CON QUÉ FRECUENCIA?

Los expertos recomiendan una u otra forma de ejercicio aeróbico como mínimo tres veces por semana durante veinte o treinta minutos sin interrupción. A medida que aumentemos la potencia y la resistencia, podremos alargar los períodos, sin superar los cuarenta y cinco minutos, pues cabe recordar que el agotamiento es inflamatorio. A quien le parezca excesivo puede empezar con períodos más cortos y aumentar su duración paulatinamente. Quienes deseen perder muchos kilos podrán optar por el ejercicio aeróbico cinco días a la semana.

Es importante entrenarse con una intensidad suficiente para que se incremente el ritmo cardíaco y respiratorio. El grado de dificultad dependerá de la edad y se determinará midiendo el pulso.

Hay que mantener lo que denominamos la «frecuencia cardíaca marcada» y podemos llegar a ella siguiendo distintas vías. La más simple consiste en restar 220 a la cifra de nuestra edad y calcular luego entre el 60 y el 80% de la cifra obtenida. Los principiantes deberían mantener un nivel de un 60%, mientras que los más experimentados podrían llegar al límite del 80%. De todas formas, esto no son más que pautas y las personas que sufren algún problema físico deberían establecer la cifra con la ayuda de su médico.

Pueden llevarse a cabo distintos tipos de actividades aeróbicas, por ejemplo andar un día e ir en bici al siguiente. Nos aseguraremos de que escogemos actividades que podemos seguir con regularidad y que nos resultan agradables. Lo importante es que no pasen muchos días entre las sesiones, pues podrían perderse sus beneficios. Si durante unos días nos resulta imposible practicar, en cuanto podamos retomaremos poco a poco la rutina habitual.

HOJA DE CONTROL DE LA ACTIVIDAD FÍSICA (FUENTE: DEPARTAMENTO DE SANIDAD Y SERVICIOS HUMANOS DE ESTADOS UNIDOS)

La inactividad física, junto con unos hábitos alimentarios poco adecuados, contribuyen en la muerte de unas 300.000 personas al año en Estados Unidos, bajas que podrían evitarse. Más del 40% de las muertes que se registran en este país están provocadas por unas pautas de conducta que podrían modificarse. La vida sedentaria es uno de los principales factores de riesgo en el espectro de las enfermedades que podrían evitarse, que deterioran la calidad de vida y que matan a una cantidad importante de la población. La conjunción de una dieta inadecuada y la falta de actividad física sitúa el número de muertos por estas causas casi al mismo nivel que las que provoca el tabaco (435.000), la principal causa de mortalidad evitable en Estados Unidos. Para evitarlo, basta con seguir unas sencillas recomendaciones:

- Los adultos de dieciocho años o más deberían llevar a cabo alguna actividad física durante cinco días o más a la semana para mantener la salud; los niños y adolescentes necesitan sesenta minutos de actividad diaria para mantenerse en forma
- Pueden obtenerse importantes beneficios cuando se incluye un volumen moderado de actividad física a la rutina cotidiana (por ejemplo, treinta minutos de marcha rápida o de rastrillado de hojas muertas, quince paseos a buen ritmo, cuarenta y cinco minutos de voleibol). Pueden conseguirse además más ventajas para la salud si se aumenta la actividad física.
- Entre treinta y sesenta minutos de actividad al día, repartidos en pequeños períodos de diez o quince minutos, reportan grandes beneficios para la salud, aunque siempre hay que recordar las directrices anteriores y limitar las sesiones a cuarenta y cinco minutos
- Una actividad física moderada diaria puede reducir de forma sustancial el riesgo de desarrollo de enfermedades cardiovasculares, diabetes de tipo 2 y algunos tipos de cáncer, como el de colon. Tiene también su influencia en la reducción de la tensión arterial y del colesterol, previene o retrasa la osteoporosis y ayuda a reducir la obesidad, los síntomas de ansiedad, los de depresión y la artritis
- Las enfermedades cardiovasculares (ataque al corazón, apoplejía) son las principales causas de mortalidad de hombres y mujeres en Estados Unidos. Las personas que llevan una vida inactiva tienen el doble de posibilidades de padecer enfermedades cardíacas y coronarias que aquéllas que realizan alguna actividad. Los riesgos relacionados con la inactividad física son casi tan elevados como los asociados al tabaquismo, a la hipertensión arterial y a los altos niveles de colesterol.

Tabla de gasto de energía

En la página siguiente presentamos una tabla en la que se precisan las calorías que quemamos en una hora de realización de distintas actividades. A pesar de que en la dieta Perricone para perder peso no nos centramos en el recuento de calorías, la tabla nos ayudará a tomar conciencia de la importancia del trabajo físico. Quince minutos al día de ejercicio moderado pueden tener unos efectos significativos para nuestra salud y nuestro aspecto.

En el sitio web antes citado, encontraremos también la *Nolan Ryan Fitness Guide*, una guía para el ejercicio físico que contiene una excelente información sobre estiramientos, de la que hacemos un resumen a continuación:

Estiramientos: conseguir flexibilidad

Los estiramientos, tantas veces dejados a un lado, tienen una importancia vital en el fortalecimiento y la flexibilidad de los músculos y articulaciones a fin de evitar las lesiones. Por ello, son una parte básica del precalentamiento antes de cualquier actividad física y de la relajación que le sigue.

Si dedicamos unos minutos al día a los estiramientos lentos, sabremos solucionar mejor las tensiones. Estas sesiones nos darán momentáneamente la oportunidad de desconectar de todo lo que nos produce estrés y centrarnos, física y mentalmente, en nuestra actividad, y colaborarán asimismo en la relajación de todos los músculos. Intentemos dedicar entre cinco y diez minutos a los estiramientos al volver a casa después del trabajo y veremos cómo nos tranquilizamos. Nos sorprenderá hasta qué punto era importante la tensión de nuestro cuerpo.

Encontraremos numerosos libros y artículos que describen los movimientos específicos de los estiramientos. En una sesión óptima habría que ejercitar los principales grupos musculares y no superar los diez minutos. Estudiaremos las reglas de los estiramientos antes de empezar.

A. Actividades sedentarias	Gasto de energía calorías/hora*
Posición tumbada o dormir	
Sentados tranquilamente	
Escribir, jugar a las cartas, etc. sentados	
B. Actividades moderadas	**150-350**
Bicicleta (8 km/h)	174
Canoa (4 km/h)	174
Baile (de salón)	210
Golf (en dúo, llevando los palos)	324
Equitación (paso y trote)	246
Trabajo doméstico, limpieza, etc.	246
Natación (crol, 20 m/min)	288
Tenis (dobles sin competición)	312
Voleibol (sin competición)	264
Andar (3 km/hora)	198
C. Actividades vigorosas	**más de 350**
Danza aeróbica	546
Baloncesto (sin competición)	450
Ciclismo (20 km/h)	612
Entrenamiento con pesas	756
Fútbol (toque, vigoroso)	498
Patinaje sobre hielo (14 km/h)	384
Squash	588
Patinaje (14 km/h)	384
Jogging (10 min por 1,5 km, 10 km/h)	654
Fregar suelos	440
Natación (crol, 45m/min)	522
Tenis (individual, sin competición)	450
Esquí de fondo (8 km/h)	690

* Las estimaciones sobre horas se basan en valores calculados para las calorías quemadas por minuto por una persona de 68 kg de peso.

Las reglas de los estiramientos

- Empezaremos por un calentamiento: hay que calentar músculos, tendones y ligamentos para darles flexibilidad y capacidad; si estiramos los músculos en frío, podemos sufrir roturas en ellos.
- Los estiramientos han de ser siempre graduales y suaves.
- Debe mantenerse el estiramiento en una posición estática durante diez o veinte segundos, a fin de que el músculo se alargue lentamente.
- No hay que dar saltos, éstos en realidad acortan los músculos en lugar de alargarlos.
- Llevaremos a cabo el estiramiento sólo hasta el punto de resistencia; cuando duela, sabremos que estamos presionando excesivamente.
- No tengamos prisa por acabar la sesión, utilicémosla para prepararnos mental y físicamente para la actividad.

Ejercicios de fuerza y resistencia

El Instituto Nacional sobre Envejecimiento estadounidense posee un sitio web *(www.niapublications.org)* que constituye una fuente de información importante sobre todo tipo de ejercicios, e incluye también dibujos y animaciones sobre prácticas concretas en las categorías siguientes:

1) Resistencia.
2) Aguante.
3) Equilibrio.
4) Estiramientos.

Los ejercicios de musculación están concebidos para mejorar la masa muscular y fortalecer los huesos. Según la institución citada, incluso un pequeño cambio en el tamaño del músculo puede tener una gran importancia en la resistencia, sobre todo para las personas que han perdido mucha masa muscular. En ocasiones, un incremento muscular que ni siquiera el ojo detecta puede facilitarnos los gestos más básicos, como levantarnos de la silla o subir una escalera.

Los ejercicios de musculación nos exigen levantar pesas o empujarlas, aumentando gradualmente el peso utilizado. Para ello podemos utilizar mancuernas de mano o tobillo, que encontraremos en tiendas de deportes y algunos centros comerciales. Es un material que resulta económico, no se estropea y puede utilizarse durante años.

Nos procuraremos asimismo, en un establecimiento de artículos de deporte, una goma (de las que recuerdan las típicas combas y sirven para estirar los músculos) para realizar otros ejercicios de musculación. También puede optarse por usar el equipo de musculación de un gimnasio o un centro de fitness.

¿Cuánto? ¿Con qué frecuencia?

- Llevaremos a cabo ejercicios de musculación en todos los grupos musculares como mínimo dos veces por semana. No ejercitaremos el mismo grupo dos días seguidos.
- Según nuestro estado de salud, tal vez debamos comenzar con las pesas de medio kilo y de kilo o trabajar sin pesas. Los tejidos que unen las estructuras de nuestro cuerpo necesitan un tiempo para adaptarse a esta actividad.
- Durante la primera semana levantaremos el mismo peso, y a partir de ésta lo incrementaremos de manera gradual. Si empezamos con un peso excesivo, podríamos lesionarnos.
- Poco a poco llegaremos a un peso que constituirá un desafío para nosotros. Si no obligamos a los músculos a trabajar, no nos beneficiaremos de los ejercicios de musculación.
- Repetiremos un ejercicio de musculación entre ocho y quince veces, descansaremos un minuto y pasaremos a otra serie de entre ocho y quince repeticiones. (Consejo: en el tiempo de descanso podemos estirar el músculo que acaba de trabajar o pasar a un ejercicio de musculación distinto en el que trabaje otro de los grupos musculares.)
- Invertiremos tres segundos en levantar o empujar un peso, mantendremos la posición durante un segundo, y en los tres siguientes bajaremos el peso. No hay que soltarlo con gesto brusco, sino bajarlo lentamente.

- La acción de levantar o empujar el peso tiene que dar la sensación de algo difícil o bastante difícil, pero nunca excesivamente difícil. Un peso que no podemos levantar o empujar ocho veces seguidas es excesivo para nosotros. De ser así, reduciremos el peso. Por el contrario, si somos capaces de levantarlo más de quince veces seguidas es demasiado ligero y, por tanto, debemos incrementarlo.
- Realizaremos ejercicios de estiramiento después de los de musculación, cuando los músculos se hayan calentado ya. Si los practicamos antes, debemos asegurarnos de que primero calentamos los músculos (mediante una marcha rápida o el rápido movimiento de brazos de arriba abajo.)

CONSEJOS EN CUANTO A SEGURIDAD PARA LOS EJERCICIOS DE ESTIRAMIENTO

- No hay que contener la respiración durante estos ejercicios. Debemos inspirar y espirar con normalidad. La retención del aliento durante el esfuerzo puede provocar cambios en la tensión arterial, sobre todo en personas con problemas cardiovasculares.
- Quienes hayan pasado por una operación de rodilla o cadera deberán consultar con su cirujano antes de planificar los ejercicios en los que trabaja la parte inferior del cuerpo.
- Evitaremos «lanzar» las pesas para alcanzar la posición adecuada. Estos movimientos podrían provocar lesiones. Los movimientos tienen que ser suaves y regulares.
- Evitaremos también «bloquear» las articulaciones de brazos y piernas en una posición concreta. (Un consejo para el estiramiento de las rodillas: si apretamos los músculos de los muslos, levantaremos las rótulas y las protegeremos.)
- Hay que espirar al hacer el esfuerzo e inspirar al relajarse. Si hacemos levantamiento de piernas, por ejemplo, espiraremos al subirlas e inspiraremos al bajarlas. Al principio tal vez nos parezca extraño y tengamos que irlo recordando a medida que practicamos.
- Es normal sentir dolor muscular y cierta fatiga unos días después de los ejercicios de musculación, lo que no lo es tanto es el agota-

miento, el dolor en las articulaciones y los desagradables tirones musculares. Estos últimos síntomas indican que nos hemos excedido en el trabajo.

- Ninguno de los ejercicios tiene que resultar doloroso. La extensión de brazos y piernas nunca tiene que doler.

EL PROGRESO

- El aumento gradual del peso es muy importante para incrementar la fuerza muscular.
- En cuanto consigamos levantar un peso entre ocho y quince veces, aumentaremos su carga en la siguiente sesión.
- Ejemplo de progreso gradual. Empezaremos con una pesa que podamos levantar sólo ocho veces. Sigamos con ella hasta que consigamos levantarla entre doce y quince veces. Le añadiremos peso después, de manera que volvamos a poder levantarla tan sólo ocho veces. Seguiremos entonces con ella hasta levantarla entre doce y quince veces, para añadir posteriormente más carga. Y seguiremos así con el proceso.

CONSEJOS PARA PONERSE MANOS A LA OBRA Y NO ABANDONAR

Espero haber convencido al lector de que se sentirá mejor y más feliz si incluye unos ejercicios a su rutina diaria. Se trata de un cambio que vale la pena. He aquí unos trucos, cortesía del Instituto Nacional sobre Envejecimiento estadounidense, para empezar con buen pie:

1) Consultar de entrada con nuestro médico. Es importante su opinión antes de iniciar un programa de ejercicios, sobre todo si llegamos a él con algún problema.
2) Establecerse objetivos a corto plazo que no tengan nada que ver con el adelgazamiento. Es importante comprobar que el ejercicio tiene valor por sí mismo. Anotar los avances y comentarlos con los amigos y familiares.
3) Establecer un plan específico por escrito.

4) Seguir marcándose objetivos realistas a medida que se avanza y tenerlos siempre presentes.

5) Llevar un diario en el que anotemos los avances y mantenerlo siempre al día.

6) Anotar el peso o el porcentaje de grasa corporal en el diario.

7) Mejorar el programa a medida que progresamos.

8) Pedir el apoyo y la compañía de algún familiar y amigo.

9) Poner al corriente de nuestros avances a los demás.

10) Evitar lesiones, marcando nuestro propio ritmo y empezando los ejercicios con unos minutos de calentamiento y terminando con relajación.

11) Recompensémonos constantemente por el trabajo bien hecho.

LA TENSIÓN, EL AUMENTO DE PESO RELACIONADO CON ÉSTA Y LA OBESIDAD

La tensión es muy destructiva, y no sólo a escala emocional, sino también física. Por desgracia, en el mundo actual, todos vivimos muchas tensiones y nada nos hace suponer que la situación pueda mejorar a corto plazo.

Un sinfín de circunstancias crean la tensión en nuestra vida cotidiana. Las discusiones con la familia, los amigos o los compañeros de trabajo; la falta de sueño; las inquietudes por cuestiones familiares o económicas; la presión constante para responder a las exigencias del hogar y del trabajo, o el juego excesivo pueden crear estrés. Los «guerreros de fin de semana», que compensan cinco o seis jornadas de actividades sedentarias con horas y horas de extenuante actividad en sus días libres, viven también situaciones estresantes.

EL CORTISOL, LA HORMONA DEL ESTRÉS Y DE LA MUERTE

Cuando nos encontramos bajo los efectos de la tensión, nuestras glándulas suprarrenales producen hormonas, entre las que cabe citar las de la lucha o la huida, la epinefrina (adrenalina) y la norepinefrina (noradrenalina), así como el cortisol.

El cortisol es un glucocorticoide que pertenece a un grupo de hormonas esteroides entre las que se cuenta la cortisona. El cortisol ejerce su función en el metabolismo de los hidratos de carbono, las proteínas y las grasas y posee también propiedades antiinflamatorias. Al envejecer, las hormonas «de la juventud», como la testosterona, el estrógeno y la del crecimiento humano, disminuyen. El cortisol, en cambio, aumenta con la edad y un exceso de éste puede convertirse en inflamatorio.

Cuando vivimos una situación de estrés (ya sea debido al miedo, a la ansiedad, a un traumatismo físico o emocional o al agotamiento), las hormonas del estrés, la epinefrina y la norepinefrina aumentan y vuelven a sus niveles normales al disminuir la tensión. En una persona joven, los niveles de cortisol se sitúan en la normalidad en cuestión de horas. Pero como quiera que estos niveles aumentan con la edad, el cortisol de una persona mayor permanece elevado durante más tiempo. Éste es el motivo por el que se ha dado al cortisol el calificativo de «hormona de la muerte», pues sus altos niveles ejercen una acción catabólica, deterioran los músculos, perjudican los tejidos y el organismo. En resumen, el cortisol descompone el tejido.

¿POR QUÉ LA TENSIÓN GENERA AUMENTO DE PESO?

El cortisol estimula el metabolismo de las grasas y los hidratos de carbono (la respuesta de la lucha o la huida) y con ello estimula la liberación de insulina, a fin de seguir el ritmo del aumento de los niveles de azúcar en la sangre. Ello desemboca en un incremento del apetito. Quien padezca estrés crónico y unos elevados niveles de cortisol, probablemente también crónicos, sentirá hambre todo el tiempo y acabará comiendo en exceso.

El cortisol influye también en la distribución del peso. La revista *Psychosomatic Medicine* publicaba en 2001 un interesantísimo estudio sobre los efectos de la liberación del cortisol en casos de estrés crónico y agudo en mujeres que no presentaban un peso excesivo. En él se demostraba claramente que un exceso de cortisol contribuye a la formación de una reserva de grasa visceral, sobre todo en la zona abdominal. Como hemos aprendido, existen dos tipos de grasa: la subcutánea (bajo la piel) y la visceral (la que se encuentra en el abdomen y alrededor de nuestros órganos vitales). En el caso de Hope, que presentamos en el capítulo 8, veremos la concentración de grasa en el abdomen (lo que también se denomina «obesidad central»). Hope no presentaba un importante exceso de peso, pero la grasa se le acumulaba en la cintura y destacaba mucho.

La obesidad central prepara el terreno para una serie de problemas de salud, como las enfermedades cardíacas, la apoplejía y la diabetes. Por el serio peligro que plantea, recibe también el nombre de «grasa tóxica». Antes, las mujeres se preocupaban por el tamaño de sus caderas. No obstante, en caso de un aumento de peso global siempre es preferible que la grasa se acumule en las caderas y no en la cintura, tanto desde el punto de vista estético como del sanitario. Los estudios indican que las mujeres (y los hombres) que acumulan el peso en la zona abdominal presentan unos niveles de cortisol más elevados que los que la acumulan en las caderas.

La función del colesterol

El hígado es el que metaboliza la grasa visceral y la convierte en el colesterol que circula en la sangre. Se trata del denominado colesterol «malo», lipoproteínas de baja intensidad o LDL, que se acumulan en las arterias y forman placas (depósitos de grasa, células inflamatorias, proteínas y calcio en las paredes de las arterias). Cuando las placas se forman y la arteria se estrecha, se produce la arteriosclerosis. Los investigadores han descubierto también que un importante consumo de grasas saturadas, como la mantequilla y la grasa de la carne roja, puede llevar a una acumulación de grasa visceral. El alto contenido en omega-3 del salmón, de las anchoas y sardinas, así como de otros pescados azules, junto con las cápsulas de aceite de pescado, ayudan a eliminar esta nefasta grasa gracias a los aceites grasos esenciales que encontramos en estos alimentos, capaces de reducir los niveles de cortisol.

En resumen, unos niveles elevados de cortisol crean una serie de efectos negativos, entre los que podemos citar:

- Un aumento de la inflamación.
- Un incremento de la secreción insulínica.

- Un mayor apetito.
- Un almacenamiento de grasas, en especial en el abdomen.
- Un mayor riesgo de crisis de acné, pues el acné es una enfermedad inflamatoria sistémica y la tensión desencadena y agrava sus síntomas.
- La muerte de las células cerebrales, ya que un elevado nivel de estrés lleva a la disminución del tamaño del cerebro y de otros órganos.
- La destrucción del sistema inmunitario.
- La pérdida de masa muscular.
- La aceleración del envejecimiento.

Por otra parte, un exceso de cortisol puede llevar a la pérdida progresiva de proteínas, en especial de colágeno, la proteína más importante del cuerpo. Esto conlleva una reducción de los tejidos –incluyendo la piel–, sobre todo a causa de la inhibición de la síntesis del colágeno. Tengamos en cuenta que el exceso de cortisol es «catabólico», es decir, que lleva a la descomposición de los tejidos, y que traslada las proteínas de la piel a los músculos para preparar el cuerpo para la respuesta suprarrenal de la lucha o la huida (no en vano el cortisol es una hormona suprarrenal). La piel, más fina, adquiere un aspecto translúcido en el que destacan los vasos sanguíneos y las venas.

REDUCIR LOS NIVELES DE ESTRÉS PARA ADELGAZAR Y ESTAR EN FORMA

Además del ejercicio moderado y regular, existen otras muchas actividades para reducir el estrés fáciles de llevar a cabo, en general sin coste alguno:

- **La contemplación,** la plegaria, la meditación o el yoga; pasear por el parque, por la playa o el bosque; leer un buen libro o pasar un rato con los amigos son actividades que han demostrado su eficacia. Las investigaciones llevadas a cabo por Paul Ekman, del Centro Médico de la Universidad de San Francisco (California), apuntan que la meditación y la concentración son capaces de dominar una zona del cerebro que constituye el centro de la memoria del miedo. Los científicos que trabajan en el campo de la neuroplasticidad han descubierto que la forma en que nos concentramos permite cambiar la propia biología del cerebro, lo que es una buena razón para evitar pasar horas ante el televisor. Muchos de los programas que se emiten en televisión están concebidos para aumentar los niveles de cortisol, ya se trate de la tensión que generan las salas de juicios, las urgencias médicas, las omnipresentes escenas de violencia y victimización gratuitas, incluso nuestros deportes favoritos, cuando nuestro equipo sufre una aplastante derrota. Quienes se planteen perder peso pueden recordar que a los que pasan horas y horas frente al televisor se les conoce por su afición a las patatas *chips* y no a las judías verdes.

- **El poder curativo de los animales de compañía.** Las relaciones normales y cotidianas con nuestra pareja e hijos pueden resultar tensas, por mucho que queramos a nuestra familia. Lo he contado en otros libros, pero nunca lo repetiré suficientemente: lo que me ha relajado más en mi vida es pasar tiempo con mi perro. Aparte de que su arrojo y sus piruetas me hacen reír, su incondicional devoción y lealtad me parecen de lo más gratificantes. Cientos de estudios han demostrado claramente que la compañía de un animal que nos muestra su cariño sin juzgarnos es positiva en el plano mental, físico y emocional. Se ha demostrado que el simple hecho de acariciar un perro o un gato reduce el ritmo cardíaco y respiratorio, el estrés, la ansiedad, la tensión arterial... Incluso contemplar los peces de un acuario tiene efectos parecidos, pues son actividades relajantes que fomentan la meditación. Si tenemos en cuenta a lo que llevan los altos niveles de estrés y la obesidad, tal vez podríamos salvar dos vidas al adoptar un animal de compañía abandonado: la suya y la nuestra.
- **Reír para adelgazar.** Tenemos que planear estrategias para reducir la tensión, y no sólo para perder peso, sino para mantener la salud, pues como hemos visto, los altos niveles de estrés no son algo que uno pueda tomarse en broma. La risa es un antídoto excelente contra el estrés. Siempre hemos oído el dicho de que la risa es el mejor remedio, y como suele suceder, esas máximas de larga tradición encierran verdades como puños. Tenemos suficientes pruebas que

demuestran que la risa es muy importante para la salud e incluso ayuda a combatir las enfermedades. En 1989, un grupo de investigadores de la Facultad de Medicina de la Universidad de Loma Linda realizó un estudio sobre el tema y descubrieron que la risa reduce la epinefrina, el cortisol, la dopamina y la hormona del crecimiento: cuatro hormonas neuroendocrinas relacionadas con la respuesta al estrés. El estudio puso también de manifiesto que reír refuerza el sistema inmunitario, reduce la tensión arterial, relaja los músculos, estimula la producción de endorfinas (el analgésico natural del organismo) y produce una sensación de bienestar general.

- **Una pausa para el té.** Además del agua, el té es la bebida que más se consume en el mundo. Existen muchas variedades de esta infusión y todas poseen virtudes en el campo de la salud. Para nuestro objetivo nos centraremos en las formas de té más populares, conocidas por sus propiedades antioxidantes. Se trata del té blanco, el negro y el verde.

- **El té blanco.** Té chino cuyas hojas no han fermentado y presentan un tono ámbar y del que sólo se utilizan los brotes más jóvenes. Un estudio reciente sobre esta infusión confirmaba que la acción antivírica y antibacteriana del té blanco es mayor que la del té verde. Se ha conseguido más eficacia en determinados dentífricos, como el Colgate y el Binaca Aquafresh, añadiéndoles extracto de té blanco. Este extracto posee acción fungicida contra el *Penicillium chrysogenum* y el *Saccharomyces cerevisiae*, y puede aplicarse también para la inactivación de microbios patógenos humanos, es decir, bacterias, virus y hongos.

- **El té negro.** Se prepara con hojas de té verde que se han dejado oxidar o fermentar, las cuales confieren a la infusión un característico tono rojizo y es, con diferencia, el más consumido, sobre todo en Estados Unidos y el Reino Unido. Es cardioprotector, tiene propiedades anticancerígenas, mejora las defensas del organismo –así como la circulación en las coronarias– y acelera la curación en crisis cardíacas.

Los nutrientes que se encuentran en el té se denominan flavonoides, una parte integral de la planta que nos ofrece importantes funciones antioxidantes, ayuda a desactivar los radicales libres y en la disminución de la nefasta inflamación. Una sola taza de té

¿Cuál es el contenido de una taza de té?

Sustancia	Rasgos característicos
Catequina	Más de la mitad del contenido total de catequina está compuesta por galato de epigalocatequina, conocido también como EGCG. Se trata de un antioxidante veinte veces más eficaz que la vitamina C.
Tearubigina	Complejo de flavonoides que se desarrolla cuando las hojas del té fermentan y ennegrecen.
Teaflavina	Se produce también durante la fermentación de las hojas.
Cafeína	Suave estimulante del té. Una taza de 200 ml contiene una media de 40 mg de cafeína (y su contenido en el té verde y el blanco es aún menor).
Tanino	Flavonoide que añade sabor, aspereza y amargor al té y posee además virtudes antioxidantes.

contiene 200 mg de flavonoides, y la mayoría aparecen en la bebida en el primer minuto de la elaboración de la infusión. Para más información sobre las virtudes del té y nutrición en general puede consultarse la página *www.eufic.org/index/es*, elaborada por el Consejo Europeo de Información sobre la Alimentación.

- **El té verde.** Procede de China, Japón y otras regiones de Asia y se elabora con las hojas frescas de la planta del té, que se cuecen al vapor, se enrollan y se secan a altas temperaturas. Por su importancia en los programas de pérdida de peso, tiene un papel relevante en la dieta Perricone para perder peso.

Diversos estudios han demostrado sus propiedades en la absorción de las grasas y en el control del exceso de grasa corporal. Una investigación reciente, publicada en *Annals of Nutrition & Metabolism* en 2005, demostraba por primera vez que un suplemento a base de EGCG, el polifenol que más abunda en el té verde, frena la obesidad causada por la dieta. Según el estudio, el EGCG ejerce una influencia directa sobre el tejido adiposo. Así, el trabajo concluye: «Habría que considerar el suplemento con EGCG como un tratamiento natural importantísimo para combatir la obesidad».

Un estudio reciente realizado en el Reino Unido demostraba que los agentes químicos del té neutralizan una molécula que ejerce una importante función en el desarrollo del cáncer. Se considera que el té verde es eficaz también para tratar la artritis, reducir los niveles de azúcar en la sangre y bajar la tensión sanguínea.

- **Funcionar como un reloj.** Como decíamos antes, al hablar del ejercicio, necesitamos establecer una rutina para no fracasar en el programa físico establecido. Los seres humanos funcionamos siguiendo unos hábitos, para lo bueno y para lo malo. Nos gusta comer todos los días a la misma hora, acostarnos según el horario establecido, etc.

Y esto tiene su explicación: todos necesitamos seguir un ritmo circadiano, es decir, basado en el ciclo de veinticuatro horas. Es algo que durante siglos no planteó problema alguno. El ser humano se acostaba cuando se ponía el sol y se levantaba con éste. Pero este orden se alteró hace ya mucho, y al parecer el cambio no ha resultado positivo, pues los científicos han descubierto que la alteración del ciclo desencadena problemas metabólicos.

Acostarse tarde, comer a cualquier hora y saltarse las comidas provoca trastornos en los genes que controlan el ritmo cotidiano en el cerebro y en el conjunto del organismo. Un estudio determinaba que el «reloj», que los científicos situaban sólo en la parte central del cerebro, está también presente en la parte de éste que controla el apetito.

Hoy en día parece haber quedado demostrado que el reloj biológico interviene también en otras partes del cuerpo, y que no sólo dirige el ciclo del sueño, sino también algunas funciones como el equilibrio en los líquidos, la temperatura corporal, el consumo de oxígeno y, por lo que se ha descubierto recientemente, también el apetito. Según uno de los principales investigadores que realizaron el estudio, el doctor Joseph Bass, el descubrimiento no proporciona una solución inmediata al problema de la obesidad o a los trastornos relacionados con ella, como la diabetes. No obstante, él mismo considera que esta nueva información añade más pruebas sobre la importancia de la regularidad en el hábito alimentario. Al parecer, la sincronización del horario de las comidas tiene unas consecuencias directas sobre el peso.

Según otro miembro del equipo, el estudio aporta nuevas pruebas genéticas sobre el hecho de que las consecuencias fisiológicas del reloj biológico, como el sueño y el apetito, están estrechamente relacionadas con los niveles moleculares y conductuales. Tal vez lo más importante sea que establece la necesidad de seguir un ritmo cotidiano basado en los ciclos a los que nos hemos ido habituando desde los albores de la civilización, como el de acostarse y levantarse con el sol. Si bien no resultaría muy práctico irse a la cama a la puesta del sol, sí tendría su lógica levantarse cuando amanece, lo que nos proporciona una buena excusa para no alargar la noche, pues la falta de sueño genera un mayor apetito y, por consiguiente, un aumento de peso.

Lo mejor sería seguir una rutina que implique acostarse todas las noches a la misma hora, levantarse también siempre a la misma hora y comer ajustándose a un horario. Tenemos que establecer para el cuerpo un sistema de ocupación del tiempo al igual que hacemos con otras facetas de nuestra vida. Quien haya tenido hijos sabrá lo importante que es la regularidad para el bienestar de los pequeños, sobre todo en sus primeros años. Todos sabemos además lo que ocurre cuando se desbaratan los planes. De modo que procuraremos volver a la niñez en este sentido, pues nos sentiremos mejor, seremos más felices y nos resultará casi imposible comer en exceso.

- **Dormir para adelgazar.** Un importante estudio realizado por la Universidad de Chicago demostraba que la falta de sueño lleva a comer en exceso. Cuando no dormimos las horas necesarias, aumenta el nivel de grelina, hormona que producen las células del estómago y que se cree que incrementa la sensación de hambre. Al mismo tiempo disminuye la producción de leptina, hormona que generan nuestras células adiposas, que frena el apetito y fomenta la combustión de las reservas de grasa. Es fácil comprobar la influencia de este fenómeno sobre el ansia de comer y el aumento de peso.

Por otra parte, entre la población estudiada, quienes dormían menos se inclinaban por los alimentos ricos en hidratos de carbono (es decir, ¡los que más engordan!), como dulces, pasta y pan. Quien dirigía el estudio, la doctora Eve Van Cauter, constató también que los niveles de cortisol eran más elevados durante los períodos en que los sujetos dormían menos y bajaban en cuanto éstos descansaban lo suficiente. Se descubrió asimismo que los participantes metabolizaban peor la glucosa y que las consecuencias de la falta de sueño en el metabolismo de la glucosa eran las que presentan los ancianos. Así pues, la doctora Van Cauter concluía que la falta de sueño crónica podría tener consecuencias nefastas a largo plazo. El aumento de peso y una posible aceleración del proceso del envejecimiento se contarían entre ellas.

- **El agua, una decisión juiciosa.** La lógica nos dicta que debemos echar agua al fuego si queremos apagarlo. Es lógico, pues, que el agua pueda contribuir a frenar la inflamación celular que sufre el organismo. Y así es: el agua reduce la inflamación en el cuerpo.

  Entre un 65 y un 70% de nuestro peso corporal está compuesto por agua. Ésta mantiene la hidratación del organismo, transporta el oxígeno a la sangre y ayuda a llevar los nutrientes al torrente sanguíneo. El agua es necesaria para mantener una temperatura interna ideal. De hecho, casi todas las funciones biológicas exigen agua.

  El agua frena de forma natural el apetito y ayuda al cuerpo a metabolizar las reservas de grasa. Los estudios demuestran que si reducimos la ingestión de agua, aumentan nuestras reservas de grasa. Por lo contrario, un aumento de agua en el cuerpo reducirá dichas reservas. Una de las funciones del hígado es la de convertir las reservas de grasa en energía. Ya que nuestros riñones no pueden funcionar correctamente si les falta agua, en el caso de no disponer de una cantidad suficiente en el organismo, el hígado debe intervenir en la función renal. Con ello, este órgano no metaboliza las grasas con la rapidez y eficacia con que lo haría de no tener que colaborar en la función renal. Así se metaboliza menos grasa, se acumula más en el cuerpo y se interrumpe el proceso de adelgazamiento.

  El agua es esencial para el metabolismo de las grasas. Cuanto mayor es el peso corporal, más agua necesita el organismo. Si el cuerpo sufre una deshidratación, aunque sea leve, puede perder un 3% de su capacidad metabólica, y ello lleva a un aumento de 500 g de grasa cada seis meses. La deshidratación corporal acentúa asimismo el desarrollo de los compuestos inflamatorios que influyen en el envejecimiento y provoca también fatiga.

Cuando suministramos al cuerpo el agua que necesita (entre seis y ocho vasos de 225 ml al día, es decir, entre 1,5 y 2 l) notamos una disminución del apetito. Las mujeres y quienes practican el culturismo suelen beber poca agua porque temen sentirse hinchados. Craso error. Al contrario, cuanta más cantidad de grasa se metaboliza, más residuos desaparecen del organismo y mejor línea presenta el cuerpo.

Como vemos, el aumento de peso obedece a una serie de procesos inflamatorios, que podemos combatir con unos simples remedios antiinflamatorios:

- Seguir una dieta antiinflamatoria.
- Ceñirse a un programa de ejercicios (a ser posible diario).
- Dormir las horas necesarias.
- No saltarse ninguna comida.
- No comer entre horas.
- Mantener la hidratación corporal.
- Aprender a controlar el estrés.

Seguidamente pasaremos al programa de catorce días. Si seguimos los consejos del capítulo 8 sobre los alimentos adecuados y los no adecuados, así como el programa de catorce días del capítulo 9, en un par de semanas nos encontraremos inmersos en un sistema de vida que, además de ayudarnos a adelgazar y mantener el peso a raya, nos proporcionará más salud y bienestar.

Tercera parte

El programa

Capítulo 8
CONSEJOS IMPORTANTES A TENER EN CUENTA EN LA DIETA PERRICONE PARA PERDER PESO EN CATORCE DÍAS

Pasados los treinta, el cuerpo va a la suya.

BETTE MIDLER

Quien piense como Bette no tiene que desesperarse. El plan Perricone de catorce días para adelgazar ofrece una serie de estrategias que conseguirán que nuestro cuerpo se olvide del paso de los años.

El caso de Hope constituye un buen ejemplo, el ideal como introducción al programa. Millones de personas conocieron a Hope el primer día que me acompañó al plató de Oprah Winfrey, adonde acudió para demostrar los efectos del programa Perricone en su piel. El público invitado al programa de esta popular presentadora estadounidense quedó atónito al contemplar el maravilloso y radiante aspecto de Hope, sobre todo después de ver las fotos que daban fe de su apariencia anterior. En realidad no sólo estaba radiante, sino que había perdido el peso que le sobraba y recuperado la salud, la vitalidad y la energía. De entrada, 66 kg para una estatura de 1,70 m podría hacer pensar en un cuerpo equilibrado, un poco el sueño de mucha gente. Pero no era el caso de Hope, pues en ella los kilos sobrantes se habían concentrado en la parte inferior del cuerpo, en concreto en la zona abdominal. Había acumulado la grasa que denominamos «visceral», mucho más problemática para la salud que la subcutánea, que se encuentra bajo la piel. La grasa visceral rodea los órganos vitales, la metaboliza el hígado y este órgano la convierte en colesterol. Las personas que consumen muchas grasas saturadas y las que dedican poco tiempo, o ninguno, a la actividad física suelen acumular grasa visceral. A pesar de que Hope no era el prototipo de la persona que pasa horas en el sofá comiendo chucherías, sí solía tomar comida poco saludable, alimentos transgrasos y grasas saturadas. Siguiendo la dieta antiinflamatoria Perricone, Hope perdió cinco kilos, pero ni un gramo de músculo, es decir, únicamente eliminó grasa. Su extraordinaria transformación física y mental, que encandiló a los espectadores de Oprah de todos los países en los que se difundió el programa, me animó a escribir el libro. El caso de Hope es uno más de los que demuestran el éxito del programa Perricone; todos ellos nos ofrecen una fuente de inspiración y nos animan a seguir adelante.

EL CASO HOPE

Hope empezó a seguir el programa Perricone en un período muy delicado de su vida, en el que tuvo que afrontar problemas de salud y emocionales. En vez de venirse abajo con las mil tensiones, Hope, a quien siempre había fascinado el vínculo existente entre alimentación y salud, decidió probar el programa Perricone. Leyó mis libros y comprendió que una dieta inflamatoria genera y multiplica muchas dolencias físicas. Mi teoría la convenció. ¿Acaso sus problemas de salud no eran consecuencia directa de una alimentación compuesta por comida precocinada, atestada de grasa, y otros caprichos con alto contenido en féculas? Pasó unos días consumiendo únicamente alimentos con importantes virtudes antiinflamatorias y pudo notar sus resultados. Ello la animó a aconsejar la nueva dieta a su marido y a suministrarla también a su hijo de once meses.

«Antes, después de comer notaba una sensación de malestar –confesó Hope–. Siempre había tenido un estómago delicado. Me sentía hinchada. Hasta que no seguí el programa Perricone no comprendí hasta qué punto me perjudicaba la alimentación de antes, ya que parecía que la comida se quedaba atascada en mi estómago.»

Pero aquellos no eran los únicos efectos adversos que experimentaba Hope.

«Tenía el cuerpo lleno de marcas, las carnes flojas –admitió–. El rostro estropeado por el sol… inflamado, enrojecido. Me salían manchas y empezaban a aparecer las arrugas.»

Hope dejó el café y pasó a tomar té verde y mucha agua mineral. Cambió la carne roja por el pescado fresco, en especial salmón criado en libertad. Eliminó de su dieta los alimentos manipulados con alto contenido en azúcares y féculas, y optó por las gachas de siempre, la fruta y verdura frescas, el yogur natural, los frutos secos y las semillas sin sal.

«Desde la primera mañana me encantó el nuevo desayuno – recuerda–. Enseguida noté el aumento de energía, una sensación que resultó duradera. Estaba tan sorprendida que pregunté a John, mi marido, si a él le había sucedido lo mismo y me dijo que sí, que jamás se había sentido mejor. Nos parecía imposible que nadie nos hubiera enseñado a comer bien.»

En poco tiempo Hope perdió 4,5 kg y John, 5,5. En tan sólo tres días empezaron a disminuir las rojeces y la hinchazón en su rostro. A las cuatro semanas de seguir el programa, Hope era una mujer nueva y como tal se sentía. Cuando su foto «del antes» apareció en las pantallas de los televisores durante el programa de Oprah, los espectadores vieron la imagen de una mujer joven algo metida en carnes, con un cutis irritado y lleno de impurezas. La cámara hizo luego un zoom sobre Hope, que se hallaba sentada entre el público, y nadie pudo reprimir un grito de admiración. Su piel fina, de un envidiable tono rosado, rezumaba salud y belleza. Habían desaparecido por completo las impurezas, las rojeces y la hinchazón. Lucía un cuerpo estilizado, en forma. Al público le costo creer que un cambio así se hubiera podido lograr siguiendo tan sólo una dieta. Pero Hope era y sigue siendo la prueba viviente de la eficacia del estilo de vida antiinflamatorio.

ANTES DE EMPEZAR EL PROGRAMA PERRICONE
PARA ADELGAZAR

Para obtener los mejores resultados del programa de catorce días, tengamos presentes tres puntos:

1) Recordemos que cada comida o tentempié debe incluir proteínas, hidratos de carbono con bajo contenido glicérico y aceites grasos esenciales.

2) Tomaremos siempre primero las proteínas. Empezaremos por el cóctel de gambas o el salmón ahumado. En Navidad, la carne asada como primer plato y luego las ensaladas y verduras. ¿Por qué? Porque al ingerir primero las proteínas estamos frenando el apetito, puesto que se digieren con mayor lentitud que los hidratos de carbono, incluso que los ricos en fibra. Por otra parte, no tienen efecto alguno sobre el azúcar en la sangre.

3) Reservaremos la fruta fresca para el final de la comida. Así evitaremos que los azúcares naturales que contienen pasen con rapidez a la sangre. Se trata de impedir que éstos provoquen un súbito aumento del azúcar en la sangre. Hay que tener cuidado con estos aumentos, que desencadenan la liberación de la insulina. Recordemos que liberación de insulina = ¡creación de reservas de grasa!

UNOS DATOS SOBRE EL PESCADO

El pescado es una pieza importante en la dieta antiinflamatoria para adelgazar. Muchas personas afirman que no soportan el pescado, y en especial el salmón. Pero cuando uno descubre sus extraordinarias virtudes a la hora de perder peso –quema grasa, alimenta los músculos, atenúa las arrugas, rejuvenece la piel y constituye un antidepresivo y estimulante cerebral– suele reconsiderar la cuestión y darle una segunda oportunidad. Puede darse el caso de que aún no hayamos descubierto un salmón que nos resulte agradable al paladar, pero entre las muchas variedades que existen en el mercado encontraremos la que nos hará cambiar la opinión que teníamos sobre este milagroso alimento. Lo ideal sería incluir salmón en cuatro o cinco comidas a la semana. Yo no paso día sin tomarlo. Podemos probar las deliciosas recetas del capítulo 9 y probablemente tendremos una agradable sorpresa.

- Evitaremos el salmón de piscifactoría. El pescado que se cría en libertad es superior en todos los aspectos. Si lo compramos en lata, comprobaremos que tenga esta procedencia. Puede añadirse a las ensaladas o usarlo para preparar hamburguesas, sopas y guisos.
- Introduciremos anchoas, arenques y sardinas en la dieta. Al igual que el salmón, estos pescados de pequeño tamaño nos ayudarán a perder grasa, y también como aquél, son ricos en ácidos grasos esenciales omega-3. Podemos machacar las anchoas para añadirlas a las salsas y aliños de ensalada. La ensalada César, por ejemplo, debe su inimitable sabor a la pasta de anchoas, un ingrediente de su aliño. Si deseamos recuperar la elasticidad del cutis y de la piel en general, debemos comer abundantes raciones de estos milagrosos pescados que, además de omega-3, contienen DMAE, sustancia que asegura los niveles adecuados de los neurotransmisores que mantienen el tono muscular, tanto en el rostro como en el cuerpo. Podemos utilizar la pasta de estos pescados para untar galletas de semillas de lino y obtendremos un delicioso tentempié o un acompañamiento en la comida. Sólo habrá que añadirle una manzana y una botella de agua.

OPTEMOS POR LA CARNE DE AVE, LOS HUEVOS Y LOS PRODUCTOS LÁCTEOS ECOLÓGICOS

- Siempre que podamos escogeremos carne de pollo y pavo que no sean de granja, es decir, de cría ecológica. Para asegurar unos alimentos saludables, que nos ayuden a adelgazar, evitaremos las carnes de aves tratadas con antibióticos y hormonas, típico recurso de la cría industrial.
- Algunos criadores de aves añaden semillas de lino a la alimentación de éstas. Hoy en día podemos encontrar en el mercado huevos de gallinas criadas en libertad que han comido semillas de lino, fuente importante de omega-3. Se venden ya en los supermercados y constituyen una opción mucho más saludable que los huevos convencionales.

• A la hora de comprar productos lácteos buscaremos los ecológicos, procedentes de animales a los que no se ha administrado antibióticos ni hormonas. Leeremos sus etiquetas para evitar productos con conservantes como el sorbato de potasio, espesantes, estabilizantes, goma guar, carragenina u otros muchos ingredientes innecesarios. En la etiqueta del queso fresco, por ejemplo, sólo deben figurar los siguientes ingredientes: leche descremada pasteurizada de primera calidad, nata y sal.

FRUTAS Y VERDURAS: RICAS FUENTES DE FITONUTRIENTES Y FIBRAS ANTIINFLAMATORIAS

• Adquiriremos, a ser posible, frutas y verduras ecológicas. Los pesticidas dejan residuos tóxicos que pueden resultar nocivos para nuestro organismo. Para utilizar la piel de limones, naranjas, pomelos u otras frutas hay que tener la seguridad de que estas frutas no han sido tratadas con fungicidas.
• ¡Confiemos en el verde! Gracias al aumento de la demanda, los supermercados nos ofrecen en la actualidad una amplia gama de lechugas de todos los tonos del verde, así como rúcula, col, espinacas, achicoria, escarola y otras hortalizas de hoja verde e intenso sabor. La lechuga de la variedad iceberg tiene poco color, sabor y propiedades alimenticias, de forma que al escoger los ingredientes para la ensalada nos inclinaremos por el verde (o el rojizo).
• Tomemos los alimentos crudos para conservar sus enzimas. Si es posible, incluiremos siempre algo crudo en cada comida. Escogeremos entre la inmensa variedad de fruta fresca, verdura, hortalizas, brotes germinados, frutos secos, semillas, algas y otros alimentos naturales y ecológicos ricos en enzimas, que no hayan recibido tratamiento alguno. Las enzimas son básicas para la salud, pues facilitan la digestión y la absorción de los alimentos. Las semillas germinadas, ricas en enzimas, constituyen una extraordinaria fuente de alimentación. Los incondicionales de los alimentos crudos sugieren que los frutos secos y las semillas se dejen en remojo durante veinticuatro horas para activar sus enzimas. No soy un defensor a ultranza de las semillas, pero he constatado que, una vez germinadas, se

convierten en un alimento vivo, con un gran poder nutritivo, ideal para aderezar ensaladas y sopas.

- Podemos añadir restos de verduras a las ensaladas o tortillas. El brécol al vapor, los espárragos o la coliflor resultan deliciosos si se aliñan con aceite de oliva virgen extra y zumo de limón.
- Hagamos buenas migas con la familia de los *Allium*. Es bueno utilizar ajo, cebolleta, cebolla, cebollino, puerro y chalota para añadir sabor a nuestros platos y disfrutar de sus importantes virtudes. Pueden consumirse crudos o cocidos. Probemos el ajo crudo en el aliño de la ensalada. En el capítulo 5 hemos visto que la allicina (un poderoso antioxidante del ajo) aparece al cortar o machacar el ajo. Cuanto mejor se pique o machaque, más allicina desprende y mayores son sus efectos medicinales.
- Tomemos semillas germinadas, las minúsculas centrales de producción de energía antiinflamatoria y antioxidante. Podemos añadirlas a todas las comidas, incluso al desayuno. Los brotes dan un toque de sabor a los huevos revueltos y a las tortillas. Las de girasol, por ejemplo, son deliciosas con los copos de avena o el yogur. Pueden obtenerse brotes de casi todas las semillas y todos combinan con ensaladas, salteados, papillotes e incluso como guarnición en sopas y estofados. Nos brindan una agradable textura, son crujientes, tienen un agradable sabor y pocas calorías, además de propiedades anticancerígenas (en especial el brécol). Constituyen también una importante fuente de enzimas vivas, fuerza vital que se pierde si los alimentos se consumen cocidos o no están recién recogidos de la huerta. Su alto contenido en enzimas hace que los brotes sean también más fáciles de digerir que las semillas de las que proceden.

Según la Internacional Sprout Growers Association *(www.isga-sprouts.org)*, cada tipo de brote posee su propia forma, su aroma y textura. He aquí algunos de los que podemos encontrar en supermercados y verdulerías:

Judía azuki. Muy dulce, en forma de lenteja, proporciona unos brotes finos parecidos a la hierba, con una textura y un sabor que recuerdan a los frutos secos. Pueden añadirse a los salteados o comerse crudos.

Alfalfa. Brotes finos como hilos, blanquecinos, con las puntas verdes, deliciosos en ensaladas y emparedados, que se suelen transportar en los propios envases en los que han crecido y comercializar en bolsas o cajitas de plástico.

Trébol. Muy parecidos a los brotes de alfalfa. Casi siempre proceden del trébol rojo. Sus minúsculas semillas recuerdan las de las amapolas.

Rábano daikon. Normalmente se comercializa con el nombre de *kaiware*. Sus brotes son estilizados y sedosos, sus extremos tienen forma de hoja y presentan un sabor algo picante. Añaden fuerza a ensaladas, emparedados y guisos.

Frijol mungo. El típico brote de legumbre de color blanquecino que encontramos en muchos platos asiáticos. Excelentes en sopas, salteados y ensaladas.

Girasol. Brotes parecidos a los de la alfalfa, con menos aroma pero más crujientes.

CONSUMIR FIBRAS PARA COMBATIR LA GRASA

- Tomaremos más fibras si optamos por comer mucha fruta y verdura fresca. La fibra en la dieta ayuda a regular el azúcar en la sangre, algo importante para prevenir la diabetes, los trastornos metabólicos y el exceso de peso. Si la fruta es de cultivo ecológico y sin encerar, comeremos también su piel, pues la mayor parte de las sustancias antioxidantes antiinflamatorias se encuentran en ésta.
- Se recomienda un consumo de entre 25 y 30 g de fibra al día. Tampoco hay que olvidar los 8-10 vasos de agua diarios, sobre todo porque el consumo de fibra sin ingerir líquido suficiente puede provocar estreñimiento.
- La fibra evita la formación de cálculos biliares y renales e influye en los niveles de colesterol. Los alimentos ricos en fibra frenan el proceso digestivo e impiden la rápida liberación de azúcar en la sangre.
- Protege también contra determinados tipos de cáncer, como los de mama, ovario y útero.

- Previene asimismo las enfermedades cardíacas. Las fibras solubles que encontramos en la avena, por ejemplo, ejercen un efecto positivo en el colesterol, los triglicéridos y otros elementos de la sangre que influyen en el desarrollo de las enfermedades cardíacas.

CONSUMIR GRASAS (BENEFICIOSAS) PARA LUCHAR CONTRA LA GRASA

Procuraremos tomar grasas antiinflamatorias en cada comida, pues son necesarias para eliminar el otro tipo de grasas, así como para mantener la piel joven y bella. Por otra parte, las necesitamos para absorber los nutrientes importantes y los antioxidantes antiinflamatorios de las verduras. En un estudio publicado en el *American Journal of Clinical Nutrition*, en agosto de 2004, los investigadores comparaban los índices de absorción de nutrientes tras la ingestión de ensaladas con distintos niveles de grasa.

Siete personas, entre hombres y mujeres, que gozaban de buena salud consumieron ensaladas compuestas por espinacas, lechuga larga o romana, tomates cherry y zanahoria con una vinagreta italiana hecha con unos 28 g de aceite de colza en distintas ocasiones a lo largo de un período de doce semanas. Se tomaron muestras de sangre de todas ellas cada hora hasta once horas después de la comida y se analizaron para estudiar la absorción de nutrientes.

El estudio demostró que, después del consumo de ensalada sin materia grasa, sólo se registraban en la sangre cantidades insignificantes de alfa y betacaroteno y de licopeno. Se detectó, por otra parte, una cantidad más significativa de carotenoides (las mismas sustancias) tras el consumo de ensaladas aliñadas con materia grasa ligera o completa.

Según los investigadores, para una absorción máxima de los nutrientes, hay que añadir a las ensaladas como mínimo 6 g de materia grasa. En 15 ml de aceite de oliva virgen extra encontramos 14 g de grasa. Podemos añadir un poco de aceite de oliva a las verduras u hortalizas, como el brécol o los espárragos. Las ensaladas con aguacate troceado o frutos secos aportan la materia grasa adecuada para la óptima absorción de los nutrientes.

Aliños y condimentos que facilitan la pérdida de peso

- Podemos aderezar con prodigalidad el pescado, la carne de ave, las verduras e incluso la fruta (en efecto, la fruta también) con plantas y especias aromáticas frescas o secas. No estaría de más preparar unas manzanas con canela, unas peras con una pizca de jengibre o unas fresas con un chorrito de vinagre balsámico. No hay nada en el reino vegetal que pueda compararse con las propiedades medicinales de las especias, cuyas propiedades van desde la estabilización del azúcar en la sangre a la protección contra los radicales libres, pasando por una serie de virtudes antienvejecimiento y de ayuda en el metabolismo. La canela y la cúrcuma, por ejemplo, son estabilizadores sanguíneos. Según un estudio reciente, el consumo de media cucharadita de canela al día reduce de forma significativa los niveles de azúcar en la sangre en los diabéticos. Otro trabajo demostraba que la curcumina, la sustancia que da a la cúrcuma su intenso color amarillo, frena en el hígado los efectos de un excesivo consumo de alcohol. En el capítulo 9 se presenta un gran número de recetas con plantas aromáticas y especias como importantes ingredientes. Tengamos en cuenta, de todas formas, que estos condimentos contienen unos principios activos determinantes. Quien tome medicamentos, fluidificantes sanguíneos o bien padezca una enfermedad crónica deberá consultar con su médico para asegurarse de que alguno no esté contraindicado en su caso.
- Añadiremos una salsa picante que no contenga azúcar a nuestra lista de condimentos. En el apartado de los peligros ocultos de los azúcares ocultos de este mismo capítulo se incluye más información sobre lo que significa «sin azúcar». Las salsas fuertes contienen guindilla, cuyo ingrediente activo, la capsaicina, acelera el metabolismo. Ésta estimula además la producción de saliva, con lo que se facilita el proceso digestivo.
- No hay que utilizar NUNCA aliño de ensalada preparado industrialmente, pues la mayor parte contiene más productos químicos que una tintorería. Lo mejor será prepararlo con zumo de limón recién exprimido y aceite de oliva virgen extra. Éste posee propiedades antiinflamatorias y facilita la absorción de los antioxidantes antiinflamatorios contenidos en las hortalizas de la ensalada. Las

grasas con virtudes antiinflamatorias son las mono o poliinsaturadas, entre las que destacan el aceite de oliva virgen extra y los alimentos ricos en ácidos grasos esenciales (como el salmón, el coco, el aguacate, el *açaí*, las aceitunas, los frutos secos y las semillas). Las grasas de procedencia animal son grasas saturadas e inflamatorias y hay que consumirlas con moderación. Recomiendo limitar el consumo de carne roja y de productos lácteos enteros. Será mejor escoger lácteos descremados e inclinarse por el pescado, la carne de ave y el tofu para obtener las proteínas necesarias.

- Podemos guardar en el congelador una reserva de frutos secos y semillas sin sal ni otros complementos, que añadiremos a las ensaladas y salteados para obtener un plato crujiente, de agradable sabor, ¡y además con los ácidos grasos esenciales que nos ayudarán a adelgazar!

LEGUMBRES Y GRANO: UN ACIERTO PARA PERDER PESO

- Si lo que queremos es adelgazar con rapidez, limitaremos el consumo de legumbres y cereales durante la dieta de catorce días (a excepción de los copos de avena del desayuno). En vez de tomar un plato de judías, por ejemplo, colocaremos una cucharada de legumbres como adorno en la ensalada. Son alimentos con muchas virtudes, pues llevan hidratos de carbono de absorción lenta, elementos antiinflamatorios, antioxidantes y fibra, pero poseen un exceso de calorías, de forma que aceleraremos la pérdida de peso tomándolos con moderación. En cuanto hayamos alcanzado nuestro peso ideal, podemos tomarlos en mayor cantidad.
- Hay que optar por los copos de avena de antes y no por los instantáneos, es decir aquéllos ya preparados sobre los que sólo hay que añadir agua caliente. Si deseamos preparar un delicioso manjar, deberemos evitar los copos que han sufrido transformaciones industriales.
- Buscaremos en los establecimientos de alimentación natural galletas saladas con linaza, que nos aportarán todas las virtudes de esta semilla, rica en omega-3: reducción de la tensión sanguínea y del colesterol, estabilización de los niveles de azúcar en la sangre y

mejora del tránsito intestinal. Estas crujientes galletas tienen un sabor muy agradable y sus porciones contienen entre un 32 y un 42% de la fibra diaria recomendada. Son también un buen sustituto del trigo, pues no contienen gluten. Si es posible, escogeremos productos que no hayan sido horneados ni fritos, sino deshidratados a muy baja temperatura para conservar sus propiedades enzimáticas y nutritivas. Contienen semillas de lino ecológicas y un concentrado de proteínas procedentes de soja no modificada genéticamente.

BUENAS NOTICIAS SOBRE EL CHOCOLATE Y EL CACAO

Muchos estudios científicos han determinado que el cacao y el chocolate negro con un alto contenido en cacao encierran una serie de antioxidantes cardiosaludables. Contienen flavonoides, elementos que impiden la oxidación del colesterol LDL (malo) y elevan el índice del HDL (el bueno) en la sangre. No obstante, es importante subrayar que no todos los chocolates tienen las mismas virtudes.

La mantequilla de cacao es una materia grasa que no aumenta los niveles de colesterol. Contiene en realidad una serie de ácidos grasos beneficiosos, entre los que cabe citar el ácido esteárico (35%), el ácido oleico (omega-9, 35%), el ácido palmítico (25%) y el ácido linoleico (omega-6, 3%). Encontramos también ácido oleico en el aceite de oliva virgen extra y es el que genera un aumento de los niveles de HDL en la sangre.

Los antioxidantes del cacao contribuyen también en la mejora de las funciones inmunitarias y en la reducción de la inflamación en los vasos sanguíneos. Entre otras virtudes del chocolate se cuentan:

- Posible contribución en la reducción del colesterol LDL (malo).
- Disminución de la «aglutinación» en los vasos sanguíneos.
- Regulación de la respuesta inmunitaria.

Cuanto más negro es el chocolate, mayor cantidad de cacao contiene y, por consiguiente, más flavonoides saludables nos ofrece, elementos que sólo encontramos en la mantequilla de cacao y el cacao sólido, aunque no en el chocolate con leche, que se adultera con derivados lácteos y otros ingredientes. Para disfrutar realmente de las virtudes del chocolate es mejor tomar el cacao en polvo, sin azucarar: con ello se evita el aporte de grasas y azúcar. Puede utilizarse para aderezar yogures o frutas del bosque o para elaborar salsas mexicanas (ver receta en las páginas 245 y 247). Para preparar chocolate a la taza, se le añadirá un poco de leche.

No compremos más que chocolate de calidad extra, cuyos únicos ingredientes sean el cacao y la mantequilla de cacao. La marca Lindt, por ejemplo, fabrica el Excellence, con 85% de cacao, tableta en la que 40 g de chocolate aportan 8 g de hidratos de carbono, 4 g de proteínas y 3 g de fibras.

Siempre que se escoja el chocolate adecuado y se tome con moderación (30-60 g al día) no hay razón para renunciar a este alimento denominado con acierto «manjar de los dioses». Aunque en un programa de adelgazamiento deberíamos limitar la ingestión a uno o dos días por semana hasta haber alcanzado la meta de la reducción del peso.

LOS PELIGROS QUE OCULTAN LOS ALIMENTOS

En el supermercado habrá que pasar de largo pasillos enteros. Dejaremos a un lado todos los que contengan cereales manipulados y empaquetados (todo lo que no sean copos de avena a la antigua), refrescos, aperitivos en bolsa, salsas para ensalada con gran cantidad de preparados químicos y aditivos. Nos mantendremos alejados de los estantes en los que se exhiben productos azucarados, masas para pasteles con féculas, flanes, galletas, comida preparada y cantidades industriales de productos horneados hechos con harinas refinadas, aditivos químicos, nefastos ácidos transgrasos e insalubres aceites vegetales.

Tenemos que responsabilizarnos de nuestras opciones alimentarias. Durante años, los ácidos transgrasos, que abundan en las grasas vegetales, algunas margarinas, galletas saladas y dulces, bollería, aperitivos crujientes envasados, mantequilla de cacahuete comercializada, fritos, alimentos horneados, aliños para ensalada y otros productos industriales han constituido una base de gran popularidad. Según un artículo publicado en *Science Daily*, los investigadores del Instituto Oncológico Dana-Farber han identificado un mecanismo molecular del hígado que explica, por primera vez, que el consumo de alimentos ricos en grasas saturadas y en ácidos transgrasos incrementa los niveles de colesterol y triglicéridos, así como el riesgo de desarrollar enfermedades cardíacas y determinados tipos de cáncer. Sin embargo, a pesar de que se conocen los claros riesgos que entrañan los ácidos transgrasos y de que se sabe que unos 13 millones de estadounidenses sufren enfermedades coronarias y más de 500.000 (114.000 en el Reino Unido) mueren todos los años a causa de enfermedades coronarias, ¡siguen comercializándose los citados productos! Y no se prevé prohibición alguna. El único atisbo de esperanza en Estados Unidos es que, desde el 1 de enero de 2006, la FDA exige que en las etiquetas de los alimentos conste la cantidad de ácidos transgrasos. En Europa, la UE no ha establecido aún la obligatoriedad de informar sobre los ácidos transgrasos en las etiquetas, si bien Dinamarca prohibió en 2004 los aceites y las grasas con un contenido en ácidos transgrasos superior al 2%.

La simplicidad debe dirigir nuestras compras. Pare salvar posibles peligros, habría que evitar el glutamato monosódico (MSG), el aspartamo y todos los aditivos que se presentan como potenciadores de sabor, extracto de levadura, proteína texturizada, extracto de proteína de soja, etc., pues se trata de excitotoxinas (agentes que se adhieren a un receptor de célula nerviosa, estimulan la célula y la dañan o le causan la muerte). Compremos los alimentos más naturales, los que hayan pasado por menos procesos. Leamos sus etiquetas con detención. Limitemos la compra a los productos frescos, lácteos, pescado y carne de ave.

LOS PELIGROS OCULTOS DEL NITRITO DE SODIO

El nitrito de sodio es un aditivo corriente en las salchichas frankfurt, la panceta y otros alimentos curados, como el jamón y las salchichas del país. El consumo de nitritos en los alimentos puede desencadenar la formación de cantidades reducidas de unos agentes químicos cancerígenos denominados nitrosaminas. Determinados estudios relacionan el consumo de carne tratada con nitritos con la aparición de ciertos tipos de cáncer.

Para no correr riesgos, quien desee tomar este tipo de alimentos será mejor que los compre en las tiendas de productos ecológicos, donde lo

LOS PELIGROS OCULTOS DEL MSG

Muchos expertos consideran que el glutamato monosódico (MSG) es adictivo y que contribuye de manera significativa en la epidemia de obesidad que nos invade. Sus fabricantes reconocen que lo añaden a los alimentos para potenciar su sabor e inducir al consumidor a repetir. Los establecimientos de comida rápida lo utilizan a puñados y todos sabemos que este tipo de alimentación crea hábito.

El MSG es la sal sódica del glutamato, una de las excitotoxinas más corrientes que, además de contribuir probablemente en el aumento de peso, provoca la muerte de las neuronas (células cerebrales). Según el doctor Russell Blaylock, los siguientes productos contienen o pueden contener MSG:

Aditivos alimentarios que siempre contienen MSG

Glutamato monosódico
Proteína vegetal hidrolizada
Proteína hidrolizada
Proteína de planta hidrolizada
Extracto de proteína de planta
Harina de avena hidrolizada

Caseinato de calcio
Caseinato de sodio
Extracto de levadura
Proteína texturizada (incluida la TVP)
Levadura autorizada
Aceite de maíz

Aditivos alimentarios que a menudo contienen MSG

Extracto de malta
Aroma de malta
Consomé
Caldo
Condimentos

Aromatizantes
Aromas naturales/Aromatizantes
Aromatizantes naturales de bovino u ave
Cocido
Especias

Aditivos alimentarios que pueden contener MSG o excitotoxinas

Carragenina
Concentrado de proteínas de soja
Concentrado proteínico del suero
  de la leche

Enzimas
Aislado de proteína de soja

más probable es que los tengan sin nitritos, aunque para más seguridad hay que leer la etiqueta. Los encontraremos en el departamento de congelados. La congelación evita la posibilidad de contaminación botulínica, la justificación de las empresas para el añadido de conservantes químicos. Los adquiriremos en cantidades reducidas y los guardaremos en el congelador hasta el momento de utilizarlos.

LOS PELIGROS OCULTOS DE LOS AZÚCARES OCULTOS

Los azúcares se esconden por todas partes. Si queremos evitarlos, tenemos que aprender a descubrirlos en sus múltiples disfraces.

Uno de los edulcorantes más utilizado es el jarabe de maíz rico en fructosa. Se añade a un sinfín de productos, pues resulta mucho más económico que el azúcar de caña. Un estudio publicado en el *Journal of Clinical Nutrition* afirmaba que el consumo de bebidas que contienen jarabe de maíz rico en fructosa podría contribuir en la epidemia de obesidad que nos azota. Y esto no es más que la punta del iceberg. Muchos nutricionistas y expertos consideran que una serie de problemas de salud graves tienen su origen en el consumo de esta económica sustancia. Más información sobre edulcorantes naturales y químicos, y sobre sus pros y contras, puede encontrarse en *www.holisticmed.com/sweet/* y *www.mercola.com*.

ZSWEET®

El ZSweet® es un edulcorante natural que podría constituir una sana alternativa a los sustitutos del azúcar. Según su descubridor, tiene el mismo sabor, textura y aspecto que el azúcar y ningún regusto desagradable. El ZSweet® no contiene componentes artificiales (ni siquiera trazas), calorías, azúcares o espesantes a base de hidratos de carbono.

El ZSweet® es una mezcla de eritrol y potenciadores del sabor naturales, aún pendiente de patente. La FDA ha establecido que sus ingredientes, procedentes de frutas y verduras, no presentan peligro alguno para la salud. El ZSweet® no incluye extractos de plantas ni otros ingredientes alimentarios ni modifica químicamente sus ingredientes naturales.

Edulcorantes nutritivos

Almidón	Galactosa	Maltodextrina
Azúcar de caña pasa-do por turbina	Jarabe	Maltosa
	Jarabe de arce	Manitol
Azúcar de maíz	Jarabe de maíz	Melaza
Azúcar moreno	Jarabe de maíz rico en fructosa	Miel
Azúcar puro de caña		Polidextrosa
Concentrado de zumo de fruta	Jarabe de maíz soli-dificado	Sacarosa
		Sorbitol
Dextrosa	Jarabe invertido	Sorgo
Edulcorante de maíz	Lactosa	Xilitol
Fructosa	Levulosa	

El eritrol es un nuevo sustituto del azúcar producido por fermentación natural, similar a los ingredientes sin azúcar más corrientes, como el sorbitol y el xilitol. Pero presenta una serie de ventajas, como la ausencia de calorías, se digiere mejor y posee un alto índice de tolerancia.

El ZSweet® es el único edulcorante granulado completamente natural cuya utilización ha sido aprobada para productos alimentarios etiquetados y también para consumo doméstico. Su poder edulcorante es mayor que el del azúcar de mesa (sacarosa).

Puede usarse para endulzar los cereales, las bebidas calientes o frías u otros alimentos.

La alternativa de la pita

El néctar de pita se elabora con el fruto de esta planta originaria de México. La variedad agave azul es un 25% más dulce que el azúcar y presenta un índice glicémico de 10-11. Ambas plantas pertenecen a la misma familia y con ellas se elabora el tequila. Puede utilizarse el néctar de pita para endulzar todo tipo de bebidas o comidas y constituye una sana alternativa a los edulcorantes tradicionales, ya sean nutritivos o no.

Edulcorantes no nutritivos (también llamados edulcorantes artificiales o no calóricos). **No recomiendo ningún edulcorante químico.**

- Acesulfamo K.
- Acesulfamo K (Sunette). Algunos estudios realizados en animales apuntan a unos posibles efectos cancerígenos.
- Aspartamo (Nutra Sweet®). Si bien la FDA de Estados Unidos se basa en más de cien experimentos científicos para afirmar que el aspartamo es inocuo, otros expertos no están convencidos de la falta de peligro de su consumo diario a largo plazo. Al contrario, sienten preocupación por el número creciente de alimentos que lo contienen.
- Alitamo. Al igual que el aspartamo, está hecho a partir de aminoácidos. Su comercialización está pendiente de aprobación en Estados Unidos.
- Ciclamato. Prohibido en Estados Unidos aunque ampliamente utilizado en el Reino Unido.
- Equal®. Edulcorante artificial que contiene aspartamo, dextrosa y maltodextrina.
- Sacarina.
- Splenda. Azúcar artificial conocido también como sucralosa que se elabora a partir de la sacarosa por medio de la cloración del azúcar (sacarosa). Ello implica un cambio químico en la estructura de las moléculas del azúcar y la sustitución de tres átomos de cloro por tres grupos hidroxilos. Que yo sepa, no se ha llevado a cabo ningún estudio a largo plazo en seres humanos para constatar su inocuidad.
- Sucralosa.

STEVIA

¿Existe una alternativa a los edulcorantes artificiales? Parece ser que sí, y se llama **stevia** (*Stevia rebaudiana*) –si es usted diabético o tiene problemas con sus niveles de insulina y necesita edulcorante ha de hablar con su médico–. La stevia es una planta no calórica nativa de Sudamérica utilizada como edulcorante. Se encuentra disponible en líquido y polvo y la podrá encontrar en comercios especializados, o bien en Internet el la página www.stevia.net.

RECOMENDACIONES ALIMENTARIAS PARA LA DIETA PERRICONE PARA PERDER PESO

En la dieta de Perricone para adelgazar, seguiremos como pauta básica la siguiente lista de alimentos recomendados:

Pescados ricos en omega-3

Fletán
Arenque
Bacalao negro
Trucha
Anchoa
Sardina

Salmón criado en libertad, en especial el rojo, con un volumen de omega-3 superior al de cualquier otro pescado: unos 2,7 g por cada porción de 100 g.
Caballa

Otros pescados y mariscos recomendados

Gambas   Cangrejo
Vieiras   Bogavante
Almejas   Lubina
Mejillones   Bacalao
Ostras   Platija

Mejor opción en aves

Pollo y pavo de corral alimentados ecológicamente
Fiambre y embutido de pavo (rechazar cualquier producto con nitratos)

Mejores fuentes de proteínas en lácteos

Yogur natural, ecológico, descremado o semidescremado
Kéfir natural
Queso fresco descremado o semidescremado
Huevos ecológicos de gallinas criadas al aire libre, los etiquetados «omega-3»

Frutos secos ecológicos sin sal

Almendras
Coquitos del Brasil
Avellanas
Nueces de Macadamia
Pacanas
Piñones
Pistachos

Nueces
Semillas ecológicas sin sal
Semillas de lino
Semillas de sésamo
Pepitas de girasol
Semillas de calabaza

Cereales y legumbres ecológicos (consumir con moderación para adelgazar)

Copos de avena no
  instantáneos o avena
  integral
Garbanzos

Judías
Alforfón
Lentejas
Cebada

Frutas y verduras

Manzanas
Alcachofas
Espárragos
Berenjenas
Aguacates
Arándanos, moras, fresas,
  frambuesas (todas las
  frutas del bosque)
Bog choy (repollo chino)
Brécol
Brotes de bambú
Colinabo
Col
Coles de Bruselas
Coliflor
Melón cantaloupe
Melón de miel

Escarola
Limón
Pomelo
Ensalada (hojas de nabo, de berza,
  de mostaza, lechuga de hoja oscura)
Judías verdes
Aguaturma o pataca
Col rizada
Pimientos verdes y rojos
Guindillas
Champiñones
Cebolla, ajo, cebollino, puerro,
  cebolleta, etc.
Peras
Guisantes con vaina
Rábano
Rúcula

Apio
Cerezas
Achicoria
Col china
Berza
Calabacín
Pepino
Lechuga de hoja oscura
Endivias

Acelgas
Espinacas
Germinados
Calabaza de primavera
Rutabaga o colinabo
Tomate
Nabo
Castaña de agua

Plantas y especias

Anís
Pimienta de Jamaica
Albahaca
Laurel
Alcaravea
Cardamomo
Pimienta de cayena
Semilla de apio
Guindilla molida
Cebollino
Perifollo
Canela en rama
Clavo
Cilantro (fresco y molido)
Comino
Eneldo
Hinojo
Ajo

Macis (nuez moscada)
Mejorana
Menta
Nuez moscada
Orégano
Pimentón (dulce y picante)
Perejil
Pimienta (negra, verde, blanca, rosa)
Romero
Salvia
Azafrán
Ajedrea
Estragón
Cúrcuma
Tomillo
Baya de vainilla
Toronjil
Jengibre

Bebidas

Té verde ecológico
Té blanco ecológico
Té negro ecológico
Agua (mineral)

Zumo de granada (sin edulcorante)
Chocolate líquido (hecho con
  cacao puro en polvo)
Açaí

Edulcorante

Pita

Grasas saludables

Aceite de oliva virgen extra ecológico (a ser posible español o italiano)	Coco Aceitunas Frutos secos y semillas
Aceite de lino Aguacate	Chocolate (siguiendo las pautas antes citadas)

ALIMENTOS QUE HAY QUE CONSUMIR CON CUIDADO

FRUTAS Y VERDURAS CON ALTO ÍNDICE GLICÉMICO

En otros libros aconsejaba evitar las frutas y verduras con un alto contenido glicémico. La sandía, por ejemplo, tiene un alto índice glicémico porque es muy dulce. ¿Ello indica que nunca hay que tomar sandía? Claro que no, pues esta fruta, con poco contenido en hidratos de carbono, contiene agua básicamente. Pero además contiene licopeno, un importante carotenoide antiinflamatorio. Nuestro organismo no puede producir carotenoides y debe obtenerlos a partir de los alimentos. Las principales fuentes de licopeno, entre las frutas y verduras, son la sandía, el tomate, la uva negra y la guayaba.

En un régimen adelgazante recomiendo escoger frutas y verduras con bajo índice glicémico: hay que apostar sobre seguro. Pero en general podemos disfrutar de la amplia gama de frutas y verduras, tal vez con la única excepción de las patatas, que se convierten en azúcar con rapidez.

No olvidemos, sin embargo, que hay que empezar por las proteínas y reservar la fruta o la calabaza al horno para el final de la comida.

Las frutas secas (pasas, dátiles, ciruelas, higos, etc.) tienen un alto contenido en antiinflamatorios, antioxidantes y fibra, aunque son también muy ricos en calorías y en azúcar. Una vez que hayamos perdido el peso sobrante, añadiremos una cucharada de fruta seca al yogur o a los copos de avena.

CEREALES Y LEGUMBRES

Mis lectores saben que no soy muy partidario de los cereales, como, por ejemplo, el trigo. Después de alcanzar nuestro objetivo en cuanto a pérdida de peso, podremos incorporar lentejas, judías, alforfón y cebada a nuestra dieta. Se trata de unos alimentos con proteínas, agentes antiinflamatorios y fibras.

LOS ALIMENTOS INFLAMATORIOS QUE DEBEMOS EVITAR

Como regla general tendremos en cuenta lo siguiente: un alimento que contenga harina y/o azúcar u otro edulcorante es proinflamatorio.

En la mayoría de casos, evitaremos los siguientes alimentos:

Bollos

Galletas

Pan, panecillos, pastas horneadas

Pasteles

Cereales (a excepción de las gachas de avena)

Queso (a excepción de los curados, romano o parmesano, de soja, feta y los elaborados con leche de cabra u oveja)

Patatas *chips*

Pan o bollos de harina de maíz

Maizena

Jarabe de maíz

Galletas saldas (a excepción de las de linaza)

Croissants

Donuts

Rollitos de primavera

Comida rápida

Bebidas con gas

Harina

Fritos

Zumos (es preferible tomar fruta fresca)

Cereales de avena

Miel

Perritos calientes

Helados, yogur congelado, helados italianos

Mermeladas, confituras y jaleas

Margarina

Melaza

Magdalenas

Fideos

Crêpes

Pasta

Pastelitos

Mantequilla de cacahuete hecha con aceites hidrogenados

Tartas	Aperitivos (patatas *chips*,
Pan árabe	galletas saladas de maíz o de
Pizza	arroz, etc.)
Palomitas de maíz	Polos
Patatas	Azúcar
Flan	Caramelos
Salsas preparadas	Tacos y tortillas (comida
Arroz	mexicana)
Sorbetes	Gofres
Mantequilla	

Ahora dominamos ya los alimentos que nos resultan beneficiosos y los que debemos evitar, los suplementos que han de ayudarnos a alcanzar el objetivo de perder peso y sabemos por qué el ejercicio y el estilo de vida más relajado mejoran nuestra salud y el bienestar. Ha llegado el momento de ponerlo todo en práctica. ¡Estamos a punto para abordar el programa!

Capítulo 9
LA DIETA PERRICONE PARA PERDER PESO EN CATORCE DÍAS

La historia será benévola conmigo,
pues tengo la intención de escribirla.

WINSTON CHURCHILL

Con la información que contiene esta obra, el lector podrá escribir su propia historia. Una perfecta comprensión de lo que constituye un estilo de vida antiinflamatorio le permitirá situarse en el puesto de mando para decidir todo lo referente a su bienestar físico y mental, y saber cómo mantener el peso ideal.

Tantos años de investigación me han demostrado que la clave radica en el régimen antiinflamatorio. Los alimentos inflamatorios generan reservas de grasas y nos impiden transformarlas en energía. Además estimulan el ansia de comer y aumentan el apetito. Los alimentos antiinflamatorios, por el contrario, fomentan la combustión de grasas, eliminan la avidez ante la comida y frenan el apetito. Reflexionemos un momento. ¿Cuándo fue la última vez que, ante una caja de galletas, una bolsa de patatas o un pastel, supimos tomar una mínima porción? Veremos que, en general, en estas situaciones nos lanzamos y arrasamos con todo. Y lo peor de todo es que al cabo de poco sentimos hambre otra vez. Creo que estaremos de acuerdo en que es algo que nos ocurre a todos.

¿Nos acordamos, en cambio, de la última vez en que nos pasó lo mismo con una bolsa de tres kilos de manzanas? Difícil. ¿Y con una ensalada gigante? ¿Alguna vez nos hemos comido tres o cuatro fuentes de ensalada verde, sintiéndonos incapaces de parar? ¿En alguna ocasión hemos tomado tres o cuatro pechugas de pollo a la plancha o unos cuantos filetes de salmón con la sensación de que nos apetecerían unos cuantos más? La mayoría responderá «No», ya que estos alimentos no desencadenan el apetito de la misma forma en que lo hacen los hidratos de carbono, nos lo calman con muchas menos calorías y la sensación de saciedad nos dura horas.

LAS RECETAS PERRICONE PARA ADELGAZAR

Mi búsqueda para dar con los mejores expertos, las personas más dignas de confianza y preparadas, me llevó a Cheryl Forberg, quien, además de ser una reconocida dietista, es también una prestigiosa chef en San Francisco, una de las ciudades en la que existe más competencia en el sector gastronómico, donde encontramos los mejores profesionales del mundo. Por otra parte, es asesora en dietética del programa de televisión *The Biggest Loser*, un *reality show* sobre adelgazamiento.

Como chef, experta en nutrición antiedad y dietética, Cheryl reúne todas las condiciones para concebir una serie de recetas encaminadas a perder peso y frenar los síntomas del envejecimiento.

Su libro *Stop the Clock! Cooking* demuestra su dominio de los alimentos contra la ansiedad. Basándose en nuestros principios antiinflamatorios, Cheryl ha adaptado destacadas recetas de su obra para el régimen de adelgazamiento Perricone y nos complace presentarlas en este capítulo.

Sobre estas fenomenales recetas cabe decir que las especias como la cúrcuma, el jengibre y el curry son alimentos milagrosos por sus virtudes antioxidantes y antiinflamatorias. Las recetas que presentamos nos ofrecen la oportunidad de constatar su magia.

Los días en que no disponemos de tiempo para meternos a fondo en la cocina, podemos recurrir a un filete de salmón, de otro pescado o de pollo a la plancha o al horno con un chorrito de aceite de oliva y servirlo con una rodaja de limón, sin más. Podemos disponer también de salmón de calidad extra en conserva: una solución práctica para un tentempié que podemos preparar a modo de ensalada de atún y servir con galletas de linaza. Si le añadimos una manzana y una botella de agua, tendremos una comida nutritiva, rica en fibras, que nos ayudará a conservar la línea. Tengamos presente que cada comida debe contener proteínas, hidratos de carbono con bajo índice glicémico y grasas esenciales.

Cuando salgamos a comer o cenar, no nos cortemos a la hora de especificar lo que queremos y de qué forma lo deseamos. Pediremos el pescado o el pollo a la parrilla o al horno y no frito. Prescindiremos de las salsas que resulten pesadas. Y diremos que nos sirvan la ensalada sin aliño para poder añadirle un poco de aceite de oliva y de zumo de limón.

Siempre podemos matar el gusanillo con un par de rodajas de embutido de pavo, una pieza de fruta y unos frutos secos.

Una precisión en cuanto al volumen: para las mujeres recomiendo una porción de 170 g de pollo o pescado para la cena y una de entre 170 y 230 g para los hombres o las mujeres que hacen deporte o llevan una vida muy activa; Para la comida, entre 115 y 170 g para las mujeres y entre 170 y 230 para los hombres. Ya que pretendemos adelgazar, optaremos por la porción mínima y en cuanto consigamos el peso deseado incrementaremos las porciones.

Hay que recordar que los refrescos *light*, los edulcorantes químicos y productos por el estilo, a pesar de tener un índice calórico bajo, no son lo más adecuado para la salud. Recomiendo evitar en la medida de lo posible productos manipulados y limitarse a lo natural para conseguir unos resultados óptimos.

EL PROGRAMA PERRICONE PARA ADELGAZAR EN CATORCE DÍAS

Día 1

Desayuno

2 huevos etiquetados «omega-3» escalfados con **espinacas al estilo indio** (ver receta en la página 239).

2 lonchas de embutido de pavo.

60 g de melón de miel con una cucharadita de menta fresca cortada a trocitos.

230 ml de té verde con una rodaja de jengibre o agua mineral.

Suplementos
1 paquete del suplemento Weight Management Program.
1 cápsula de 1.000 mg de aceite de pescado.
1 cápsula de astaxantina.
1/2 cucharadita de glutamina en polvo. Mezclar con agua y beber inmediatamente.

Almuerzo

180 g de **estofado de cacahuetes a la africana** (ver receta en la página 241).

120 g de ensalada (lechuga de hoja oscura, aliñada con una cucharada de aceite de oliva virgen extra y zumo de limón al gusto).

40 g de frutas del bosque.

230 ml de agua mineral.

Suplementos
1 paquete del suplemento Weight Management Program.
1 cápsula de 1.000 mg de aceite de pescado.
1 cápsula de astaxantina.
1/2 cucharadita de glutamina en polvo. Mezclar con agua y beber inmediatamente.

Tentempié

30 g de **guacamole con habas de soja frescas** (ver receta en la página 245).

1 cucharadita de semillas de lino acompañadas de apio y jícama (también conocida como patata mexicana) cortada en bastoncitos.

230 ml de agua mineral.

Cena

Salmón escalfado o a la plancha (170-230 g pesado en crudo) con **ensalada «rollo de primavera»** (ver receta en la página 234).

Espárragos al vapor..

Una rodaja de melón cantaloupe de 5 cm de grosor

230 ml de agua mineral.

Suplementos

1 paquete del suplemento Weight Management Program.

1 cápsula de 1.000 mg de aceite de pescado.

1 cápsula de astaxantina.

1/2 cucharadita de glutamina en polvo. Mezclar con agua y beber inmediatamente.

Antes de acostarse

30 g de yogur natural con 1/2 cucharadita de vainilla, 1 cucharadita de semillas de lino molidas y 30 g de frambuesas.

Té marroquí a la menta (ver receta en la página 261) o agua mineral.

Día 2

Desayuno

2 huevos pasados por agua.

60 g de **cereales «¡alto el reloj!»** pesados en seco (ver receta en la página 231) con 1 cucharada de zumo de granada o pulpa de *açaí*.

60 g de yogur natural con 60 g de melón cantaloupe cortado a dados y
1 cucharadita de menta troceada.

230 ml de té verde o agua mineral.

Suplementos
1 paquete del suplemento Weight Management Program.
1 cápsula de 1.000 mg de aceite de pescado.
1 cápsula de astaxantina.
1/2 cucharadita de glutamina en polvo. Mezclar con agua y beber inmediatamente.

Almuerzo

Gazpacho helado con lima fresca (ver receta en la página 246).

Pechuga de pollo a la plancha (170 g pesado en crudo sin piel ni huesos).

120 g de ensalada (lechuga de hoja oscura aliñada con una cucharada
de aceite de oliva virgen y zumo de limón al gusto).

1/2 pomelo.

230 ml de té verde frío o agua mineral.

Suplementos
1 paquete del suplemento Weight Management Program.
1 cápsula de 1.000 mg de aceite de pescado.
1 cápsula de astaxantina.
1/2 cucharadita de glutamina en polvo. Mezclar con agua y beber inmediatamente.

Tentempié

40 g de queso fresco con 1 cucharada de semillas de lino molidas y 30
g de arándanos.

230 ml de agua mineral.

Cena

Fletán (o salmón) escalfado o al horno (170-230 g pesado en crudo y
sin espinas) con **col al curry** (ver receta en la página 232).

120 g de ensalada de tomates *cherry* con 1 cucharadita de jengibre cortado a trocitos, 1 cucharadita de cilantro fresco, 1 cucharadita de aceite de oliva virgen extra, 1 cucharadita de salsa de soja con bajo contenido en sodio y zumo de limón al gusto.

1 pera.

230 g de agua mineral con una rodaja de lima.

Suplementos

1 paquete del suplemento Weight Management Program.

1 cápsula de 1.000 mg de aceite de pescado.

1 cápsula de astaxantina.

1/2 cucharadita de glutamina en polvo. Mezclar con agua y beber inmediatamente.

Antes de acostarse

60 g de kéfir.

3 almendras.

6 cerezas.

230 ml de agua mineral.

Día 3

Desayuno

Huevos revueltos (2 huevos enteros más 2 claras de huevo) con una loncha de embutido de pavo y **pesto con tomate y frutos secos** (ver receta en la página 249).

1/2 pomelo.

230 ml de té verde o agua mineral.

Suplementos

1 paquete del suplemento Weight Management Program.

1 cápsula de 1.000 mg de aceite de pescado.

1 cápsula de astaxantina.

1/2 cucharadita de glutamina en polvo. Mezclar con agua y beber inmediatamente.

Almuerzo

Filete de salmón al horno o a la plancha (115-170 g pesado en crudo sin espinas) y 120 g de ensalada de berenjenas asadas *caponata* (ver receta en la página 214), servida en un lecho de hojas de ensalada tiernas.
60 g de frambuesas.
230 ml de té verde o té blanco fríos o bien agua mineral.

Suplementos
1 paquete del suplemento Weight Management Program.
1 cápsula de 1.000 mg de aceite de pescado.
1 cápsula de astaxantina.
1/2 cucharadita de glutamina en polvo. Mezclar con agua y beber inmediatamente.

Tentempié

Postre confeccionado con 60 g de kéfir, 1 cucharadita de linaza molida y 60 g de fresas troceadas.
230 ml de agua mineral.

Cena

Gambas o langostinos a la plancha (170 g pesados en crudo).
Tomates al gratén con cebollas caramelizadas (ver receta en la página 262).
120 g de ensalada (lechuga de hoja oscura aliñada con una cucharada de aceite de oliva virgen extra y zumo de limón al gusto).
1 manzana.
230 ml de agua mineral.

Suplementos
1 paquete del suplemento Weight Management Program.
1 cápsula de 1.000 mg de aceite de pescado.
1 cápsula de astaxantina.
1/2 cucharadita de glutamina en polvo. Mezclar con agua y beber inmediatamente.

Antes de acostarse

30 g de salmón ahumado en lonchas y 2 galletas saladas con linaza.
1 kiwi.
230 ml de agua mineral.

Día 4

Desayuno

1 huevo cocido.
60 g de **cereales «¡alto el reloj!»** (ver receta en la página 231).
60 g de **compota de arándanos** (ver receta en la página 234) y 120 g
de yogur natural.
230 ml de té verde o blanco o agua mineral.

Suplementos
1 paquete del suplemento Weight Management Program.
1 cápsula de 1.000 mg de aceite de pescado.
1 cápsula de astaxantina.
1/2 cucharadita de glutamina en polvo. Mezclar con agua y beber inmediatamente.

Almuerzo

Hamburguesa de pavo a la plancha (115-170 pesada en crudo) con
guarnición de espinacas tiernas.
1/4 de aguacate.
1 manzana.
250 ml de té verde frío con limón o agua mineral.

Suplementos
1 paquete del suplemento Weight Management Program.
1 cápsula de 1.000 mg de aceite de pescado.
1 cápsula de astaxantina.
1/2 cucharadita de glutamina en polvo. Mezclar con agua y beber inmediatamente.

Tentempié

1 rodaja de melón cantaloupe envuelta en 1 loncha de pechuga de pavo, rociada con 1 cucharadita de aceite de linaza.
230 ml de agua mineral.

Cena

Salmón a la plancha (170-230 g pesado en crudo) con **salsa cremosa de cebolla con ajo caramelizado y tomillo** (ver receta en la página 255).
Alcachofa al vapor.
120 g de ensalada (lechuga de hoja oscura, aliñada con 1 cucharada de aceite de oliva virgen extra y zumo de limón al gusto).
230 ml de agua mineral.

Suplementos
1 paquete del suplemento Weight Management Program.
1 cápsula de 1.000 mg de aceite de pescado.
1 cápsula de astaxantina.
1/2 cucharadita de glutamina en polvo. Mezclar con agua y beber inmediatamente.

Antes de acostarse

30 g de yogur mezclado con 1 cucharada de zumo de granada o de pulpa de *açaí*.
2 cucharaditas de almendras troceadas.
1/2 kiwi cortado en dados.
230 ml de agua mineral.

Día 5

Desayuno

Una tortilla de 2 huevos con 60 g de salmón ahumado, eneldo fresco y tomates *cherry*.

40 g de kéfir con 2 cucharadas de moras.

230 ml de té verde o blanco o bien agua mineral.

Suplementos

1 paquete del suplemento Weight Management Program.

1 cápsula de 1.000 mg de aceite de pescado.

1 cápsula de astaxantina.

1/2 cucharadita de glutamina en polvo. Mezclar con agua y beber inmediatamente.

Almuerzo

170 g de **ensalada egipcia de pollo** (ver receta en la página 238).

120 g de **sopa de brécol al eneldo con limón y** *tahini* (ver receta en la página 257).

1 manzana.

230 ml de agua mineral.

Suplementos

1 paquete del suplemento Weight Management Program.

1 cápsula de 1.000 mg de aceite de pescado.

1 cápsula de astaxantina.

1/2 cucharadita de glutamina en polvo. Mezclar con agua y beber inmediatamente.

Tentempié

60 g de yogur con 1 cucharada de avellanas troceadas y 30 g de kiwi cortado en dados.

230 ml de agua mineral.

Cena

Bacalao antártico, bonito o salmón a la plancha (170-230 g pesado en crudo sin piel).

Ensalada de tomate y pepino (ver receta en la página 238).

Coles de Bruselas con almendras cortadas (ver receta en la página 233).

230 ml de agua mineral.

Suplementos

1 paquete del suplemento Weight Management Program.

1 cápsula de 1.000 mg de aceite de pescado.

1 cápsula de astaxantina.

1/2 cucharadita de glutamina en polvo. Mezclar con agua y beber inmediatamente.

Antes de acostarse

60 g de queso fresco con 1 cucharadita de linaza molida y 40 g de fresas cortadas a rodajitas.

230 ml de agua mineral.

Día 6

Desayuno

2 huevos etiquetados «omega 3» cocidos.

60 g de **cereales «¡alto el reloj!»** (pesados en seco, ver la receta en la página 231).

40 g de arándanos o moras con 30 g de yogur natural.

230 ml de té verde con limón o bien agua mineral.

Suplementos

1 paquete del suplemento Weight Management Program.

1 cápsula de 1.000 mg de aceite de pescado.

1 cápsula de astaxantina.

1/2 cucharadita de glutamina en polvo. Mezclar con agua y beber inmediatamente.

Almuerzo

Salmón escalfado o al horno (115-170 g pesado en seco sin espinas).
120 g de **sopa persa de verduras** (ver receta en la página 260).
Una rodaja de melón de miel de 5 cm de grosor.
230 ml de agua mineral.

Suplementos
1 paquete del suplemento Weight Management Program.
1 cápsula de 1.000 mg de aceite de pescado.
1 cápsula de astaxantina.
1/2 cucharadita de glutamina en polvo. Mezclar con agua y beber inmediatamente.

Tentempié

Postre hecho con 60 g de kéfir, 1 cucharadita de aceite de linaza, una pizca de canela y 2 cucharadas de frambuesas.
230 ml de agua mineral.

Cena

Pollo o salmón a la plancha con miso (170-230 g pesado en crudo, ver receta en la página 250).
Espinacas (o endivias) con setas salteadas.
60 g de ensalada (lechuga de hoja oscura aliñada con 1 cucharada de aceite de oliva virgen extra y zumo de limón al gusto).
1 manzana.
230 ml de té verde o agua mineral.

Suplementos
1 paquete del suplemento Weight Management Program.
1 cápsula de 1.000 mg de aceite de pescado.
1 cápsula de astaxantina.
1/2 cucharadita de glutamina en polvo. Mezclar con agua y beber inmediatamente.

Antes de acostarse

30 g de pollo ahumado en lonchas.
4 nueces.
Una rodaja de melón de miel de 5 cm de grosor.
230 ml de agua mineral.

Día 7

Desayuno

60 g de salmón ahumado.
2 galletas de linaza.
2 huevos pasados por agua.
1/2 pomelo.
230 ml de té verde con limón o bien agua mineral.

Suplementos
1 paquete del suplemento Weight Management Program.
1 cápsula de 1.000 mg de aceite de pescado.
1 cápsula de astaxantina.
1/2 cucharadita de glutamina en polvo. Mezclar con agua y beber inmediatamente.

Almuerzo

Ensalada egipcia de pollo (ver receta en la página 238).
1 manzana.
230 ml de agua mineral.

Suplementos
1 paquete del suplemento Weight Management Program.
1 cápsula de 1.000 mg de aceite de pescado.
1 cápsula de astaxantina.
1/2 cucharadita de glutamina en polvo. Mezclar con agua y beber inmediatamente.

Tentempié

60 g de yogur natural con 1 cucharada de zumo de granada o pulpa de *açaí*.

2 cucharadas de semillas de sésamo.

40 g de arándanos.

230 ml de agua mineral.

Cena

Salmón a la sartén con acelgas tiernas y *raita* de tomate y menta (ver receta en la página 252).

120 g de ensalada (lechuga de hoja oscura aliñada con 1 cucharada de aceite de oliva virgen extra y zumo de limón al gusto).

1 pera.

230 ml de té blanco o verde con limón o bien agua mineral.

Suplementos

1 paquete del suplemento Weight Management Program.

1 cápsula de 1.000 mg de aceite de pescado.

1 cápsula de astaxantina.

1/2 cucharadita de glutamina en polvo. Mezclar con agua y beber inmediatamente.

Antes de acostarse

60 g de queso fresco con 1 manzana cortada a dados y 4 almendras cortadas a lo largo.

230 ml de agua mineral.

Día 8

Desayuno

60 g de gachas de avena tradicionales acompañadas con 2 cucharadas de yogur, 30 g de arándanos y 2 cucharadas de semillas de sésamo.

3 lonchas de embutido de soja o de pavo.

230 ml de té verde o agua mineral.

Suplementos

1 paquete del suplemento Weight Management Program.

1 cápsula de 1.000 mg de aceite de pescado.

1 cápsula de astaxantina.

1/2 cucharadita de glutamina en polvo. Mezclar con agua y beber inmediatamente.

Almuerzo

Filete de fletán o salmón a la plancha, escalfado o al vapor (115-175 g pesado en crudo y sin espinas).

Sopa de miso con verduras estofadas y tomates asados (ver receta en la página 258).

1 pera.

230 ml de té verde o agua mineral.

Suplementos

1 paquete del suplemento Weight Management Program.

1 cápsula de 1.000 mg de aceite de pescado.

1 cápsula de astaxantina.

1/2 cucharadita de glutamina en polvo. Mezclar con agua y beber inmediatamente.

Tentempié

60 g de queso fresco con 2 cucharadas de compota y 2 cucharaditas de semillas de sésamo.

230 ml de agua mineral.

Cena

Estofado al curry con pollo, pavo o tofu (ver receta en la página 240).

120 g de ensalada (lechuga de hoja oscura aliñada con 1 cucharada de aceite de oliva virgen extra y zumo de limón al gusto).

60 g de frutas del bosque variadas.

230 ml de agua mineral.

Suplementos

1 paquete del suplemento Weight Management Program.

1 cápsula de 1.000 mg de aceite de pescado.

1 cápsula de astaxantina.

1/2 cucharadita de glutamina en polvo. Mezclar con agua y beber inmediatamente.

Antes de acostarse

1 huevo cocido.

Brotes de apio con 2 cucharadas de *humus*.

230 ml de agua mineral

Día 9

Desayuno

Una tortilla hecha con 2 huevos enteros y 1 clara más 3 cucharadas de **Baba Ghanouj** (ver receta en la página 228), 6 tomates *cherry* cortados por la mitad y 1 cucharadita de cilantro fresco troceado muy fino.

90 g de yogur natural con 2 cucharadas de almendras troceados y 1/4 de cucharadita de extracto puro de vainilla.

1/2 pomelo.

230 ml de té blanco o verde o bien agua mineral.

Suplementos

1 paquete del suplemento Weight Management Program.

1 cápsula de 1.000 mg de aceite de pescado.

1 cápsula de astaxantina.

1/2 cucharadita de glutamina en polvo. Mezclar con agua y beber inmediatamente.

Almuerzo

Sopa de tomate y aguacate con carne de cangrejo fresco (ver receta en la página 259).

120 g de ensalada (lechuga de hoja oscura aliñada con 1 cucharada de aceite de oliva virgen extra y zumo de limón al gusto).

60 g de frambuesas negras.

230 ml de té verde frío con limón o bien agua mineral.

Suplementos

1 paquete del suplemento Weight Management Program.

1 cápsula de 1.000 mg de aceite de pescado.

1 cápsula de astaxantina.

1/2 cucharadita de glutamina en polvo. Mezclar con agua y beber inmediatamente.

Tentempié

Postre hecho con 60 g de kéfir, 30 g de leche de almendras y 6 cerezas sin hueso.

230 ml de agua mineral.

Cena

Pollo (o salmón) a la plancha (170-250 g pesado en crudo sin piel ni huesos) con **salsa de granada y nueces** (ver receta en la página 256).

Col rizada al vapor.

1 pera cortada a lonchas.

230 ml de **té marroquí a la menta** (ver receta en la página 261) o agua mineral.

Suplementos

1 paquete del suplemento Weight Management Program.

1 cápsula de 1.000 mg de aceite de pescado.

1 cápsula de astaxantina.

1/2 cucharadita de glutamina en polvo. Mezclar con agua y beber inmediatamente.

Antes de acostarse

60 g de pechuga de pavo cortada a lonchas finas.
4 almendras.
1 rodaja de melón de miel de 5 cm de grosor.
230 ml de agua mineral.

Día 10

Desayuno

Una tortilla hecha con 1 huevo entero y 2 claras de huevo, 20 g de
  pimiento asado y troceado, 2 cucharadas de cebolla roja salteada y
  1 cucharadita de albahaca picada.
60 g (pesado en seco) de **cereales «¡alto el reloj!»** (ver receta en la
  página 231) cocidos con agua y 1/2 cucharadita de canela en polvo.
60 g de arándanos frescos.
230 ml de té verde o agua mineral.

Suplementos
1 paquete del suplemento Weight Management Program.
1 cápsula de 1.000 mg de aceite de pescado.
1 cápsula de astaxantina.
1/2 cucharadita de glutamina en polvo. Mezclar con agua y beber inmediatamente.

Almuerzo

Ensalada asiática con tofu o pechuga de pollo a la plancha (170 g, ver
  receta en la página 235).
1/2 pomelo.
230 ml de té verde frío con limón o bien agua mineral.

Suplementos
1 paquete del suplemento Weight Management Program.
1 cápsula de 1.000 mg de aceite de pescado.

1 cápsula de astaxantina.

1/2 cucharadita de glutamina en polvo. Mezclar con agua y beber inmediatamente.

Tentempié

60 g de yogur natural con 1 cucharada de semillas de sésamo y 1 cucharada de pulpa de *açaí* o zumo de granada.

230 ml de agua mineral.

Cena

***Etouffée* de pescado con alcachofas pequeñas y sopa especiada de tomate** (ver receta en la página 242).

120 g de ensalada (lechuga de hoja oscura aliñada con 1 cucharada de aceite de oliva virgen extra y zumo de limón al gusto).

1 manzana.

230 ml de té blanco con una rodaja de jengibre o bien agua mineral.

Suplementos

1 paquete del suplemento Weight Management Program.

1 cápsula de 1.000 mg de aceite de pescado.

1 cápsula de astaxantina.

1/2 cucharadita de glutamina en polvo. Mezclar con agua y beber inmediatamente.

Antes de acostarse

Postre hecho con 60 g de kéfir, 2 cucharadas de moras y 1 cucharada de zumo de granada o pulpa de *açaí*.

230 ml de agua mineral.

Día 11

Desayuno

2 huevos revueltos con 60 g de lonchas de salmón ahumado y 1 cucharadita de cebollinos picados.

30 g de **cereales «¡alto el reloj!»** (pesado en seco, ver receta en la página 231) con 1/4 de cucharadita de jengibre molido.

60 g de fresas cortadas.

230 ml de té verde o agua mineral.

Suplementos

1 paquete del suplemento Weight Management Program.

1 cápsula de 1.000 mg de aceite de pescado.

1 cápsula de astaxantina.

1/2 cucharadita de glutamina en polvo. Mezclar con agua y beber inmediatamente.

Almuerzo

Tofu con sésamo o pollo a la plancha (170 g).

Bisque **de tomate y jengibre** (ver receta en la página 229).

1 kiwi cortado a rodajas.

230 ml de agua mineral.

Suplementos

1 paquete del suplemento Weight Management Program.

1 cápsula de 1.000 mg de aceite de pescado.

1 cápsula de astaxantina.

1/2 cucharadita de glutamina en polvo. Mezclar con agua y beber inmediatamente.

Tentempié

60 g de queso fresco con 1 cucharadita de linaza y 40 g de manzana cortada en dados.

230 ml de agua mineral.

Cena

Salmón con *charmoula* (ver receta en la página 251).
120 g de ensalada (lechuga de hoja oscura aliñada con 1 cucharada de
     aceite de oliva virgen extra y zumo de limón al gusto).
Brécol al vapor.
1 pera asiática (también conocida como *nashi*).

Suplementos
1 paquete del suplemento Weight Management Program.
1 cápsula de 1.000 mg de aceite de pescado.
1 cápsula de astaxantina.
1/2 cucharadita de glutamina en polvo. Mezclar con agua y beber in-
     mediatamente.

Antes de acostarse

30 g de pavo en lonchas y 1/4 de aguacate.
230 ml de agua mineral.

Día 12

Desayuno

Filete de salmón a la plancha (115 g pesado en crudo y sin espinas).
6 tomates *cherry*.
40 g de fresas cortadas.
230 ml de té verde o agua mineral.

Suplementos
1 paquete del suplemento Weight Management Program.
1 cápsula de 1.000 mg de aceite de pescado.
1 cápsula de astaxantina.
1/2 cucharadita de glutamina en polvo. Mezclar con agua y beber in-
     mediatamente.

Almuerzo

Pechuga de pollo a la plancha (170 g pesado en curdo sin piel ni espinas) o 1 hamburguesa vegetariana de tofu.

120 g de **ensalada de berros y almendras con aliño de cebolla asada** (ver receta en la página 236).

60 g de frutas del bosque.

230 ml de agua mineral.

Suplementos

1 paquete del suplemento Weight Management Program.

1 cápsula de 1.000 mg de aceite de pescado.

1 cápsula de astaxantina.

1/2 cucharadita de glutamina en polvo. Mezclar con agua y beber inmediatamente.

Tentempié

30 g de pechuga de pollo o pavo en lonchas.

4 almendras.

1 manzana.

230 ml de agua mineral.

Cena

Salmón, trucha o caballa (115-170 g pesado en crudo sin espinas) con *Baba Ghanouj* (ver receta en la página 228).

Judías verdes salteadas con ajo y aceite de sésamo.

120 g de ensalada (lechuga de hoja oscura aliñada con 1 cucharada de aceite de oliva virgen extra y zumo de limón al gusto).

1 pera troceada.

230 ml de té verde o blanco o bien agua mineral.

Suplementos

1 paquete del suplemento Weight Management Program.

1 cápsula de 1.000 mg de aceite de pescado.

1 cápsula de astaxantina.

1/2 cucharadita de glutamina en polvo. Mezclar con agua y beber inmediatamente.

Antes de acostarse

60 g de yogur con una cucharada de zumo de granada o pulpa de *açaí*.
4 almendras.
1 melocotón.
230 ml de agua mineral.

Día 13

Desayuno

Una tortilla de 2 huevos con 15 g de queso feta, 3 tomates *cherry* cortados por la mitad y 1 cucharadita de cebolleta picada.
2 salchichas de pavo.
60 g de arándanos.
3 almendras.
230 ml de agua mineral.

Suplementos
1 paquete del suplemento Weight Management Program.
1 cápsula de 1.000 mg de aceite de pescado.
1 cápsula de astaxantina.
1/2 cucharadita de glutamina en polvo. Mezclar con agua y beber inmediatamente.

Almuerzo

Hamburguesa de pescado a la caribeña (ver receta en la página 246) con verduras tiernas.
60 g de tomates cortados.
30 g de **guacamole con habas de soja frescas** (ver receta en la página 245) o 1/4 de rodajas de aguacate.
60 g de frambuesas americanas (negras).
230 ml de té verde o té blanco fríos o bien agua mineral.

Suplementos

1 paquete del suplemento Weight Management Program.
1 cápsula de 1.000 mg de aceite de pescado.
1 cápsula de astaxantina.
1/2 cucharadita de glutamina en polvo. Mezclar con agua y beber inmediatamente.

Tentempié

30 g de pavo en lonchas.
2 galletas saladas con semillas de lino.
Una rodaja de melón de miel de 5 cm de grosor.
230 ml de agua mineral.

Cena

Salmón/pescado con **mole con semillas** (ver receta en la página 247).
Alcachofa al vapor.
120 g de ensalada (lechuga de hoja oscura aliñada con 1 cucharada de aceite de oliva virgen extra y zumo de limón al gusto).
1 manzana.
230 ml de té verde o agua mineral.

Suplementos

1 paquete del suplemento Weight Management Program.
1 cápsula de 1.000 mg de aceite de pescado.
1 cápsula de astaxantina.
1/2 cucharadita de glutamina en polvo. Mezclar con agua y beber inmediatamente.

Antes de acostarse

60 g de yogur con 2 cucharaditas de semillas de sésamo.
1 pera.

Día 14

Desayuno

2 huevos revueltos con cebolleta picada y pimiento rojo.

30 g de salmón ahumado.

60 g (pesado en seco) de **cereales «¡alto el reloj!»** (ver receta en la página 231) con 1 cucharadita de semillas de lino y 1 cucharada de semillas de sésamo.

1/2 pomelo.

230 ml de té verde o té blanco con limón o bien agua mineral.

Suplementos

1 paquete del suplemento Weight Management Program.

1 cápsula de 1.000 mg de aceite de pescado.

1 cápsula de astaxantina.

1/2 cucharadita de glutamina en polvo. Mezclar con agua y beber inmediatamente.

Almuerzo

Salmón empanado con semillas de sésamo (ver receta en la página 254).

Ensalada de rúcula con aceite de oliva virgen extra, zumo de limón, 3 aceitunas cortadas y 4 tomates *cherry*.

1 pera.

230 ml de agua mineral.

Suplementos

1 paquete del suplemento Weight Management Program.

1 cápsula de 1.000 mg de aceite de pescado.

1 cápsula de astaxantina.

1/2 cucharadita de glutamina en polvo. Mezclar con agua y beber inmediatamente.

Tentempié

30 g de pavo ahumado en lonchas.
4 nueces.
1 manzana.
230 ml de agua mineral.

Cena

Pescado guisado con especias (ver receta en la página 248).
Espinacas o endivias cocidas con zumo de limón recién exprimido.
120 g de ensalada (lechuga de hoja oscura aliñada con 1 cucharada de aceite de oliva virgen extra y zumo de limón al gusto).
60 g de frutas del bosque.
230 ml de agua mineral.

Suplementos
1 paquete del suplemento Weight Management Program.
1 cápsula de 1.000 mg de aceite de pescado.
1 cápsula de astaxantina.
1/2 cucharadita de glutamina en polvo. Mezclar con agua y beber inmediatamente.

Antes de acostarse

Postre hecho con kéfir, 6 cerezas y 1 cucharada de zumo de granada o pulpa de *açaí*.

RECETAS

(D = Desayuno, A = Almuerzo, T = Tentempié, C = Cena, D = Día;
por ejemplo, AD1 = Almuerzo Día 1)

Baba Ghanouj* CD12

Bisque de tomate y jengibre* AD11

Caponata (ensalada de berenjenas asadas)* AD3

Cereales «¡alto el reloj!»* DD2 DD4

Col al curry* CD2

Coles de Bruselas con almendras cortadas* CD5

Compota de arándanos* DD4

Ensalada «rollo de primavera»* CD1

Ensalada asiática* AD10

Ensalada de berros y almendras con aliño de cebolla asada* AD12

Ensalada de tomate y pepino CD5

Ensalada egipcia de pollo AD7

Espinacas al estilo indio* DD1

Estofado al curry* CD8

Estofado de cacahuetes a la africana* AD1

Etouffée de pescado con alcachofas pequeñas y sopa especiada de tomate* CD10

Gazpacho helado con lima fresca AD2

Guacamole con habas de soja frescas* TD1

Hamburguesas de pescado a la caribeña* AD13

Mole con semillas de calabaza y girasol* CD13

Pescado guisado con especias* CD14

Pesto con tomate y frutos secos* DD3

Pollo o salmón a la plancha con miso CD6

Salmón con *charmoula** CD11

Salmón a la sartén con acelgas tiernas y *raita* de tomate y menta CD7

Salmón empanado con semillas de sésamo* AD14

Salsa cremosa de cebolla con ajo caramelizado y tomillo* CD4

Salsa de granada y nueces* CD9

Sopa de bróquil al eneldo con limón y *tahini** AD5

Sopa de miso con verduras estofadas y tomates asados AD8

Sopa de tomate y aguacate con carne de cangrejo fresco* AD9

Sopa persa de verduras* AD6

Té marroquí a la menta* D1 (antes de acostarse)

Tomates al gratén con cebollas caramelizadas* CD3

* Receta adaptada del libro *Stop the Clock! Cooking* (2003), escrito por Cheryl Forbert R. D. y publicado por la editorial Avery, un sello de Penguingroup USA, Inc.

Baba Ghanouj (puré de berenjenas asadas)

Resulta un sabroso aperitivo que puede prepararse con antelación. Se conserva algunos días en la nevera.

Para 16 raciones de 2 cucharadas cada una

2 berenjenas grandes (de unos 700 g cada una)
85 ml de zumo de limón recién exprimido
60 g de *tahini*
1 cucharada de comino molido
1 cucharada de ajo picado
2 cucharaditas de vinagre de vino blanco
120 g de yogur natural desnatado
30 g de perejil sin tallos
Sal (opcional)

Análisis nutricional por ración

Calorías 31
Proteínas 1 g
Hidratos de carbono 3 g
Grasa total 2 g
Grasas saturadas 1 g
Grasas poliinsaturadas 1 g
Grasas monoinsaturadas 1 g
Colesterol 0 mg
Fibra 1 g
Sodio 174 mg
Omega-3 2 mg

Lavar y secar las berenjenas. Cortar el extremo del tallo. Perforar la piel con un tenedor para impedir que revienten cuando estén en el horno. Para hacerlas a la brasa o encima del fogón, colocarlas directamente sobre una rejilla para barbacoa o encima del fogón a fuego moderado. Asar durante unos 18 minutos, girándolas con frecuencia para que se cuezan por ambos lados. Retirar las berenjenas cuando ya estén muy blandas. Reservarlas hasta que se hayan enfriado.

Para asarlas al horno, colocar la rejilla en la parte central del horno y precalentarlo a 180 °C. Preparar una fuente para horno de 38 x 25 cm y untarla ligeramente con aceite. Colocar las berenjenas en la fuente y asarlas durante 40 minutos, girándolas varias veces para que se asen uniformemente. Sacarlas del horno cuando estén blandas.

Una vez se hayan enfriado lo suficiente, pelar las berenjenas y desechar la piel. Retirar las semillas y trocear las berenjenas.

Mezclar el resto de ingredientes excepto el perejil y las berenjenas con una batidora o un robot de cocina, hasta que se obtenga un puré suave. Si la mezcla queda demasiado espesa, añadir unas cucharadas de agua caliente hasta que adquiera la consistencia deseada. Agregar los trozos de berenjena y mezclar hasta que quede suave. Rectificar de sal si es necesario. Adornar con el perejil finamente picado.

BISQUE DE TOMATE Y JENGIBRE

Esta sopa es uno de los platos favoritos en Estados Unidos de todas las épocas. El sabor especiado del jengibre le proporciona un aire exótico. Un tazón humeante de sopa acompañado de pan crujiente resulta un plato de lo más reconfortante. El jengibre es también un excelente digestivo. Si el lector tiene la oportunidad de disfrutar de una abundante cosecha de tomates de temporada, es posible preparar una gran cantidad de sopa para congelarla y saborearla más tarde.

Para 4 raciones

1 cucharada de aceite de oliva
2 cucharadas de chalota picada
4 rodajas de jengibre fresco y pelado de 2,5 cm de grosor
2 dientes de ajo pelados
4 tomates de tamaño mediano (unos 450 g) pelados, despepitados y troceados
125 ml de leche de soja sin aromatizar
300 ml de caldo de pollo desgrasado o caldo de verduras
Sal y pimienta al gusto

Análisis nutricional por ración

Calorías 95 g
Proteínas 5 g
Hidratos de carbono 11 g
Grasa total 4 g
Grasas saturadas 1 g
Grasas poliinsaturadas 1 g
Grasas monoinsaturadas 3 g
Colesterol 0 mg
Fibra 2 g
Sodio 134 mg
Omega-3 8 mg

Guarnición
30 g de hojas de albahaca fresca cortadas en *chiffonade* (enrollar las hojas a lo largo y cortar transversalmente en rodajas finas)

Calentar el aceite de oliva en una cazuela de 2 litros a fuego moderado. Añadir la chalota y el jengibre y saltear 1 minuto hasta que estén blandos. Agregar el ajo y los tomates. Hervir suavemente unos 4 minutos hasta que la mezcla empiece a espesar. Retirar las rodajas de jengibre. Añadir el caldo y llevar a ebullición.

Con cuidado, verter la sopa en el vaso de un robot de cocina o una batidora. Triturar hasta que quede suave y volver a poner en la cazuela. Añadir la leche de soja y poner a fuego lento hasta que esté caliente. No dejar que hierva, pues la leche de soja se cortaría. Sazonar al gusto con sal y pimienta y adornar con albahaca.

Caponata (ensalada de berenjenas asadas)

Este plato de acompañamiento de origen siciliano puede servirse como ensalada o como guarnición y sirve perfectamente para una comida campestre. Su sabor mejora si se deja reposar un día o dos para que se mezclen bien los sabores de los ingredientes.

Para 6 raciones de 60 g

Análisis nutricional por ración
Calorías 106
Proteínas 3 g
Hidratos de carbono 13 g
Grasa total 6 g
Grasas saturadas 1 g
Grasas poliinsaturadas 1 g
Grasas monoinsaturadas 3 g
Colesterol 0 mg
Fibra 2 g
Sodio 428 mg
Omega-3S 4 mg

Aceite de oliva (un chorrito)
700 g (aprox.) de berenjenas sin pelar (cortadas en dados)
1 cucharada de aceite de oliva virgen extra
1/2 cebolla de tamaño mediano (cortada verticalmente)
1 brote de apio mediano (troceado fino)
60 g de aceitunas verdes con hueso (troceadas)
3 cucharadas de alcaparras pequeñas
30 g de tomates secados al sol y cortados a trocitos
250 ml de salsa de tomate
60 ml de vinagre de vino tinto o vinagre de Módena
1 cucharada de cacao en polvo natural sin endulzar
Sal y pimienta al gusto
1 cucharada de perejil picado y sin tallos
1 cucharada de hojas frescas de albahaca picadas
2 cucharadas de piñones tostados

Colocar la rejilla del horno en el nivel inferior. Precalentar el horno a 230 °C. Preparar una fuente para horno de 38 x 25 cm y untarla con un poco de aceite de oliva.

Extender los dados de berenjena en la fuente y rociarlos ligeramente con aceite. Asar al horno durante 8 minutos. Girar los dados y dejarlos 8 minutos más o hasta que estén tiernos. Reservar para que se enfríen.

Cortar los extremos inferior y superior de la cebolla partida. Colocarla en una tabla con el extremo inferior cortado hacia nosotros y, sosteniendo el cuchillo en un ángulo de 45º, cortar a rajas verticales muy finas.

Calentar el aceite de oliva en una sartén de fondo grueso a fuego moderado. Añadir la cebolla y saltearla cerca de 4 minutos, justo hasta que adquiera color. Añadir el apio y cocer durante 1 minuto. A continuación, agregar las aceitunas, alcaparras, tomates, salsa de tomate, vinagre y cacao en polvo. Dejar cocer a fuego lento durante 5 minutos. Añadir la berenjena y dejar cocer durante 10 minutos más. Sazonar con sal y pimienta y añadir las hierbas y los piñones. La *caponata* puede servirse caliente, fría o a temperatura ambiente.

CEREALES «¡ALTO EL RELOJ!»

Para 12 raciones (unos 720 g en seco)

480 g de copos de avena tradicionales
120 g de salvado de avena
60 g de leche desnatada en polvo
60 g de harina de soja desgrasada
60 g de almendras cortadas a trozos grandes
60 g de semillas de lino molidas
30 g de semillas de sésamo

Análisis nutricional por ración

Calorías 216
Proteínas 10 g
Hidratos de carbono 25 g
Grasa total 9 g
Grasas saturadas 1 g
Grasas poliinsaturadas 3 g
Grasas monoinsaturadas 2 g
Colesterol 1 mg
Fibra 6 g
Sodio 31 mg
Omega-3 1.020 mg

Mezclar todos los ingredientes y guardar en la nevera en un recipiente hermético.

Para preparar una ración

En un cazo pequeño, llevar a ebullición unos 200 ml de agua. Añadir 60 g de la mezcla de cereales sin dejar de remover y bajar el fuego. Cocer suavemente durante 1 minuto, tapar y retirar del fuego. Dejar reposar 3 minutos y servir inmediatamente. Si se desea, puede acompañarse de frutas del bosque frescas.

(Si se tiene prisa, pueden mezclarse los cereales y el agua en un tazón hondo y poner al microondas durante 3 minutos.)

COL AL CURRY

En esta salsa cremosa al curry, al cocer la col dos veces se rebaja su sabor fuerte y se aumenta su dulzura. Esta receta muestra la versatilidad de la col para adaptarse a una gran variedad de condimentos.

Para 4 raciones

1/2 col verde (unos 700 g) sin el tallo y cortada a rodajas finas
2 cucharadas de aceite de oliva
2 cucharaditas de curry en polvo
2 cucharadas de cebolla amarilla (picada fina)
85 ml de caldo de pollo o verduras
Sal y pimienta al gusto

Análisis nutricional por ración
Calorías 94
Proteínas 2 g
Hidratos de carbono 7 g
Grasa total 7 g
Grasas saturadas 1 g
Grasas poliinsaturadas 1 g
Grasas monoinsaturadas 5 g
Colesterol 0 mg
Fibra 3 g
Sodio 54 mg
Omega-3 10 mg

Cocer la col 4 minutos en agua hirviendo, escurrir bien y reservar.

Calentar el aceite en una gran sartén de fondo grueso e incorporar el curry en polvo, sin dejar de remover, hasta obtener una pasta fina. Añadir la cebolla y cocer 1 minuto más. Agregar el caldo, remover y cocer hasta que espese ligeramente.

Verter la col y remover hasta que quede bien cubierta. Cocer unos 2 minutos, justo hasta que la col esté tierna. Sazonar con sal y pimienta.

COLES DE BRUSELAS CON ALMENDRAS CORTADAS

El sabor ligeramente a nuez de las coles de Bruselas mejora con una pizca de nuez moscada y con una pizca de aroma de cítricos.

Para 4 raciones (de 180 g)

450 g de coles de Bruselas frescas o 300 g una
   vez descongeladas
2 cucharaditas de aceite de oliva
Sal y pimienta al gusto
Una pizca de nuez moscada molida

Guarnición
1 cucharada de almendras cortadas a lo largo y
   tostadas
1 cucharadita de ralladura de piel de naranja (que sea de producción ecológica)

Análisis nutricional por ración
Calorías 79
Proteínas 4 g
Hidratos de carbono 11 g
Grasa total 3 g
Grasas saturadas 1 g
Grasas poliinsaturadas 1 g
Grasas monoinsaturadas 2 g
Colesterol 0 mg
Fibra 5 g
Sodio 28 mg
Omega-3 14 mg

Llevar a ebullición 2 litros de agua con sal.

Quitar las hojas exteriores de las coles. Cortar los extremos del tallo pero dejar el centro intacto. Añadir las coles al agua hirviendo y cocer unos 8 minutos hasta que se noten tiernas al pincharlas con un tenedor. Escurrir y pasarlas inmediatamente por agua fría que las cubra hasta que se hayan enfriado por completo. Cortar cada col en cuartos longitudinales. Esta receta se puede preparar con antelación hasta este punto y después conservar en la nevera.

Calentar el aceite de oliva en una sartén a fuego medio. Saltear las coles de Bruselas un par de minutos hasta que estén calientes (a veces tardan un poco más si se cocieron con antelación y se dejaron en la nevera). Sazonar con sal, pimienta y nuez moscada. Adornar con las almendras y la piel de naranja.

Compota de arándanos

El aroma sutil del clavo de olor añade profundidad a esta compota de brillante color, rica textura y sabor intenso.

Para 4 raciones de unos 125 ml

240 g de arándanos frescos o congelados
3 cucharadas de zumo de naranja recién exprimido
1 cucharadita de extracto puro de vainilla
1 cucharadita de ralladura de piel de naranja
1 pizca de clavo molido

Análisis nutricional por ración

Calorías 49
Proteínas 1 g
Hidratos de carbono 12 g
Grasa total 0 g
Grasas saturadas 0 g
Grasas poliinsaturadas 0 g
Grasas monoinsaturadas 0 g
Colesterol 0 g
Fibra 1 g
Sodio 5 mg
Omega-3 0 mg

Mezclar todos los ingredientes en un cazo de 1 l. Calentar a fuego medio hasta que hierva. Tapar y cocer a fuego lento hasta que el jugo espese ligeramente, unos 5 minutos. Es posible que los arándanos congelados tarden un poco más en espesar. Retirar y servir.

Ensalada «rollo de primavera»

Para 2 raciones de 120 g cada una (aprox.)

1 cucharada de aceite de oliva
1 cebolla amarilla de tamaño mediano cortada en
   juliana
2 cucharadas de ajo picado
2 cucharadas de jengibre fresco pelado y troceado
360 g de col verde cortada a tiras finas
30 g de cilantro fresco picado y sin tallos
1 cucharada de salsa de soja baja en sodio
Sal al gusto

Análisis nutricional por ración

Calorías 128
Proteínas 3 g
Hidratos de carbono 15 g
Grasa total 7 g
Grasas saturadas 1 g
Grasas poliinsaturadas 1 g
Grasas monoinsaturadas 5 g
Colesterol 0 mg
Fibra 3 g
Sodio 290 mg
Omega-3 10 mg

Guarnición

   1 ramito de cilantro

   Calentar el aceite de oliva en una gran sartén de fondo grueso a fuego moderado. Añadir la cebolla y saltear unos 2 minutos hasta que esté tierna pero no dorada. Añadir el ajo y el jengibre y saltear 1 minuto más. Añadir la col y freír unos 2 minutos hasta que la col esté tierna.

   Retirar la sartén del fuego. Añadir el cilantro y la salsa de soja. Mezclar bien. Sazonar con sal al gusto.

ENSALADA ASIÁTICA

Se mezclan unas crujientes rodajas de col y de pimiento con un aliño de aroma penetrante. Esta ensalada puede servirse como guarnición, como si fuera un *coleslaw* a la asiática. Si se sirve como entrante, añadir 170 g de pollo asado a tiras, salmón escalfado o gambas como plato principal.

Para 6 raciones de ensalada como plato principal

Para la salsa del aliño
85 ml de aceite de oliva
30 g de miso marrón claro
60 ml de vinagre de arroz
30 g de tofu sedoso
2 cucharadas de zumo de lima recién exprimido
2 cucharadas de manteca de almendras natural
   sin endulzar
2 cucharadas de cebolleta picada (tanto la parte
   verde como la blanca)
2 cucharadas de jengibre encurtido
1 1/2 cucharaditas de mostaza en seco
1 1/2 cucharaditas de ajo picado
1 cucharadita de aceite de sésamo

**Análisis nutricional
por ración**

Calorías 154
Proteínas 4 g
Hidratos de carbono 12 g
Grasa total 11 g
Grasas saturadas 1 g
Grasas poliinsaturadas 2 g
Grasas monoinsaturadas 7 g
Colesterol 0 mg
Fibra 3 g
Sodio 321 mg
Omega-3 15 mg

Para la ensalada
    450 g de col (roja y verde) cortada a tiras finas
    1 pimiento grande rojo cortado en juliana fina
    1/2 pepino cortado a dados medianos y sin semillas

Guarnición
    3 cucharadas de cilantro fresco picado y sin tallos
    3 cucharadas de semillas de sésamo tostadas

Para preparar la salsa para el aliño, añadir todos los ingredientes en una batidora o robot de cocina y mezclar hasta obtener una salsa suave. Reservar. Deben quedar unos 500 ml de salsa.

A continuación, para preparar la ensalada, combinar las verduras (y el pollo o tofu si se utilizan) en un cuenco grande. Añadir 250 ml de salsa y mezclar bien. Adornar con el cilantro y las semillas de sésamo. Servir el resto de la salsa aparte.

ENSALADA DE BERROS Y ALMENDRAS CON ALIÑO DE CEBOLLA ASADA

El sabor picante del berro resulta una variación interesante en lugar de la lechuga en esta ensalada de múltiples sabores y texturas. Se pueden utilizar otros frutos secos además de las almendras y también pueden añadirse frutas del bosque frescas. Si sobra algo de aliño, puede conservarse hasta una semana en la nevera.

Para 4 raciones

Para el aliño de cebolla asada
1 cebolla roja de tamaño mediano (unos 230 g)
60 ml más 1 cucharadita de aceite de oliva
60 ml de zumo de lima recién exprimido
1 cucharada de mostaza de Dijon
3 cucharadas de vinagre de Módena
Sal y pimienta al gusto

Para la ensalada de berros
1 manzana roja de tamaño mediano
1 cucharadita de zumo de lima recién exprimido
480 g de berros lavados y secos
40 g de almendras tostadas y picadas

Análisis nutricional por ración
Calorías 105
Proteínas 3 g
Hidratos de carbono 7 g
Grasa total 8 g
Grasas saturadas 1 g
Grasas poliinsaturadas 4 g
Grasas monoinsaturadas 4 g
Colesterol 0 mg
Fibra 2 g
Sodio 33 mg
Omega-3 34 mg

Para preparar el aliño, precalentar el horno a 200 °C. Pelar la cebolla y cortar en 8 trozos. Colocarla en una bandeja para el horno con la parte cortada hacia abajo. Salpicar con 1 cucharadita de aceite de oliva y hornear durante 15 minutos. Darle la vuelta y asar unos 15 minutos más, hasta que esté dorada y caramelizada. Reservar y enfriar.

Colocar la cebolla en el vaso de un robot de cocina. Añadir el zumo de lima, la mostaza y el vinagre. Trabajar hasta que se convierta en un puré fino y espeso (añadir 1 cucharada de agua si la mezcla resulta demasiado espesa y cuesta trabajarla). Aderezar con el resto del aceite de oliva. Salpimentar y reservar. Se obtiene algo más de 300 ml de salsa de aliño.

Para preparar la ensalada, cortar la manzana por la mitad en sentido vertical y retirar el corazón. Cortar las dos mitades transversalmente en rodajas de 0,5 cm de ancho. Colocar las rodajas una encima de otra y cortar a lo ancho hasta obtener unos bastoncitos de unos 0,25 cm de ancho. Mezclar los bastoncitos de manzana con el zumo de lima en un cuenco grande y reservar.

Añadir al cuenco los berros y los frutos secos. Verter sobre ellos suficiente salsa para que los ingredientes queden totalmente cubiertos (unas 3 cucharadas bastarán). Distribuir la ensalada en 8 platos y servir de inmediato. Presentar el aliño sobrante por separado.

Ensalada de tomate y pepino

Para 4 raciones

Análisis nutricional por ración
Calorías 38
Proteínas 2 g
Hidratos de carbono 8 g
Grasa total 0 g
Grasas saturadas 0 g
Grasas poliinsaturadas 0 g
Grasas monoinsaturadas 0 g
Colesterol 0 g
Fibra 2 g
Sodio 16 mg
Omega-3 4 mg

60 g de cilantro fresco cortado muy menudo y sin tallos

60 g de menta fresca cortada muy menuda y sin tallos

3 tomates de tamaño mediano sin semillas y cortados a dados

1 pepino de los llamados «holandeses» pelado, sin semillas y cortado a dados

1 pimiento amarillo cortado y sin semillas

Sal y pimienta al gusto

Mezclar todos los ingredientes en un cuenco. Servir inmediatamente o tapar y dejar en adobo en la nevera 12 horas o toda una noche.

Ensalada egipcia de pollo

Resulta muy útil para aprovechar los restos de pechuga de pollo a la plancha (o langostinos) de la barbacoa del día anterior.

Para 2 raciones como plato principal

Análisis nutricional por ración
Calorías 375
Proteínas 45 g
Hidratos de carbono 14 g
Grasa total 17 g
Grasas saturadas 3 g
Grasas poliinsaturadas 2 g
Grasas monoinsaturadas 11 g
Colesterol 99 mg
Fibra 6 g
Sodio 138 g
Omega-3 30 mg

Para el aliño

40 g de aceite de oliva virgen extra

3 cucharadas de zumo de limón

1 cucharadita de ajo picado

1 cucharadita de comino molido

Para la ensalada

350 g de pechuga de pollo cocida, cortada a dados o a tiras (pueden ser langostinos en lugar de pollo)

400 g (aprox.) de lechuga de hoja larga troceada
1 pepino mediano sin semillas y cortado a dados
120 g de tomates *cherry* cortados por la mitad
1/2 pimiento grande rojo cortado a dados
30 g de cebolletas cortadas en juliana
30 g de hojas de menta fresca picadas
30 g de perejil fresco troceado muy fino
Sal y pimienta recién molida al gusto

Preparar el aliño, mezclando en un tazón el aceite, el zumo de limón, el ajo y el comino.

Disponer la ensalada mezclando en un cuenco el resto de los ingredientes. Verter 3 cucharadas de la salsa por encima y mezclarlo todo con cuidado. Servir acompañado del resto del aliño o reservarlo para otro plato.

ESPINACAS AL ESTILO INDIO

Aunque este plato tradicional de India se prepara generalmente con espinacas, también proporcionan buenos resultados otras verduras, como la col rizada.

Para 4 raciones (240 g)

600 g de hojas de espinacas frescas, limpias y picadas muy finas, o bien 450 g de espinacas descongeladas, troceadas y escurridas
2 cucharaditas de aceite de oliva
1 cucharada de jengibre fresco pelado y picado
1 cucharadita de semillas de cilantro molidas
1/2 cucharadita de cúrcuma molida
1/2 cucharadita de comino molido
1/2 cucharadita de *garam masala* o de curry en polvo

**Análisis nutricional
por ración**

Calorías 51 g
Proteínas 3 g
Hidratos de carbono 5 g
Grasa total 2 g
Grasas saturadas 1 g
Grasas poliinsaturadas 1 g
Grasas monoinsaturadas 3 g
Colesterol 0 mg
Fibra 0 g
Sodio 91 mg
Omega-3 2 mg

Calentar el aceite de oliva en una gran sartén de fondo grueso a fuego moderado. Añadir el jengibre y las especias y cocer, sin dejar de remover, durante medio minuto aproximadamente, hasta que la mezcla quede aromática y empiece a burbujear.

Añadir las espinacas y cocer a fuego entre moderado y fuerte unos dos minutos, hasta que queden tiernas. Remover con frecuencia para que quede todo cocido por igual. Sazonar al gusto con sal y servir caliente.

ESTOFADO AL CURRY

El sabor de este consistente estofado está realzado con una fragante mezcla de especias. Si se añaden 250 ml más de caldo, puede servirse como una sopa. Si se desea una versión vegetariana, se utilizará tofu en dados o garbanzos. También pueden añadirse 700 g de pollo o pescado troceados.

Para 4 raciones como plato principal

750 ml de caldo de pollo desgrasado y bajo en
   sal, o bien caldo vegetal
700 g de tofu, pollo deshuesado o filete de pescado, o bien 240 g de garbanzos
240 g de cebollas rojas picadas muy finas
120 g de tomates pelados, picados y sin semillas,
   o bien 250 ml de salsa de tomate
2 cucharadas de jengibre pelado y picado fino
2 dientes de ajo picado
30 g de cilantro fresco picado y sin tallos
1 cucharada de cilantro molido
1 cucharada de comino molido
1/2 cucharadita de cardamomo molido
1/4 de cucharadita de canela molida
1 cucharada de aceite de oliva
Sal y pimienta al gusto

Análisis nutricional por ración
Calorías 238
Proteínas 13 g
Hidratos de carbono 34 g
Grasa total 6 g
Grasas saturadas 1 g
Grasas poliinsaturadas 1 g
Grasas monoinsaturadas 3 g
Colesterol 0 mg
Fibra 9 g
Sodio 307 mg
Omega-3 7 mg

Calentar el aceite a fuego medio en una cazuela grande de fondo grueso. Añadir las cebollas y cocer unos 10 minutos, removiendo de vez en cuando, hasta que estén tiernas pero transparentes.

Añadir el ajo y el jengibre y saltear hasta que la mezcla sea aromática (1 minuto aproximadamente). Evitar que el ajo se queme. Añadir los tomates y dejar cocer lentamente durante 5 minutos. Espolvorear con las especias y cocer cerca de 1 minuto hasta que desprendan todo su aroma.

Añadir el caldo y llevar a ebullición. Incorporar el tofu (o el ingrediente que se haya escogido) y cocer a fuego lento unos 5 minutos hasta que esté hecho. Sazonar con sal y pimienta.

Servir caliente y espolvorear el cilantro fresco por encima.

ESTOFADO DE CACAHUETES A LA AFRICANA

En África, se utiliza con frecuencia la expresión «semilla de tierra» para designar el cacahuete o maní. Esta versión de la receta utiliza manteca de almendras, rica en omega-3, en lugar de cacahuetes. En lugar de habas de soja, puede utilizarse pollo, tofu o pescado troceados.

Para 8 raciones de 120 g

Análisis nutricional por ración
Calorías 189
Proteínas 14 g
Hidratos de carbono 12 g
Grasa total 11 g
Grasas saturadas 2 g
Grasas poliinsaturadas 3 g
Grasas monoinsaturadas 5 g
Colesterol 0 mg
Fibra 4 g
Sodio 313 mg
Omega-3 28 mg

180 g de habas de soja cocidas y escurridas, o 1 lata de habas de soja de 400 g (en este caso, hay que escurrirlas y remojarlas)
230 g de hojas tiernas de espinacas u otras verduras frescas de hoja oscura, cortadas a trozos medianos
30 g de cilantro fresco picado
1 l de caldo de pollo desgrasado o de caldo de verduras
1 cucharada de aceite de oliva virgen extra
1 cebolla roja mediana cortada en juliana
1 pimiento grande verde cortado en juliana
60 g de apio cortado a trocitos
3 dientes de ajo picados

2 cucharadas de jengibre pelado y picado
1 cucharada de curry en polvo
2 tomates grandes pelados y sin semillas cortados a trozos pequeños, o
   bien 120 g de salsa de tomate
1 hoja de laurel
3 cucharadas de manteca natural de almendras (cremosa o crujiente)
Sal y pimienta al gusto

Calentar el aceite en una olla o cazuela a fuego moderado. Añadir la cebolla, el pimiento y el apio y saltear unos 5 minutos hasta que las hortalizas queden tiernas y transparentes.

Añadir el ajo, el jengibre y el curry y saltear hasta que suelten sus aromas. No requemar el ajo. Agregar los tomates y la hoja de laurel y cocer sin tapar hasta que los tomates hayan reducido ligeramente su volumen, unos 3 minutos.

Incorporar el caldo y llevar la mezcla a ebullición. Reducir el fuego y añadir la manteca de almendras sin dejar de batir hasta que el conjunto quede bien mezclado. Añadir las habas de soja (o tofu, pollo o pescado) y cocer unos 2 minutos hasta que esté en su punto. Verter el cilantro y las espinacas y remover. Sazonar con sal y pimienta.

ÉTOUFFÉE DE PESCADO CON ALCACHOFAS PEQUEÑAS Y SOPA ESPECIADA DE TOMATE

El *étouffée* es un guiso muy especiado de origen cajún que tradicionalmente se preparaba con cangrejos de río y hortalizas.

Para 4 raciones

700 g de filetes de pescado variado (salmón, caballa, atún…), sin espinas y cortado a trozos de unos 2 cm
260 g de corazones de alcachofas frescas, cortados a cuartos, o bien 260
   g de corazones de alcachofa descongelados y cortados a cuartos
120 g de tomates cortados a trozos pequeños, o bien 250 ml de salsa de
   tomate

65 ml de aceite de oliva
120 g de cebolla amarilla troceada
40 g de pimiento rojo grande troceado
30 g de apio cortado a dados de 1 cm
2 cucharadas de ajo picado
2 cucharaditas de orégano fresco picado fino o
  1/2 cucharadita de orégano seco
1 cucharadita de guindilla en copos (opcional)
250 ml de vino tinto o agua
1 l de caldo de pollo desgrasado, de pescado o
  bien de verduras
1 hoja pequeña de laurel
60 g de setas *shiitake* frescas (eliminar el pie y cortar el sombrerete a
  tiras)
30 g de perejil fresco muy picado y sin tallos
1 1/2 cucharadas de piel de limón rallada fina
Sal y pimienta al gusto

Análisis nutricional por ración
Calorías 675
Proteínas 50 g
Hidratos de carbono 57 g
Grasa total 25 g
Grasas saturadas 4 g
Grasas poliinsaturadas 5 g
Grasas monoinsaturadas 14 g
Colesterol 77 mg
Fibra 12 g
Sodio 537 mg
Omega-3 2.240 mg

Calentar el aceite a fuego moderado en una cazuela grande de unos 4 litros, en una olla de hierro colado o en una cazuela de barro. Añadir la cebolla, el pimiento y el apio y cocer hasta que estén blandos. Incorporar el ajo, los tomates, el orégano y la guindilla en copos, si se utilizan. Dejar que cueza suavemente durante 1 minuto. Añadir el vino y llevar a ebullición. Reducir el fuego y hervir suavemente unos 5 minutos hasta que el vino quede reducido a la mitad.

Verter el caldo y llevar a ebullición. Reducir el fuego. Añadir los corazones de alcachofa, la hoja de laurel y las setas y cocer durante 2 minutos. Añadir el pescado y cocer, removiendo con suavidad, unos 4 minutos hasta que su carne se vuelva opaca. Añadir, sin dejar de remover, el perejil y la piel de limón. Salpimentar y servir caliente.

GAZPACHO HELADO CON LIMA FRESCA

Andalucía es la cuna de esta refrescante delicia veraniega. El dulce sabor de los tomates maduros se funde con los sabores frescos de las hortalizas, el ajo y un toque de vinagre.

Para 4 raciones

1 pimiento rojo grande
1 pimieto verde grande
2 tomates grandes o 6 tomates pequeños (unos 500 g)
1 pepino grande pelado, cortado por la mitad a lo largo y despepitado
1/2 cebolla amarilla de tamaño mediano
2 dietes de ajo
1 cucharada de vinagre
3 cucharadas de aciete de oliva
2 cucharadas de zumo de lima recién exprimido
Sal y pimentón al gusto

Análisis nutricional por ración

Calorías 67
Proteínas 2 g
Hidratos de carbono 15 g
Grasa total 0 g
Grasas saturadas 0 g
Grasas poliinsaturadas 0 g
Grasas monoinsaturadas 0 g
Colesterol 0 mg
Fibra 2 g
Sodio 61 mg
Omega-3 1 mg

Cortar por la mitad los tomates, reservando uno para el picadillo, los pimientos y los ajos, la mitad del pepino y la mitad de la cebolla en trocitos de 1,25 cm y ponerlos en el vaso de la batidora o del robot de cocina. Añadir el vinagre, el aceite, el pimentón y la sal. Retirar las semillas del tomate reservado y trocearlo junto con el resto del pepino y la cebolla a dados de tamaño mediano, para añadirlos al gazpacho en el momento de servir.

Enfriar el gazpacho hasta que esté casi helado. Añadir zumo de lima antes de servir y sazonar con sal si es necesario. Servir muy frío. Si se desea un gazpacho de textura más suave, se puede añadir un poco de agua.

GUACAMOLE CON HABAS DE SOJA FRESCAS

Para 16 raciones de 2 cucharadas cada una (unos 500 ml aprox.)

120 g de soja fresca con vaina (unos 350 g sin vaina)
125 ml de leche de soja sin aromatizar
2 cucharadas de cilantro fresco picado sin tallos
2 dientes de ajo picados
1 cucharadita de guindilla a trozos pequeños (opcional)
1 aguacate grande maduro
2 cucharaditas de zumo de lima recién exprimido
Sal y pimienta al gusto

Análisis nutricional por ración

Calorías 44
Proteínas 3 g
Hidratos de carbono 3 g
Grasa total 3 g
Grasas saturadas 0 g
Grasas poliinsaturadas 1 g
Grasas monoinsaturadas 2 g
Colesterol 0 mg
Fibra 2 g
Sodio 3 mg
Omega-3 6 mg

Guarnición
   1 cucharada de cilantro fresco picado, sin tallos

Cocer la soja durante 5 minutos en agua salada hirviendo. Escurrir y enfriar a temperatura ambiente.

Mezclar la soja, la leche de soja, el cilantro, el ajo (y el chile en su caso) en el vaso del robot de cocina. Batir con el robot unos 3 minutos hasta que la mezcla quede muy suave. Reservar.

Pelar y deshuesar el aguacate y colocar en un cuenco de tamaño mediano. Añadir el zumo de lima y hacer puré con un tenedor, de modo que quede a trozos desiguales. Añadir la mezcla de soja y remover lo justo para que se mezcle el conjunto. Salpimentar y decorar con el cilantro fresco.

Hamburguesas de pescado a la caribeña

Para 3 raciones

500 g de salmón pesado en crudo sin piel ni espinas, cortado a trozos pequeños
60 g de cebolla roja picada
1 clara de huevo
2 cucharadas de jengibre fresco pelado y picado
1 1/2 cucharaditas de ajo picado
1 cucharadita de cilantro molido
3/4 de cucharadita de comino molido
30 g de cilantro fresco picado sin tallos
1 cucharada de zumo de lima recién exprimido
1 cucharada de piel de lima rallada
1 cucharada de aceite de oliva

Análisis nutricional por ración
Calorías 314
Proteínas 35 g
Hidratos de carbono 7 g
Grasa total 16 g
Grasas saturadas 2 g
Grasas poliinsaturadas 5 g
Grasas monoinsaturadas 7 g
Colesterol 94 mg
Fibra 2 g
Sodio 85 mg
Omega-3 3.000 mg

Guarnición
180 g de brotes tiernos para ensalada
1 lima cortada en 8 rodajas

Mezclar todos los ingredientes en un cuenco y formar 3 hamburguesas (esta parte del proceso puede hacerse con antelación).

Calentar el aceite de oliva en una cazuela o sartén de fondo grueso de
1 l de capacidad a fuego moderado. Añadir las hamburguesas y saltear-
las, girándolas una sola vez, hasta que queden doradas y cocidas por
dentro (unos 6 o 7 minutos aproximadamente).

Disponer 60 g de ensalada por plato. Colocar las hamburguesas
calientes sobre la ensalada y servir inmediatamente con una guarnición
de rodajas de lima.

MOLE CON SEMILLAS

El mole es una salsa mágica compuesta por una compleja mezcla de especias. Muchas familias mexicanas poseen su propia y preciada receta. Generalmente, el mole consiste en una fragante mezcla de especias y chiles además de un ingrediente sorprendente: chocolate. Con un sabor rico y ahumado, posee un sutil fondo de cacao que se reafirma en este festival de sabores.

Para 6 raciones

Análisis nutricional por ración
Calorías 427
Proteínas 62 g
Hidratos de carbono 11 g
Grasa total 13 g
Grasas saturadas 2 g
Grasas poliinsaturadas 3 g
Grasas monoinsaturadas 7 g
Colesterol 143 mg
Fibra 3 g
Sodio 298 mg
Omega-3 14 mg

1 1/2 cebollas rojas cortadas a octavos
125 ml de vino tinto seco
30 g de almendras tostadas
2 cucharadas de semillas de calabaza
2 cucharadas de semillas de sésamo tostadas
1 cucharadita de semillas de cilantro
1/4 de cucharadita de anís en grano
2 guindillas
1 cucharadita de canela molida
1/4 de cucharadita de clavo molido
2 cucharadas de cacao en polvo natural sin endulzar
2 cucharadas de aceite de oliva
120 g de tomates frescos picados, sin piel ni semillas
60 g de pimiento grande verde cortado en juliana
250 ml de salsa de tomate
2 cucharadas de ajo picado
500 ml de caldo de pollo desgrasado y bajo en sodio, o bien caldo vegetal
Sal y pimienta al gusto

Guarnición
    2 cucharadas de cilantro fresco picado y sin tallos

Mezclar las cebollas, el vino, las almendras, las semillas, las guindillas, las especias, el cacao en polvo y una cucharada de aceite de oliva en el vaso del robot de cocina. Trabajar hasta obtener una pasta suave.

Calentar el resto del aceite (1 cucharada) en una cazuela a fuego entre moderado y fuerte. Añadir la pasta de especias, bajar un poco el fuego y calentar unos 5 minutos hasta que la mezcla quede aromática y burbujee, removiendo con frecuencia. Si la pasta resulta muy espesa, añadir unos 75 ml de agua. Agregar los tomates, el pimiento, la salsa de tomate, el ajo y 325 ml de caldo. Llevar a ebullición. Reducir el fuego, cubrir y dejar que hierva suavemente unos 10 minutos. Verter caldo suficiente para que quede una pasta suave con la consistencia de una crema espesa.

Hervir suavemente unos 5 minutos hasta que las verduras estén tiernas. Sazonar con sal y pimienta. Servir con una ración de 170 g de pollo, pescado o tofu a la plancha. Adornar con cilantro fresco.

Pescado guisado con especias

Los sabores de este guiso pueden variar en función del pescado que se elija. Sea cual sea nuestra elección, la misteriosa mezcla de sabores da como resultado un plato que resulta elegante por su simplicidad.

Para 3 raciones

Análisis nutricional por ración
Calorías 471
Proteínas 50 g
Hidratos de carbono 16 g
Grasa total 23 g
Grasas saturadas 3 g
Grasas poliinsaturadas 8 g
Grasas monoinsaturadas 9 g
Colesterol 107 mg
Fibra 4 g
Sodio 618 mg
Omega-3 3.440 mg

500 g de filetes de pescado sin piel ni espinas (salmón, atún o caballa), cortados en trozos de 1,5 cm
2 cucharadas de *tahini*
1 cucharada de aceite de oliva
120 g de cebolla amarilla picada fina
120 g de pimiento verde grande cortado en juliana
120 g de tomates pelados, sin semillas y cortados a dados
1 $^1/_2$ cucharaditas de cilantro molido
1/2 cucharadita de comino molido
1 l de caldo de pollo desgrasado, de pescado o de verduras
1 cucharada de piel de limón confitado picada, o piel de limón fresco rallada
30 g de cilantro fresco cortado muy fino y sin tallos

Calentar el aceite de oliva en una cazuela de 3 litros a fuego medio. Añadir la cebolla y el pimiento y saltear unos 5 minutos hasta que las verduras estén tiernas pero no tostadas. Añadir los tomates y saltear 3 minutos más. Agregar las especias, remover y dejar cocer suavemente durante 1 minuto.

Verter el caldo con cuidado y llevar la mezcla a ebullición. Añadir el pescado. Cuando vuelva a hervir, reducir el fuego y dejar hervir a fuego lento unos 3 minutos hasta que el pescado esté totalmente cocido.

Verter el *tahini*, la piel de limón y el cilantro picado y remover. Servir caliente.

PESTO CON TOMATE Y FRUTOS SECOS

Con esta sencilla receta se puede añadir sabor a una tortilla o realzar una salsa. Se puede experimentar con diferentes frutos secos, o usar pimientos asados en lugar de tomates, o bien sustituir la albahaca por rúcula.

Para 18 raciones de 1 cucharada cada una

1 taza de hojas de albahaca frescas (medir con las hojas bien apretadas)
2 cucharadas de ajo picado
2 cucharadas de tomates secados al sol y cortados a trocitos
90 g de almendras tostadas
1/4 de cucharadita de sal (opcional)
1/8 de cucharadita de pimienta molida
175 ml de aceite de oliva virgen extra
40 g de queso pecorino romano rallado, o queso de leche de oveja curado

Análisis nutricional por ración

Calorías 97
Proteínas 2 g
Hidratos de carbono 2 g
Grasa total 10 g
Grasas saturadas 1 g
Grasas poliinsaturadas 1 g
Grasas monoinsaturadas 7 g
Colesterol 1 mg
Fibra 1 g
Sodio 65 mg
Omega-3 8 mg

Poner la albahaca, el ajo, los tomates, las almendras, la sal y, en su caso, la pimienta en el vaso de un robot de cocina o de una batidora. Trabajar hasta que las almendras queden cortadas a trozos muy pequeños. Con el motor en marcha, añadir el aceite en un chorrito ininterrumpido.

Trabajar hasta que quede todo bien mezclado. Parar el motor dos o tres veces y recoger la parte de la salsa que queda en los costados del recipiente para obtener un puré uniforme. Añadir el queso y trabajar entre 10 y 15 segundos. No hay que excederse, porque el pesto debe conservar cierta textura consistente.

Poner la pasta en un cuenco, cubrir la superficie con film de plástico y refrigerar (puede conservarse hasta 1 semana).

POLLO O SALMÓN A LA PLANCHA CON MISO

4 pechugas de pollo de 170 g sin piel y deshuesadas (puede usarse también filete de salmón o lonchas de tofu)

Para el adobo
  30 g de miso amarillo
  2 cucharadas de *mirin* o vinagre de arroz
  2 cucharaditas de *tamari* o salsa de soja
  1 cucharada de ajo picado
  1 cucharada de jengibre picado

Guarnición
  2 cucharadas de cilantro fresco picado fino
  1 cucharadita de semillas de sésamo ligeramente tostadas

Análisis nutricional por ración

Calorías 325
Proteínas 41 g
Hidratos de carbono 7 g
Grasa total 14 g
Grasas saturadas 2 g
Grasas poliinsaturadas 6 g
Grasas monoinsaturadas 4 g
Colesterol 107 mg
Fibra 1 g
Sodio 802 mg
Omega-3 3.230 mg

Mezclar los ingredientes del adobo en un tazón. Verter el adobo encima del pollo, el pescado o el tofu en una fuente. Tapar y dejar en la nevera en adobo durante 2-4 horas.

Asar al horno o a la plancha. Adornar con cilantro fresco y sésamo.

SALMÓN CON CHARMOULA

La *charmoula* es una aromática y especiada salsa que se encuentra habitualmente en los puestos de comida de Marruecos y se sirve con pescado frito. Resulta también deliciosa con salmón al vapor.

Para 2 raciones

2 porciones de 170 g de filete de salmón sin piel
   ni espinas
1/2 cucharadita de cilantro molido
1/4 de cucharadita de pimienta molida
1/4 de cucharadita de comino molido
1/4 de cucharadita de hebras de azafrán desme-
   nuzadas (opcional)
3 cucharaditas de aceite de oliva
120 g de cebolla roja picada fina
2 cucharadas de piel de limón confitado cortado
   a trocitos, o bien 2 cucharadas de piel de limón
   fresco rallada
1 cucharadita de aceite de oliva
60 ml de vino blanco (aprox.)
2 cucharadas de cilantro fresco picado y sin tallos
Sal y pimienta

Análisis nutricional por ración
Calorías 391
Proteínas 40 g
Hidratos de carbono 11 g
Grasa total 19 g
Grasas saturadas 3 g
Grasas poliinsaturadas 6 g
Grasas monoinsaturadas 9 g
Colesterol 105 mg
Fibra 2 g
Sodio 90 mg
Omega-3 3.420 mg

Colocar las especias en un tazón y reservar. Calentar 2 cucharadas de aceite de oliva en una sartén mediana a fuego entre medio y fuerte. Añadir la cebolla y saltear unos 4 minutos hasta que esté blanda y transparente. Añadir la mezcla de especias y saltear 1 minuto aproximadamente para que suelten su aroma.

Retirar del fuego y añadir la piel de limón. Verterlo todo en un cuenco y reservar. Poner la misma sartén a fuego moderado. Añadir la cucharada de aceite de oliva restante y aumentar el calor hasta que se caliente pero sin que humee.

Añadir el salmón y cocer unos 4 minutos. Darle la vuelta y dejarlo hasta que tenga un aspecto opaco, unos 2 minutos. Poner el salmón en una fuente para servir. Retirar el exceso de aceite de la sartén, verter el vino blanco sin dejar de remover y hervir hasta reducir el líquido a la mitad. Añadir la mezcla de cebolla y dejar hervir hasta que se caliente. Añadir el cilantro picado y sazonar con sal y pimienta.

Verter la salsa *charmoula* por encima de los filetes de salmón cubriéndolos totalmente y servir.

Salmón a la sartén con acelgas tiernas y *raita* de tomate y menta

La *raita* es un clásico condimento a base de yogur que se sirve tradicionalmente junto con la comida india. El toque ácido y fresco del yogur y la textura crujiente de las hortalizas troceadas contribuyen a equilibrar el sabor especiado del curry en este elegante y, al mismo tiempo, sencillo plato a base de salmón.

Para 2 raciones

Para la *raita* de tomate y menta
2 tomates para salsa pelados, sin semillas y cortados a dados
120 g de pepino sin semillas y cortado a dados
250 ml de yogur natural desnatado o yogur de soja (este último proporcionará a la salsa un sabor algo más dulce)
2 cucharadas de hojas de menta fresca bien picadas (sin los tallos)
1/2 cucharadita de mostaza molida
1/2 cucharadita de copos de pimentón picante (opcional)
Una pizca de comino molido
Sal y pimienta al gusto

Para el salmón a la sartén
    2 porciones de 170 g de filete de salmón sin piel ni espinas
    2 cucharaditas de aceite de oliva
    2 cucharadas de chalota picada muy fina

Análisis nutricional por ración
Calorías 400
Proteínas 46 g
Hidratos de carbono 21 g
Grasa total 16 g
Grasas saturadas 3 g
Grasas poliinsaturadas 4 g
Grasas monoinsaturadas 7 g
Colesterol 79 mg
Fibra 4 g
Sodio 420 mg
Omega-3 2.190 mg

125 ml de caldo de pollo desgrasado, o bien caldo vegetal
2 cucharadas de jengibre fresco pelado y picado
1 cucharada de curry en polvo
Sal y pimienta al gusto

Para las acelgas pasadas por la sartén
1 cucharadita de aceite de oliva
1 manojo grande de acelgas (descartar los tronchos y utilizar sólo las hojas troceadas)
2 cucharadas de caldo de pollo desgrasado o caldo vegetal
Sal y pimienta al gusto

Para preparar la *raita*, mezclar en un tazón los tomates, el pepino, el yogur, la menta, la mostaza, el comino y los copos de pimentón picante en su caso. Sazonar con sal y pimienta y reservar para dejar que se mezclen los sabores.

A continuación, preparar el salmón. Mezclar el jengibre y el curry en polvo y sazonar con sal y pimienta. Colocar una parte de la mezcla de especias sobre cada porción de salmón (el salmón puede prepararse con medio día de antelación y dejar en adobo antes de cocinarlo). Calentar el aceite en una sartén no adherente a fuego moderado hasta que esté caliente pero sin dejar que humee. Añadir el salmón, con la parte especiada hacia abajo, tapar y dejarlo 5 minutos. Darle la vuelta, taparlo y dejarlo unos 2 minutos, hasta que esté cocido. Colocarlo en una fuente para servir. Quitar el exceso de aceite de la sartén. Añadir la chalota y saltear durante 30 segundos. Verter el caldo y hervir hasta que se reduzca a la mitad. Esparcir la salsa de la sartén sobre el salmón. Mantener caliente.

Mientras se prepara el salmón, preparar las acelgas. Calentar aceite en un recipiente a fuego entre medio y moderado. Añadir las acelgas y el caldo. Tapar y dejar unos 3 minutos hasta que las verduras estén tiernas, removiendo de vez en cuando. Destapar y dejar al fuego hasta que el jugo espese ligeramente, unos 2 minutos. Sazonar con sal y pimienta.

Poner las verduras pochadas en la fuente de servir junto con el salmón. Repartir la salsa *raita* junto con cada ración.

Salmón empanado con semillas de sésamo

Para 4 raciones

4 filetes de salmón de 170 g cada uno
4 cucharadas de semillas de sésamo claras
2 cucharadas de aceite de oliva

Guarnición
  2 cucharadas de cilantro fresco picado fino
  Jengibre encurtido para *sushi*
  1 cucharada de salsa de soja baja en sodio

Análisis nutricional por ración
Calorías 361
Proteínas 39 g
Hidratos de carbono 1 g
Grasa total 21 g
Grasas saturadas 3 g
Grasas poliinsaturadas 7 g
Grasas monoinsaturadas 10 g
Colesterol 107 mg
Fibra 1 g
Sodio 85 mg
Omega-3 3.430 mg

Precalentar el horno a 180 °C.

Sazonar el salmón con sal y pimienta. Poner las semillas de sésamo en una fuente para horno poco honda. Pintar ligeramente los filetes de salmón con aceite y rebozar con el sésamo la cara sin piel. Calentar el aceite en una sartén grande a fuego entre moderado y fuerte. Dorar rápidamente el salmón con el rebozado hacia abajo justo hasta que adquiera un ligero color dorado. No requemar las semillas porque adquieren un sabor amargo. Dar la vuelta y dorar también por el lado de la piel. Colocar el salmón con la cara rebozada hacia arriba en la fuente de hornear y asar durante 7 u 8 minutos. Servir el salmón asado de inmediato junto con el cilantro, el jengibre y la salsa de soja.

SALSA CREMOSA DE CEBOLLA CON AJO CARAMELIZADO Y TOMILLO

Esta suavísima salsa resulta deliciosa con pavo, pollo o pescado

Para 12 raciones de 30 g cada una

2 cebollas amarillas de tamaño mediano (unos 700 g) cortadas en finas rodajas
7 dientes de ajo enteros y pelados
1 cucharada de aceite de oliva
3/4 de cucharada de orégano fresco picado, o bien 1/2 cucharadita de orégano seco
1 cucharada de vinagre de Módena
375 ml de caldo vegetal o bien de pollo desgrasado
Cebollino picado
Sal y pimienta al gusto

Análisis nutricional por ración
Calorías 43
Proteínas 2 g
Hidratos de carbono 7 g
Grasa total 1 g
Grasas saturadas 0 g
Grasas poliinsaturadas 0 g
Grasas monoinsaturadas 1 g
Colesterol 0 mg
Fibra 1 g
Sodio 51 mg
Omega-3 1 mg

Calentar el aceite en un cazo de tamaño mediano de fondo grueso a fuego entre suave y moderado. Añadir el ajo y cocer, removiendo con frecuencia, hasta que el ajo se dore y quede caramelizado (unos 6 minutos). Procurar que el ajo no se requeme, pues adquiriría un sabor amargo. Agregar las cebollas y cocer, removiendo con frecuencia, durante unos 10 minutos, hasta que queden tiernas y empiecen a dorarse. Añadir el orégano y el vinagre de Módena y saltear 2 minutos más. Verter el caldo y llevar a ebullición. Cocer a fuego lento sin tapar durante 5 minutos.

Poner la salsa en el vaso de una batidora o robot de cocina y convertirla en un puré o, si prefiere, batir hasta que quede muy suave y cremosa. Poner de nuevo en el cazo y calentar sin que llegue a hervir.

Sazonar con sal y pimienta.

Salsa de granada y nueces

La antigua costumbre de combinar carne con fruta todavía es habitual en la gastronomía de Oriente Medio. Esta salsa es una versión más ligera de la que se utiliza en un guiso clásico en Irán, denominado *koresh fesenjan*. Resulta deliciosa servida con pollo o salmón. Adornar con semillas de granada fresca si está en temporada.

Para 6 raciones

60 g de nueces troceadas
60 ml de jarabe de granada (ver nota en la página
   siguiente)
1 cucharada de aceite de oliva
120 g de cebolla amarilla cortada en juliana
1/2 cucharadita de cúrcuma, o bien azafrán
1/4 de cucharadita de canela molida
1/4 de cucharadita de nuez moscada molida
1/4 de cucharadita de pimienta
500 ml de caldo de pollo desgrasado o caldo
   vegetal
Sal y pimienta al gusto

Análisis nutricional por ración
Calorías 464
Proteínas 44 g
Hidratos de carbono 23 g
Grasa total 21 g
Grasas saturadas 3 g
Grasas poliinsaturadas 9 g
Grasas monoinsaturadas 7 g
Colesterol 107 mg
Fibra 1 g
Sodio 216 mg
Omega-3 3.720 mg

Guarnición
   30 g de perejil fresco troceado fino y sin tallos
   60 g de semillas de granada (opcional)

Para la salsa
   Calentar el aceite en una sartén de fondo grueso a fuego mediano. Añadir las cebollas y cocer unos 8 minutos, hasta que estén blandas y comiencen a dorarse. Agregar las especias y cocer 1 minuto hasta que desprendan su aroma.
   Verter las tres cuartas partes del caldo y llevar a ebullición. Dejar a fuego suave, que hierva lentamente durante 5 minutos. Retirar del fuego.
   Poner las nueces en el vaso de un robot de cocina y trabajar hasta que queden molidas. Añadir el resto del caldo y el jarabe de granada. Seguir con el robot hasta que la salsa quede suave y cremosa. Añadir con cuida-

do la mezcla caliente de caldo y cebollas. Triturar de nuevo hasta obtener un puré suave. Devolver la salsa a la sartén. Llevar a ebullición, reducir el fuego y dejar hervir suavemente unos 3 minutos hasta que la mezcla adquiera la consistencia de una crema espesa. Sazonar con sal y pimienta y mantener caliente.

Servir con pollo o pescado a la plancha o al vapor. Adornar con el perejil troceado y las semillas de granada (si es posible).

Para el jarabe de granada

Poner unos 190 ml de zumo de granada en un cazo pequeño y llevar a ebullición. Reducir el fuego, entre moderado y bajo, y dejar hervir unos 15 minutos aproximadamente o hasta que el zumo se reduzca a unos 60 ml.

SOPA DE BRÉCOL AL ENELDO CON LIMÓN Y TAHINI

Los ricos sabores de esta cremosa sopa ocultan el hecho de que se trata de un plato notablemente ligero en calorías.

Para 6 raciones de 250 ml

230 g de brécol cortado a trocitos
180 g de cebollas amarillas troceadas
1 cucharada de eneldo fresco picado, o bien
    1 cucharadita de eneldo seco
1 cucharadita de piel de limón rallada o piel de
    limón en conserva cortada a trocitos
1 cucharada de *tahini*
1 cucharada de aceite de oliva
1 cucharadita de mostaza en grano
1 l de caldo vegetal o de pollo desgrasado
30 g de aceitunas con hueso troceadas
Sal y pimienta al gusto

Análisis nutricional por ración

Calorías 88
Proteínas 6 g
Hidratos de carbono 7 g
Grasa total 5 g
Grasas saturadas 1 g
Grasas poliinsaturadas 1 g
Grasas monoinsaturadas 3 g
Colesterol 0 mg
Fibra 2 g
Sodio 322 mg
Omega-3 10 mg

Calentar el aceite de oliva en un cazo de 3 l a fuego medio. Añadir las cebollas y saltear unos 7 minutos hasta que empiecen a dorarse.

Añadir la mostaza en grano y saltear durante 1 minuto, removiendo con frecuencia. Verter el caldo con cuidado y llevarlo todo a ebullición. Reducir el fuego al mínimo y cocer durante 10 minutos. Añadir el eneldo y el brécol y cocer unos 4 minutos hasta que la verdura esté tierna. Añadir las aceitunas, el *tahini* y la piel de limón y sazonar con sal y pimienta. Servir inmediatamente.

SOPA DE MISO CON VERDURAS ESTOFADAS Y TOMATES ASADOS

En Japón, todo el mundo suele tomar un plato de sopa de miso a diario como parte indispensable del desayuno. El miso es una especie de pasta elaborada a partir de soja fermentada con sal marina o, en ocasiones, con otros cereales. Esta versión, más sustanciosa, resulta una manera fácil de saborear los ricos sabores del miso y de disfrutar de su poder reconstituyente a lo largo del día.

Para 4 raciones (1,5 l en total)

5 tomates para salsa (unos 450 g)
90 g de cebolla amarilla troceada muy fina
115 g de tofu firme, escurrido y cortado a dados de 1 cm
120 g de hojas frescas de espinaca cortadas en *chiffonade*
3 dientes de ajo sin pelar
1 cucharada de aceite de oliva
1 cucharada de jengibre fresco y pelado, picado muy fino
1 l de caldo de pollo desgrasado y bajo en sal o caldo vegetal
2 cucharadas de miso blanco dulce

Análisis nutricional por ración
Calorías 139
Proteínas 11 g
Hidratos de carbono 13 g
Grasa total 5 g
Grasas saturadas 1 g
Grasas poliinsaturadas 1 g
Grasas monoinsaturadas 3 g
Colesterol 0 mg
Fibra 3 g
Sodio 718 mg
Omega-3 16 mg

Guarnición
1 cebolleta (tanto la parte blanca como la verde) cortada a rodajas muy finas

Precalentar el horno a 230 °C. Untar con una ligera capa de aceite de oliva una fuente para horno de 38 x 25 cm. Envolver los dientes de ajo en un trocito de papel de aluminio y cerrar bien los paquetes. Cortar los tomates en rodajas horizontales de 1 cm de grosor y colocarlas en la fuente en una sola capa.

Colocar el ajo envuelto en papel de aluminio en la fuente, junto con los tomates. Asar el ajo y los tomates unos 35 minutos o hasta que el ajo esté blando y los tomates estén ligeramente chamuscados, cambiando la fuente de posición a media cocción. Retirar el envoltorio de los dientes de ajo, dejar que se enfríen un poco y quitarles la piel. Poner el ajo y los tomates en el vaso de una batidora o robot de cocina y trabajar hasta convertirlos en puré. Reservar.

Calentar el aceite de oliva en una cacerola de 2 l a fuego moderado. Añadir la cebolla y saltear hasta que empiece a dorarse, unos 8 minutos. Agregar el jengibre y saltear durante 1 minuto. Verter en la mezcla el caldo y el puré de tomate. Llevar a ebullición.

Agregar el miso y batir hasta que quede disuelto en la sopa. Añadir el tofu y las espinacas y hervir a fuego suave durante 1 minuto. Servir caliente, adornada con las rodajas de cebolleta.

SOPA DE TOMATE Y AGUACATE CON CARNE DE CANGREJO FRESCA

Para 6 raciones

1 l de zumo de tomate
2 cucharadas de apio cortado en juliana
1 cucharada de cebolla cortada en juliana
3 cucharadas de zumo de lima recién exprimido
2 cucharadas de salsa Worcestershire
2 cucharadas de mostaza de Dijon
2 cucharadas de *tahini*
Sal y pimienta al gusto

Análisis nutricional por ración

Calorías 258
Proteínas 28 g
Hidratos de carbono 14 g
Grasa total 12 g
Grasas saturadas 2 g
Grasas poliinsaturadas 2 g
Grasas monoinsaturadas 6 g
Colesterol 80 mg
Fibra 4 g
Sodio 582 mg
Omega-3 2.090 mg

Guarnición

1 $^1/_2$ aguacates medianos maduros

60 ml de zumo de lima recién exprimido

30 g de cilantro fresco troceado sin los tallos

700 g de carne de cangrejo a trozos grandes (puede sustituirse por langosta troceada o por langostinos)

Para preparar la sopa, mezclar el zumo de tomate, el apio, la cebolla, el zumo de lima, la salsa Worcestershire, la mostaza y el *tahini* en el vaso de una batidora o un robot de cocina. Trabajar hasta convertirlo en un puré suave. Sazonar con sal y pimienta. Cubrir y refrigerar hasta que esté bien fría (puede conservarse hasta un día en la nevera).

Justo antes de servir, pelar y deshuesar los aguacates y cortar en dados de 1 cm. Mezclar los trozos de aguacate con el resto del zumo de lima. Distribuir el aguacate en 6 recipientes individuales previamente enfriados. Añadir 6 langostinos grandes o 115-170 g de trozos de carne de cangrejo o de langosta junto con el aguacate. Verter por encima 250 ml de sopa en cada tazón. Adornar con rodajas de lima y cilantro fresco.

SOPA PERSA DE VERDURAS

Esta sabrosa sopa admite infinitas variaciones. Como contiene mucha fibra, una ración equivalente a un tazón resulta suficiente, y es muy rica en proteínas. La receta puede adaptarse muy bien a distintas variedades de legumbres o verduras en lugar de las espinacas.

Para 4 raciones de 250 ml (un tazón)

180 g de garbanzos cocidos, o bien un tarro de 400 g de estas legumbres, escurridas y remojadas

230 g de espinacas limpias y troceadas finas, o bien 230 g de hojas de espinacas descongeladas y troceadas

750 ml de caldo de pollo desgrasado o de caldo vegetal

2 cucharadas de aceite de oliva

2 cebollas amarillas de tamaño mediano, picadas finas

3 dientes de ajo picados
1 cucharadita de cúrcuma molida
30 g de cilantro fresco y picado, sin tallos
2 cucharadas de eneldo fresco picado, o bien 2
    cucharaditas de eneldo seco
Sal y pimienta al gusto

Análisis nutricional por ración
Calorías 227
Proteínas 12 g
Hidratos de carbono 27 g
Grasa total 9 g
Grasas saturadas 1 g
Grasas poliinsaturadas 1 g
Grasas monoinsaturadas 5 g
Colesterol 0 mg
Fibra 8 g
Sodio 363 mg
Omega-3 11 mg

Poner el aceite en una cazuela de 3 litros a fuego moderado. Añadir las cebollas y saltear unos 5 minutos hasta que estén blandas y empiecen a dorarse. Agregar el ajo y cocer 1 minuto, aunque sin dejar que se tueste. Añadir la cúrcuma y los garbanzos. Remover bien para que quede todo mezclado. Verter el caldo en la mezcla y llevarla a ebullición.

Añadir las espinacas, dejar que hierva de nuevo y dejarlo a fuego lento 3 minutos. Espolvorear con el cilantro y el eneldo y remover. Sazonar al gusto.

TÉ MARROQUÍ A LA MENTA

En Marruecos, el té a la menta, servido caliente, se consume durante todo el día. Muy frío también resulta delicioso.

Análisis nutricional por ración
Calorías 1
Proteínas 0 g
Hidratos de carbono 0 g
Grasa total 0 g
Grasas saturadas 0 g
Grasas poliinsaturadas 0 g
Grasas monoinsaturadas 0 g
Colesterol 0 mg
Fibra 0 g
Sodio 4 mg
Omega-3 1 mg

Para 4 raciones

2 cucharadas de té verde a granel o 3 bolsitas de
    té verde
90 g de hojas de menta fresca
1 cucharadita de corteza de limón rallada
1 l de agua hirviendo

Poner el té, la menta y el limón en un cazo o una olla pequeña y añadir el agua hirviendo. Tapar y dejar en infusión durante 8 minutos. Con la ayuda de un colador, servir el té en tazas pequeñas o en vasos de cristal resistente al calor.

Tomates al gratén con cebollas caramelizadas

Dulces y suaves como la seda, las cebollas caramelizadas añaden un toque rústico a los sencillos tomates. Servir con pollo asado y verdura. Este plato puede empezar a prepararse el día anterior y hornear justo antes de servir.

Para 8 raciones

2,2 kg de tomates para salsa (entre 10 y 12 tomates)
40 g de queso parmesano rallado
Sal y pimienta al gusto

Para las cebollas caramelizadas
1 cucharada de aceite de oliva
2 cebollas grandes (cortadas por la mitad a lo largo y fileteadas transversalmente a rodajas de unos 3 mm de grosor)
1/4 de cucharadita de sal
1/8 de cucharadita de pimienta molida
85 ml de caldo de pollo desgrasado o caldo de verduras
    2 cucharadas de vinagre de Módena

Para la salsa
60 ml de aceite de oliva
30 g de cebollas picadas
500 ml de caldo de pollo desgrasado o caldo de verduras
1 cucharadita de condimento a la italiana (mezcla de hierbas secas como orégano, tomillo y albahaca)
Sal y pimienta al gusto

Análisis nutricional por ración
Calorías 140
Proteínas 5 g
Hidratos de carbono 10 g
Grasa total 10 g
Grasas saturadas 2 g
Grasas poliinsaturadas 1 g
Grasas monoinsaturadas 7 g
Colesterol 3 mg
Fibra 2 g
Sodio 272 mg
Omega-3 8 mg

   Precalentar el horno a 190 °C. Untar ligeramente una fuente para horno o un molde para *soufflé* de 2 l con aceite de oliva.
   Para preparar las cebollas, calentar el aceite en una sartén grande a fuego entre moderado y fuerte. Añadir las cebollas, la sal y la pimienta. Cocer removiendo con frecuencia durante unos 12 minutos, hasta que las cebollas empiecen a dorarse. Añadir el caldo y el vinagre. Reducir el

fuego y dejar hervir suavemente otros 12 minutos, removiendo de vez en cuando, hasta que el líquido haya quedado muy reducido.

Mientras las cebollas se caramelizan, preparar la salsa. Poner el aceite de oliva en una cazuela de fondo grueso a fuego entre suave y moderado y añadir la cebolla picada. Dejar cocer unos 3 minutos hasta que esté blanda y casi transparente. Añadir el caldo poco a poco sin dejar de batir. Llevar la salsa a ebullición, reducir el calor y dejar a fuego lento hasta que espese un poco (unos 2 minutos). Retirar el recipiente del fuego y añadir el condimento, la sal y la pimienta. Reservar.

Retirar el corazón de los tomates y cortar horizontalmente en rodajas de 1 cm de grosor.

Preparar una fuente para horno y poner en ella una tercera parte de los tomates, una tercera parte de las cebollas y una tercera parte de la salsa en una sola capa. Repetir la operación dos veces. Esparcir el queso por encima y hornear sin tapar durante 35 minutos o hasta que quede dorado por encima. Servir caliente.

Apéndice A
LOS PROS Y LOS CONTRAS DE LA SOJA EN LA ALIMENTACIÓN

Al igual que casi todo hoy en día, la soja tiene sus defensores y sus detractores. Existe importante documentación científica sobre los posibles peligros que encierra el consumo de soja, en especial de la que no ha fermentado. El riesgo principal estaría relacionado con su contenido en ácido fítico, el que encontramos en los cereales y que frena la absorción intestinal de distintos minerales, como el calcio, el magnesio, el cobre, el hierro y el cinc. Parece ser que sólo los productos elaborados con soja fermentada carecen de ácido fítico. Por otro lado, la soja fermentada fomenta la producción de isoflavonas (elemento de la familia de los fito-estrógenos que se encuentra básicamente en los granos o habas de soja, sobre los que se investiga por sus efectos en la prevención de enfermedades y como suplemento alimenticio).

El proceso de fermentación genera asimismo probióticos: las bacterias beneficiosas que facilitan el buen funcionamiento del sistema digestivo. Los probióticos son los que confieren al yogur y al kéfir sus saludables virtudes. Cabe destacar que probiótico significa «a favor de la vida» y antibiótico, en cambio, «contra la vida». Siempre que podamos, optemos por lo que da vida.

Entre los productos de soja fermentada se incluyen:

- El natto.
- El miso.
- El tempeh.
- Las salsas de soja.
- El tofu y la leche de soja fermentados (etiquetados como tales).

La siguiente lista presenta alimentos de soja. Intentaremos evitar los que contengan aditivos químicos.

Aceite de soja y derivados. Se extrae de la soja en grano. Es el aceite que más se consume en Estados Unidos, donde alcanza un 75% del aceite y las grasas vegetales utilizados en este país. El aceite que se comercializa bajo la denominación genérica de «aceite vegetal» está compuesto, en general, por aceite de soja y una mezcla de aceites de soja y otros. Hay que leer la etiqueta para asegurarnos de que adquirimos aceite de soja natural. No contiene colesterol y es rico en grasas poliinsaturadas y en ácidos grasos esenciales omega-6. Mis lectores saben bien que nuestras dietas suelen tener un exceso de omega-6 y carecer en cambio de omega-3, por ello aconsejo evitar el aceite de soja y otros aceites vegetales, a excepción del de oliva y el de linaza.

Aislado de proteína de soja. Al retirar las proteínas de los copos sin grasa, se obtiene el aislado de proteína de soja, que contiene un 92% de proteína, es decir, la máxima cantidad que presenta un derivado de soja.

Batidos para guarnición a base de soja. Son parecidos a otros complementos batidos que no contienen productos lácteos, pero en este caso se usa aceite de soja hidrogenado en lugar de otros aceites vegetales. Son derivados de la soja que deberíamos evitar, puesto que los productos hidrogenados contienen peligrosos ácidos transgrasos.

Fibra de soja (okara, salvado de soja y aislado de fibra de soja). Son los tres tipos básicos de fibra de soja, productos de gran calidad y fuentes económicas de fibra para la dieta:

- El okara es un derivado de la leche de soja, una pulpa que no contiene tantas proteínas como la soja en grano pero conserva las de mejor calidad.
- El salvado de soja se obtiene de las cáscaras (el envoltorio exterior de las habas de soja), que se separan en el proceso inicial. El pellejo contiene un material fibroso que puede extraerse y refinarse para su uso como ingrediente alimentario.
- El aislado de fibra de soja, también denominado fibra de proteína estructurada, es aislado de proteína de soja en forma fibrosa.

Habas de soja. Maduran en su vaina, endurecen y se secan. En general presentan un color amarillo, pero las hay también marrones y negras. La soja en grano (extraordinaria fuente de proteínas y fibras alimenticias) se cuece y se consume en salsas, potajes y sopas. Si se dejan en remojo con agua, pueden asarse para tomar como aperitivo. Podemos encontrarlas en establecimientos de alimentación natural y determinados supermercados. Las que se han cultivado sin productos químicos están etiquetadas como «ecológica».

Harina de soja. Se obtiene a partir de la soja tostada y molida hasta conseguir un polvo fino. Existen tres tipos en el mercado:

- Natural o entera, con los aceites naturales que contienen sus habas.
- Descremada (los aceites han sido retirados en el proceso).
- Lecitinaza (con lecitina añadida).

Todas las harinas de soja añaden proteínas a las recetas. Cabe citar que la harina de soja descremada posee proteínas más concentradas que la harina de soja entera. Aunque se utilice básicamente en la industria alimentaria, podemos encontrarlas también en establecimientos de alimentación natural y en determinados supermercados. La harina de soja no contiene gluten.

Leche de soja, bebidas de soja. La soja en grano que ha estado en remojo, se ha molido y escurrido presenta un aspecto líquido y se denomina leche de soja, un sustituto de la leche de vaca. Este producto natural, sin aditivos, es una buena fuente de proteínas y vitaminas B de excelente calidad. La encontramos en general en envases herméticos (sin refrigerar, conservada a temperatura ambiente), pero también en la sección de refrigerados de los supermercados. Se comercializa asimismo en polvo, al que debe añadirse agua.

Lecitina. Se extrae del aceite de soja y se utiliza, en la alimentación industrial, como emulgente en productos ricos en grasas y aceites. Facilita también la conservación, la antioxidación, la cristalización y el control de la gota. Encontraremos la lecitina en polvo en establecimientos de alimentación sana y natural.

Mantequilla de soja. Elaborada con habas de soja tostadas, machacadas y mezcladas con aceite de soja y otros ingredientes. Posee un ligero aroma a frutos secos, es mucho menos grasa que la mantequilla de cacahuete y contiene más nutrientes. Se comercializa en supermercados o en venta por catálogo.

Miso. El miso es un condimento salado que caracteriza la esencia de la cocina japonesa. Tiene una textura de pasta suave y está hecho de soja, algún cereal como el arroz, sal y un moho cultivado, que se deja envejecer en cubas de cedro entre uno y tres años. Se utiliza para aromatizar sopas, salsas, aliños, adobos y patés. Debe conservarse en el frigorífico.

Natto. Se elabora con soja fermentada y cocida. Ya que el proceso de fermentación descompone las proteínas de los granos de soja, el natto se digiere mejor que éstos. Está recubierto por una capa pegajosa y viscosa y su textura recuerda la del queso. En los países asiáticos se sirve para acompañar el arroz, en sopas de miso y verduras. Se vende en establecimientos de productos asiáticos o de alimentación natural.

Proteína de soja concentrada. Se obtiene a partir de los copos de soja a los que se ha quitado la grasa. Contiene alrededor de un 70% de proteínas y conserva casi toda la fibra de la soja en grano.

Proteína de soja texturada. Denominamos proteína de soja texturada (PST) a los productos elaborados a partir de harina texturada de soja, si bien el término puede aplicarse también a los concentrados de proteínas de soja texturadas y a las fibras de soja. La harina de soja texturada se obtiene al introducir harina de soja sin grasa en un aparato de extrusión, que le da distintos tamaños y formas. Cuando está hidratada, adquiere la textura de un chicle. Se usa sobre todo para aumentar la densidad de las carnes. Una de sus marcas más conocidas es la que fabrica la compañía Archer Daniels Midland (ADM), quien posee los derechos de la proteína vegetal texturada (TVP). Debe leerse con atención la etiqueta del producto para asegurarse de que no contiene MSG ni otros ingredientes no deseados.

Proteína vegetal hidrolizada (PVH). Se trata de una proteína obtenida a partir de cualquier vegetal, incluida la soja. Dicha proteína se descompone, mediante un proceso químico denominado hidrólisis ácida, en aminoácidos. La PVH es un potenciador de aroma que puede añadirse a las sopas, caldos, salsas, mezclas de especias, verduras y legumbres enlatadas o congeladas, carne y ave. Atención: puede contener monoglutamato sódico (MSG).

Queso de soja. Se elabora con leche de soja. Su textura cremosa lo convierte en un buen sucedáneo de la nata y del queso fresco y se comercializa con distintos aromas. Es fácil encontrarlo en tiendas de alimentación natural.

Salsa de soja (tamari, shoyu, teriyaki). Salsa líquida marrón oscuro, elaborada con habas de soja fermentadas. Tiene un sabor salado, pero su contenido en sodio es más bajo que el de la sal de mesa corriente. Existen tres tipos específicos de salsa de soja: el shoyu, el tamari y el teriyaki. En el shoyu se mezcla soja y trigo. El tamari se obtiene sólo con granos de soja y es un subproducto del miso. La salsa teriyaki es más densa que las demás y contiene otros elementos, como azúcar, vinagre y especias. Es mejor escoger siempre salsas ecológicas, procedentes de soja fermentada en un proceso natural y sin aditivos.

Sémola de soja. Recuerda a la harina de soja, pero tiene una textura distinta, pues sus granos han sido troceados y no convertidos en polvo. En algunas recetas puede sustituir a la harina de soja.

Soja. Sus granos pueden consumirse después de puestos en remojo y tostados hasta que se hayan dorado. Existen distintos sabores. Es rica en proteínas e isoflavonas y presenta la textura y el aroma de los cacahuetes. En tiendas de alimentación natural y por catálogo.

Soja germinada. A pesar de no ser tan populares como las judías mungo o la alfalfa germinada, los brotes de soja contienen proteínas y vitamina C. Para la germinación se sigue el mismo proceso que con otras semillas. Es necesario darles un rápido hervor con poco fuego para evitar que se ablanden demasiado. Pueden consumirse también en crudo en ensaladas o sopas o añadirse a los salteados u horneados.

Sustitutos de la carne (sucedáneos). Los compuestos para sustituir la carne, elaborados con grano de soja, contienen proteínas de ésta, del tofu u otros ingredientes, mezclados a fin de imitar la textura de distintos tipos de carne. Se comercializan frescos, congelados, en lata o secos. En general se preparan de la misma manera que los alimentos a los que sustituyen. Existen muchas variedades en estos sucedáneos y, por consiguiente, su valor nutritivo varía considerablemente entre unos y otros. Normalmente presentan menos grasa, aunque hay que leer la etiqueta para asegurarlo. Los productos elaborados con grano de soja son buenas fuentes de proteínas, hierro y vitaminas B. Hay que leer detenidamente su composición para evitar ingredientes no deseados, como conservantes, azúcares, MSG, etc.

Tempeh. Galleta de soja tierna, grumosa. Este alimento tradicional indonesio se deja marinar y se asa antes de añadirla a las sopas, guisos o salsas picantes. Puede adquirirse en establecimientos de alimentación oriental.

Tofu y derivados del tofu. El tofu, también llamado cuajada de soja, es un producto parecido al queso fresco que se obtiene al cuajar la leche de soja caliente por medio de un coagulante. Tiene poco sabor y absorbe con facilidad el de los elementos con los que se cocina. Es rico en proteínas y vitaminas B y presenta un bajo contenido en sodio.

Vainas de soja (edamame). Las largas vainas de la soja se recogen cuando la legumbre está aún verde y pueden prepararse como aperitivo o plato principal después de hervirlas en agua ligeramente salada unos 15-20 minutos. Son ricas en proteínas y fibras y no contienen colesterol. Encontramos el edamame, desgranado o en vaina, en tiendas de alimentación natural o especializadas en productos asiáticos.

Yogur de soja. Se elabora con leche de soja. Su textura cremosa lo convierte en un buen sucedáneo de la nata o el queso fresco. Lo encontraremos en establecimientos de alimentación sana y tiendas especializadas.

Yuba: Es la fina capa que se forma en la superficie al enfriarse la leche de soja calentada previamente. Tiene un alto contenido en proteínas y se comercializa fresca, semiseca o seca. La encontramos en los establecimientos de productos asiáticos bajo diferentes formas y denominaciones.

Apéndice B
SEGURIDAD EN CUANTO A PESCADOS Y MARISCOS

A muchos les preocupa la seguridad a la hora de consumir pescados y mariscos, una inquietud que tiene su lógica. Podemos consumir algunos de estos productos, pero debemos evitar otros. Mis lectores saben que soy un gran defensor del salmón no procedente de piscifactoría (ver capítulo 5), pues se cría sin antibióticos, pesticidas, colorantes sintéticos, hormonas del crecimiento u OMG.

La FDA se muestra cautelosa a la hora de proteger la salud de los consumidores en Estados Unidos. Así, aconseja un límite en el consumo de mercurio de 1 ppm (parte por millón), el máximo permitido en el consumo humano. Se trata de un nivel diez veces inferior al umbral menor relacionado con problemas de salud (específicamente, envenenamiento por mercurio). Dicho límite prudente permite una mayor protección de toda la población: adultos, niños e incluso bebés antes del parto.

El pescado y el marisco son ingredientes importantes de una dieta sana. Contienen un elevado índice de proteínas de gran calidad y otros nutrientes esenciales, pocas grasas saturadas y ácidos grasos omega-3. Una dieta equilibrada que contenga pescados y mariscos es cardioprotectora y contribuye al adecuado crecimiento y desarrollo de los niños. Así pues, por sus muchas virtudes en el campo de la nutrición, sobre todo las mujeres y los niños deberían priorizar el pescado y el marisco.

No obstante, hay que recordar que son alimentos que suelen contener restos de mercurio. Para la mayoría es un riesgo que no causa una excesiva preocupación, pero unos niveles elevados de este metal pueden llegar a dañar el sistema nervioso de los niños o los bebés antes del parto. El peligro depende de la cantidad de pescado y marisco ingerido y de los niveles de mercurio que contenga. La FDA antes citada y la Agencia de Protección Ambiental estadounidense advierten de que las mujeres susceptibles de quedar embarazadas, las que lo están, las que amamantan y los niños deben evitar ciertos tipos de pescado y comer sólo los que presenten un bajo contenido en mercurio.

De acuerdo con las recomendaciones que se presentan a continuación, a la hora de seleccionar y tomar pescados y mariscos, las mujeres y los niños aprovecharán las virtudes de estos alimentos y garantizarán que reducen la exposición a los perjudiciales efectos del mercurio.

1) No consumir tiburón, pez espada, carite lucio o blanquillo, por su alto contenido en mercurio.
2) Tomar unos 250 g a la semana (dos comidas) de pescados y mariscos con bajo contenido en mercurio:

   - Cinco pescados y mariscos corrientes con nivel bajo de mercurio: gambas, bonito en conserva, salmón, carbonero y siluro.
   - Otro pescado consumido corrientemente, el atún blanco, contiene más mercurio que el bonito. De manera que, cuando seleccionemos las dos comidas a base de pescado semanales, nos limitaremos a 170 g de atún blanco a la semana.

3) Consultaremos los datos en cuanto a seguridad para el pescado capturado por familiares y amigos en lagos, ríos o costas. A falta

de información de este tipo, nos limitaremos a los 170 g semanales ya citados, sin tomar pescado de otro tipo en este período.

Seguiremos también estas recomendaciones al administrar pescado o marisco a nuestros hijos, aunque reduciremos las raciones.

Consultas frecuentes sobre el mercurio en el pescado y el marisco

1. ¿Qué es el mercurio y el metilmercurio?

El mercurio se encuentra en el medio ambiente y puede liberarse a la atmósfera a partir de la contaminación industrial. Se acumula en el aire y de ahí pasa a los ríos y mares, donde, en combinación con el agua, se convierte en metilmercurio. Este es el tipo de mercurio que resulta perjudicial para los bebés antes de nacer y los niños. Los peces lo absorben al alimentarse en el agua donde se ha depositado y se acumula en su organismo. La acumulación es mayor según el tipo de pez o marisco, dependiendo de los peces de los que se alimentan, que es lo que hace variar los niveles.

2. Soy una mujer en edad fértil aunque no estoy embarazada. ¿Debe preocuparme la cuestión del metilmercurio?

Si se toma con regularidad pescado con alto contenido en metilmercurio, esta sustancia puede acumularse en la sangre con el tiempo. El cuerpo elimina de forma natural el metilmercurio, pero hace falta más de un año para conseguir un descenso significativo. Por tanto, el cuerpo de la mujer puede registrar ciertos niveles antes del embarazo. Es mejor que quienes busquen el embarazo eviten determinados tipos de pescado.

3. ¿Todos los pescados y los mariscos contienen metilmercurio?

Prácticamente todos contienen rastros de metilmercurio. Pero los de mayor tamaño, que han vivido más tiempo, presentan unos índices de metilmercurio más elevados porque lo han acumulado en un período más largo. Éstos (pez espada, tiburón, carite lucio y blanquillo) son los que presentan un mayor riesgo. El resto puede consumirse de acuerdo con las recomendaciones de las autoridades sanitarias.

4. No encuentro el pescado que yo consumo en las listas de consulta. ¿Cómo debería informarme?

Para más información sobre los niveles en distintos tipos de pescado, pueden consultarse los sitios web de la FDA y de la Agencia de Protección Medioambiental: *www.cfsan.fda.gov/~frf/sea-mehg.ht ml* y *www.epa.gov/ost/fish*. La Agencia Española de Seguridad Alimentaria y Nutrición ofrece también datos sobre este tema en su sitio web *www.aesa.msc.es*.

5. ¿Y las barritas de pescado y los emparedados de pescado de los establecimientos de comida rápida?

Ambos suelen elaborarse con pescado con bajo contenido en mercurio.

6. En las listas aparece el atún en conserva, pero ¿y el atún fresco?

Puesto que el atún fresco contiene, en general, unos niveles de mercurio mayores que los del bonito en conserva, al escoger la ración semanal de pescado puede optarse por 170 g de atún fresco a la semana.

7. ¿Y si tomo una cantidad semanal de pescado y marisco superior a la recomendada?

El consumo semanal no cambia mucho el nivel del metilmercurio en el organismo. Una semana podemos comer mucho pescado y la siguiente suprimirlo de la dieta, por ejemplo. Lo que hay que tener en cuenta es no superar la media semanal recomendada.

8. ¿Dónde puede conseguirse información sobre las piezas capturadas por familiares y amigos aficionados a la pesca?

Antes de ir a pescar es importante consultar los folletos sobre normativa de pesca o bien informarse en las oficinas de Sanidad más próximas, sobre todo porque según en qué aguas el pescado o marisco contiene mayor o menor nivel de mercurio. Esto depende de la cantidad de este metal que registren las aguas en donde se efectúa la captura. Puede consumirse mayor cantidad de pescado y más a menudo si los niveles de mercurio son más bajos.

Niveles medios de mercurio en pescados y mariscos de consumo corriente
Por gentileza de www.vitalchoice.com

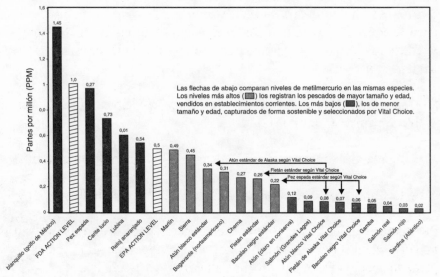

Las flechas de abajo comparan niveles de metilmercurio en las mismas especies. Los niveles más altos (■) los registran los pescados de mayor tamaño y edad, vendidos en establecimientos corrientes. Los más bajos (■), los de menor tamaño y edad, capturados de forma sostenible y seleccionados por Vital Choice.

Fuente: Departamento de Sanidad y Servicios Humanos (vm.cfsan.fda.gov/~frf/sea-mehg.ht ml).
Departamento de Protección Medioambiental de Alaska (www.stateak.us/dec/ebdocs/net6.FMP_Results.pdf).

Como se ve en la extensiva documentación, el salmón criado en libertad constituye una opción alimentaria segura y saludable. Más información en *www.cfsan.gov/seafood1.ht m*l o en *www.vitalchoice.com.*

GUÍA DE RECURSOS

Cuidado de la piel por medio de la cosmético-farmacéutica

Encontraremos los productos tópicos antioxidantes, antiinflamatorios –formulados por el doctor Perricone para mantener la tersura y el tono de la piel incluso en el régimen de adelgazamiento– en:

- N.V. Perricone, M.D., Ltd., en *www.nvperriconemd.com* o en *www.nvperriconemd.co.uk*.

SUPLEMENTOS ALIMENTICIOS

Polysaccharide Peptide Food,

Bebida y guarnición alimenticia, antiinflamatoria, antiedad, que se elabora de acuerdo con las especificaciones del doctor Perricone.

- N.V. Perricone, M.D., Ltd., en *www.nvperriconemd.com* o en *www.nvperriconemd.co.uk*.

Suplementos para el control del peso

Weight Management Supplements· formulados por el doctor Perricone.
Pueden adquirirse en:

- N.V. Perricone, M.D., Ltd., en *www.nvperriconemd.com* o en
  www.nvperriconemd.co.uk.

Suplementos antiinflamatorios, antiedad

Skin and Total Body Nutricional Supplements· formulados por el doctor
Perricone. Pueden adquirirse en:

- N.V. Perricone, M.D., Ltd., en *www.nvperriconemd.com* o en
  www.nvperriconemd.co.uk.
- Optimum Health Internacional (Stephen Sinatra, M.D.), en
  www.opthealth.com.
- Life Extension Foundation, en *www.lef.org.*

Astaxantina (poderoso antioxidante que se encuentra en el salmón y en el zooplancton marino)

- N.V. Perricone, M.D., Ltd., en *www.nvperriconemd.com* o en
  www.nvperriconemd.co.uk.

Aceite de pescado omega-3

- N.V. Perricone, M.D., Ltd., en *www.nvperriconemd.com* o en
  www.nvperriconemd.co.uk.

- Optimum Health Internacional, en *www.opthealth.com.*

Maitake D-Fraction and SX Extract®

- N.V. Perricone, M.D., Ltd., en *www.nvperriconemd.com* o en *www.nvperriconemd.co.uk*.
- Maitake Products, Inc., en *www.maitake.com*.

Suplementos herbales antiinflamatorios

New Chapter, Inc. comercializa extractos herbales antiinflamatorios. Esta firma utiliza CO_2, agua y extracto de alcohol para elaborar una amplia gama de elementos activos procedentes del jengibre, la cúrcuma, el romero y otras plantas antiinflamatorias. Para más información, consultar *www.new-chapter.com*.

Los superalimentos del doctor Perricone

Salmón, pescados y mariscos no procedentes de piscifactoría y frutas del bosque silvestres, que pueden adquirirse congelados frescos en establecimientos especializados.

Açaí (fruta amazónica con alto contenido en antioxidantes)

El *açaí* contiene más antioxidantes que los arándanos silvestres, las granadas o el vino tinto y también grasas esenciales (saludables), omega-3, aminoácidos, calcio y fibra. Pueden obtenerse concentrados a base de esta fruta a través del sitio web *www.sambazon.com*. Es interesante saber que una parte de los beneficios obtenidos con estos productos se reinvierte en programas medioambientales y sociales en la zona amazónica para fomentar la biodiversidad y reducir la pobreza.

Información sobre legumbres, especias, semillas, carnes, lácteos, aceites, brotes germinados, etc., de producción ecológica en:

- Consejo Regulador de la Agricultura ecológica (CRAE), *www.mapa.es/es/alimentacion/pags/ecologica/introduccion.htm.*
- Ministerio de Agricultura, Pesca y Alimentación (MAPA), *www.mapa.es.*
- El sitio Agroinformacion.com, *www.agroinformación.com.*
- El sitio Ecología Certificada, *www.ecologiacertificada.com.*
- Ejemplos de centros comerciales y supermercados que disponen de línea ecológica:

  - Veritas, *www.ecoveritas.es*
  - Tiendas especializadas en alimentación sana, *www.holistika.net.*
  - Eroski, *www.gruperoski.es* y *www.consumer.es.*
  - Carrefour, *www.carrefour.es.*
  - El Corte Inglés, *www.elcorteingles.es.*

Otras firmas están poniendo a punto este tipo de servicio y en breve puede multiplicarse la oferta.

Aguas minerales

Es importante escoger aguas embotelladas procedentes de manantial, de la máxima pureza y filtradas en procesos de larga duración.

BIBLIOGRAFÍA

CAPÍTULO 1. VAMOS A EMPEZAR

Brown, CD, *et al.* «Body mass index and prevalence of hypertension and dyslipidemia.» *Obesity Res.* 2000; 8 (9): 605-19.

Fontain KR, Redden DT, Wang C, Westfall AO, Allison DB. «Years of life lost due to obesity.» *JAMA.* 2003; 289 (2): 187-93.

International Obesity TaskForce. «Obesity in Europe. 3 International TaskForce March 2005.» Consultado en junio de 2005 en *www.iotf.org/media/europrev.htm.*

Mokdad AH, Ford ES, Bowman BA, Dietz WH, Vinicor F, Bales VS, Marks JS. «Prevalence of obesity, diabetes, and obesity-related health risk factors.» *JAMA.* 2003; 2009 (1): 76-79.

Capítulo 2. El ciclo inflamación-envejecimiento-enfermedad-obesidad

Allen RG, Tresini M. «Oxidative stress and gene regulation.» *Free Radic Biol Med*. Febrero 2000; 28 (3): 463-99.

Black PH, Garbutt LD. «Stress, inflammation and cardiovascular disease.» *J Psychosom Res*. Enero 2002; 52 (1): 1-23.

Brod SA. «Unregulated inflammation shortens human functional longevity.» *Inflamm Res*. Noviembre 2000; 49 (11): 561-70.

Bruumsgaard H, Pedersen M, Pedersen BK. «Aging and proinflammatory cytokines.» *Curr Opin Hematol*. Mayo 2000; 8 (3): 131-6.

Cambi Sl, Lee P, Choi AM. «The oxidative stress response». *New Horia*. Mayo 1995; 3 (2): 170-82.

Esposito K, *et al*. «Effect of a Mediterranean-style diet on endothelial dysfunction and markers of vascular inflammation in the metabolic syndrome: a randomized trial.» *JAMA*. 2004; 292: 1440-6.

Franceschi C, *et al*. «Inflamm-aging. An evolutionary perspective on immunosenescence.» *Ann N Y Acad Sci*. Junio 2000; 908: 244-54.

Franceschi C, *et al*. «Neuro inflammation and the genetics of Alzheimer's disease: the search for a pro-inflammatory phenotype.» *Aging* (Milán). Junio 2001; 13 (3): 163-70.

Franceschi C, *et al*. «The network and the remodeling theories of aging: historical background and new perspectives.» *Exp Gerontol*. Septiembre 2000; 35 (6-7): 879-96.

Capítulo 4. El milagro adelgazante de los omega-3

Browning LM. «N-3 polyunsaturated fatty acids, inflammation and obesity-related disease.» *Proc Nutr Soc*. Mayo 2003; 62 (2): 447-53.

Clarke SD. «Polyunsaturated fatty acid regulation of gene transcription: a mechanism to improve energy balance and insulin resistance.» *Br J Nutr*. Marzo 2000; 83 Supl. 1: 59S-66S.

Garvey WT. «The role of uncoupling protein 3 in humans physiology.» *I Clin Invest*. Febrero 2003; 222 (4): 438-41.

Lovejoy JC. «The influence of dietary fat on insulin resistance.» *Curr Diab Rev*. Octubre 2002; 2 (5): 435-40.

Manco M, Calvani M, Mingrone G. «Effects of dietary fatty acids on insulin sensitivity and secretion. *Diabetes Obes Meta*. Noviembre 2004; 6 (6): 402-13.

Mori TA, *et al.* «Dietary fish as a major component of a weight-loss diet: effect on serum lipids, glucose, and insulin metabolism in overweight hypertensive subjects.» *Am J Clin Nutr*. Noviembre 1999; 70 (5): 817-25.

Rivellese AA, Lilli S. «Quality of dietary fatty acids, insulin sensitivity and type 2 diabetes.» *Biomed Phasmacother*. Marzo 2003; 57 (2): 84-7.

Simopoulos AP. «Omega-3 fatty acids in inflammation and autoimmune deseases.» *J Am Coll Nutr*. Diciembre 2002; 21 (6): 495-505.

CAPÍTULO 5. LOS DIEZ PRINCIPALES GRUPOS ALIMENTARIOS PARA UNA PÉRDIDA DE PESO DURADERA

1. Pescado

Browning LM. «N-3 polyunsaturated fatty acids, inflammation anf obesity-related diesease.» *Proc Nutr Soc*. Mayo 2003; 62 (2): 447-53.

Clarke SD. «Polyunsaturated fatty acid regulation of gene transcription: a mechanism to improve energy balance and insulin resistance». *Br J Nutr*. Marzo 2000; 83 Supl. 1: 559-66.

Garvey WT. «The role of uncoupling protein 3 in human physiology.» *J Clin Invest*. Febrero 2003; 1 11 (4): 438-41.

Lovejoy JC. «The influence of dietary fat on insulin resistance.» *Curr Diab Rep*. Octubre 2002; 2 (5): 435-40.

Simopoulos AP. «Omega-3 fatty acids in inflammation and autoimmune diseases. *J Am Coll Nutr*. Diciembre 2002; 21 (6): 495-505.

Vessby B, *et al.* «Substituting dietary saturated for monounsaturated fat impairs insulin sensitivity in healthy men and women: The KANWU Study». *Diabetologia*. Marzo 2001; 44 (3): 312-9.

2. Fruta

Feng R, *et al.* «Blackberry extracts inhibit activating protein 1 activation and cell transformation by perturbing the mitogenic signaling pathway.» *Nutr Cancer*. 2004; 50 (1): 80-9.

Knekt P, *et al.*«Flavonoid intake and risk of chronic diseases.» *Am J Clin
    Nutr.* 2002; 76: 560-568.

3. Grasas de la fruta

Bell EA, Rolls BJ. «Energy density of foods affects energy intake across
    multiple levels of fat content in lean and obese women.» *Am J Clin
    Nutr* 2001; 73 (6): 1010-1018.
Endres J, Barter S, Theodora P, Welch P., «Soy-enhanced lunch accep-
    tance by preschoolers.» *J Am Diet Assoc.* Marzo 2003; 103 (3): 346-
    51.
Hill JO, *et al.* «Thermogenesis in humans during overfeeding with
    medium-chain triglycerides.» *Metabolism.* Julio 1989; 38 (7): 641-8.
Franz MJ, *et al.* «Evidence-Based Nutrition Principles and Recommen-
    dations for the Treatment and Prevention of Diabetes and Related
    Complications.» *Diabetes Care.* 2002; 25: 148-198.
Mayer B, *et al.* «Effects of an onion-olive oil maceration product contai-
    ning essential ingredients of the Mediterranean diet on blood pressu-
    re and blood fluidity.» *Arzneimittelforschung.* Febrero 2001; 51 (2):
    104-11.
Rolls B, Barnett RA. «The Volumetrics Weight-Control Plan.» Nueva
    York, Harper Torch, 2003.
Seaton TB, Welles SL, Warenko MK, et al. «Thermic effects of medium-
    chain and long-chain triglycerides in man.» *Am J Clin Nutr.* 1986;
    44: 630-634.
St-Onge MP, Ross R, Parsons WD, Jones PJ. «Medium-chain triglyceri-
    des increase energy expenditure and decrease adiposity in over-
    weight men.» *Obes Res.* Marzo 2003; 11 (3): 395-402.
Taubes G. «What If It Were All a Big Fat Lie!» *New York Times*, 7 julio
    2002.
U.S. Department of Health and Human Services. Centers for Disease
    Control. «Obesity Still on the Rise, New Data Show.» Consultado en
    octubre de 2002 en *www.cdc.gov/nchs/releases/02news/obesityonri-
    se.htm.*

4. Especias adelgazantes

Bahijri SM, Mufti AM. «Beneficial effects of chromium in people with type 2 diabetes, and urinary chromium response to glucose load as a possible indicator of status.» *Biol Trace Elem Res.* Febrero 2002; 85 (2): 97-109.

Khan A, Safdar M, Ali Khan MM, Khattak KN, Anderson RA. «Cinnamon improves glucose and lipids of people with type 2 diabetes.» *DiabetesCare.* Diciembre 2003; 26 (12): 3215-8.

Kubo K, Aoki H, Nanba H. «Anti-diabetic activity present in the fruit body of Grifola frondosa (Maitake).» *I. Biol Pharm Bull.* Agosto 1994; 17 (8): 1106-10.

Qin B, Nagasaki M, Ren M, Bajotto G, Oshida Y, Sato Y. «Cinnamon extract prevents the insulin resistance induced by a high-fructose diet.» *Horm Metab Res.* Febrero 2004; 36 (2): 119-25.

Ruby BC, Gaskill SE, Slivka D, Harger SG. «The addition of fenugreek extract (*Trigonella foenum-graecum*) to glucose feeding increases muscle glycogen resynthesis after exercise. *Amino Acids.* Febrero 2005; 28 (l): 71-6.

5. Especiar para quemar grasas

Edwards SJ, *et al.* «Spicy meal disturbs sleep: an effect of thermoregulation?» *Int J Psychophysiol.* Septiembre 1992; 13 (2): 97-100.

Nelson AG. «The effect of capsaicin on the thermal and metabolic responses of men exposed to 38 degrees C for 120 minutes.» *Wilderness Environ Med.* Otoño 2000; 11 (3): 152-6.

Lopez-Carrillo L, Avila M, Dubrow R. «Chili pepper consumption and gastric cancer in Mexico: A case-control study.» *Amer J Epidem.* 1994; 139: 263-71.

Pacach AS. «The effect of capsaicin on orally-measured body temperature.» Consultado en mayo de 2005 en *www.usc.edu/CSSF/History/2004/Projects/J 1421.pdf.*

Surh YJ, Lee SS. «Capsaicin in hot chili pepper: Carcinogen, co-carcinogen or anticarcinogen?» *Food Chem Toxic.* 1996; 34: 313-6.

Yoshioka M, St-Pierre S, Drapeau V, Dionne I, Doucet E, Suzuki M, Tremblay A. «Effects of red pepper on appetite and energy intake.» *Br J Nutr.* Agosto 1999; 82 (2): 115-23.

6. Semillas y frutos secos

Edwards JU. «Flaxseed: Agriculture to Health», FN-596, octubre 2003. Consultado en junio de 2005 en *www.ext.nodak.edu/extpubs/yf/foods/fn596.htm*.

Garcia-Lorda P, Megias Rangil I, Salas-Salvado J. «Nut consumption, bodyweight and insulin resistance.» *Eur J Clin Nutr.* Septiembre 2003; 57 (Supl. 1): 88-11.

Megías-Rangil I, García-Eorda P, Torres-Moreno M, Bullo M, Salas-Salvado J. «Contenido en nutrientes y efectos saludables de los frutos secos» *Arch Latinoam Nutr.* Junio 2004; 54 (2, Supl. l): 83-6.

Minamiyama Y, Takemura S, Yoshikawa T, Okada S. «Fermented grain products, production, properties and benefits to health.» *Pathophysiology.* Octubre 2003; 9 (4): 221-7.

Sabate J. «Nut consumption and body weight.» *Am J Clin Nutr.* Septiembre 2003; 78 (Supl. 3): 647S-650S.

7. Judías y lentejas

Boivin M, Flourie B, Rizza RA, *et al.* «Gastrointestinal and metabolic effects of amylase inhibition in diabetics.» *Gastroenterology.* 1988; 94: 387-94.

Boivin M, Zinsmeister AR, Go VL, DiMagno EP. «Effect of a purified amylase inhibitor on carbohydrate metabolism after a mixed meal in healthy humans.» *Mayo Clin Proc.* 1987; 62: 249-55.

8. Lácteos con bajo contenido en grasa

Barba G, Troiano E, Russo P, Venezia A, Siani A. «Inverse association between body mass and frequency of milk consumption in children.» *J Nutr.* Enero 2005; 93 (l): 15-9.

Barr SI. «Increased dairy product or calcium intake: is body weight or composition affected in humans?» *J Nutr.* Enero 2003; 133 (l): 245S-248S.

Bowen J, Noakes M, Clifton PM. «Effect of calcium and dairy foods in high protein, energy-restricted diets on weight loss and metabolic parameters in overweight adults.» *Int J Obes Relat Metab Disord.* Febrero 2005.

Cheirsilp B, Shimizu H, Shioya S. «Enhanced kefiran production by mixed culture of *Lactobacillus kefiranofaciens* and *Saccharomyces cerevisiae.*» *J Biotechnol.* Enero 2003: 100 (l): 43-53.

Davies KM, Heaney RP, Recker RR, *et al.* «Calcium intake and body weight.» *J Clin Endocrinol Metab.* 2000; 85: 4635-4638

Hilton E, Isenberg HD, Alperstein P, *et al.* Ingestion of yogurt containing *Lactobacillus acidophilus* as prophylaxis for Candidal vaginitis.» *Ann Intern Med.* 1992; 116: 353-7.

Kailasapathy K, Chin J. «Survival and therapeutic potential of probiotic organisms with reference to *Lactobacillus acidophilus* and *Bifidobacterium spp.*» *Immunol Cell Biol.* Febrero 2000; 78 (l): 80-8.

Mack DR. «Role of probiotics in the modulation of intestinal infections and inflammation.» *Curr Opin Gastroenterol.* Enero 2004; 20 (l): 22-6.

Perdigón G, Álvarez S, Rachid M, Agüero G, Gobbato N. «Immune system stimulation by probiotics.» *J Dairy Sci.* Julio 1995; 78 (7): 1597-606.

Shah NT. «Effects of milk-derived bioactives: an overview.» *Br J Nutr.* 2000; 84 (Supl. 1): S3-S10.

Zemel MB, Miller SL. «Dietary calcium and dairy modulation of adiposity and obesity risk». *Nutr Rev.* Abril 2004; 62 (4): 125-31.

9. Cereales integrales

Adorn KK, Em RH. «Antioxidant activity of grains.» *J Agric Food Chem.* Octubre 2002; 50 (21): 6182-7.

Adom KK, Sorrells ME, Liu RH. «Phytochemical profiles and antioxidant activity of wheat varieties.» *J Agric Food Chem.* Diciembre 2003 17; 51 (26): 7825-34.

Adom KK, Sorrells ME, Liu RH. «Phytochemicals and antioxidant activity of milled fractions of different wheat varieties.» *J Agric Food Chem.* Marzo 2005; 53 (6): 2297-306.

Bhathena SJ, Velasquez MT. «Beneficial role of dietary phytoestrogens in obesity and diabetes.» *Am J Clin Nutr.* Diciembre 2002; 76 (6): 1191-201.

Fasano A, Catassi C. «Coeliac disease in children.» *Best Pract Res Clin Gastroenterol.* Junio 2005; 19 (3): 467-78.

Foster-Powell K, Holt SH, Brand-Miller JG. «International table of glycemic index and glycemic load values: 2002.» *Am J Clin Nutr*. Julio 2002; 76 (1): 5-56.

Liese AD, *et al*. «Whole-grain intake and insulin sensitivity: the Insulin Resistance Atherosclerosis Study.» *Am J Clin Nutr*. Noviembre 2003; 78 (5): 965-71.

Liu S, *et al*. «Relation between changes in intakes of dietary fiber and grain products and changes in weight and development of obesity among middle-aged women.» *Am J Clin Nutr*. Noviembre 2003; 78 (5): 920-7.

10. Vegetales portadores de vitalidad

Arts IC, Hollman PC. «Polyphenols and disease risk in epidemiologic studies.» *Am J Clin Nutr*. Enero 2005; 81 (Supl. 1): 317S-325S.

Campbell JK, *et al*. «Tomato phytochemicals and prostate cancer risk.» *J Nutr*. Diciembre 2005; 134 (Supl. 12): 3486S.

Flagg EW, Coates RJ, Greenberg RS. «Epidemiologic studies of antioxidants and cancer in humans.» *J Am Coll Nutr*. 1995; 14: 419-427.

Keck AS, Finley JW. «Cruciferous vegetables: cancer protective mechanisms of glucosinolate hydrolysis products and selenium.» *Integ-Cancer The*. Marzo 2004; 3 (1): 5-12.

Kris-Etherton PM, *et al*. «Bioactive compounds in foods: their role in the prevention of cardiovascular disease and cancer.» *Am J Med*. Diciembre 2002; 113 (Supl. 9B): 71S-88S.

Mazza G, Miniati E. «Small fruits.» En: *Anthocyanins in Fruits, Vegetables,and Grains*. Boca Raton: CRG Press, 1993, 85-130.

Moeller SM,Jacques PF, BlumbergJB. «The potential role of dietary xantho-phylls in cataract and age-related macular degeneration.» *J Am ColLNutr*. Octubre 2000; 19 (Supl. 5): 522S-527S.

Rock CE, Saxe GA, Ruffin MT IV, *et al*. «Carotenoids, vitamin A, and estrogen receptor status in breast cancer.» *Nutr Cancer*. 1996; 25: 281-296.

Rolls BJ, Ello-Martin JA, Tohill BC. «What can intervention studies tell us about the relationship between fruit and vegetable consumption and weight management?» *Nutr Rev*. Enero 2004; 62 (1): 1-17.

Scalbert A, Johnson IT, Saltmarsh M. «Polyphenols: antioxidants and beyond.» *AmJ Clin Nutr*. Enero 2005; 81 (Supl. 1): 215S-217S.

Schmidt K. «Antioxidant vitamins and betacarotene: effects on immu-
nocompetence.» *Am J Clin Nutr*. Enero 1991; 53 (Supl. 1): 383S-
385S.

Seddon JM, Ajani UA, Sperduto RD, *et al.* «Dietary carotenoids, vitamins A, C, and E, and advanced age-related macular degeneration.»
Eye Disease Case-Control Study Group. *JAMA*. 1994; 272: 1413-20.

Slavin JE. «Dietary fiber and body weight.» *Nutrition*. Marzo 2005; 21
(3): 411-8.

Steinmetz KA, Potter JD. «Vegetables, fruit, and cancer prevention: a
review.» *J Am Diet Assoc*. Octubre 1996; 96 (10): 1027-39.

Toniolo P, *et al.* «Serum carotenoids and breast cancer.» *Am J Epide-
miol*. Junio 2001; 153 (12): 1142-7.

Wang H, Cao G, Prior RL. «Total antioxidant capacity of fruits.» *Journal of Agricultural and Food Chemistry*. 1996; 44 (3): 701-5.

Yao LH, *et al.* «Flavonoids in food and their health benefits.» *Plant
Foods Hum Nutr*. Verano 2004; 59 (3): 113-22.

Capítulo 6. Los doce suplementos nutricionales que facilitan la pérdida de peso sin reducir la masa muscular

Ácidos grasos esenciales omega-3

Browning LM. «N-3 polyunsaturated fatty acids, inflammation and obesity-related disease.» *Proc Nutr Soc*. Mayo 2003; 62 (2): 447-53.

Garvey WT. «The role of uncoupling protein 3 in human physiology.» *J
Clin Invest*. Febrero 2003; 111 (4): 438-41.

Lovejoy JC. «The influence of dietary fat on insulin resistance.» *Curr
Diab Rep*. Octubre 2002; 2 (5): 435-40.

Manco M, Calvani M, Mingrone G. «Effects of dietary fatty acids on
insulin sensitivity and secretion.» *Diabetes Obes Metab*. Noviembre
2004; 6 (6): 402-13.

Rivellese AA, Lilli S. «Quality of dietary fatty acids, insulin sensitivity
and type 2 diabetes.» *Biomed Pharmacother*. Marzo 2003; 57 (2):
84-7.

Simopoulos AP. «Omega-3 fatty' acids in inflammation and autoimmune
diseases.» *J Am Coll Nutr*. Diciembre 2002; 21 (6): 495-505.

Vessby B, *et al.* «Substituting dietary saturated for monounsaturated fat impairs insulin sensitivity in healthy men and women: The KANWU Study.» *Diabetologia.* Marzo 2001; 44 (3): 312-9.

Ácido alfalipoico

Evans JE, Goldfine ID. «Alpha-lipoic acid: a multifunctional antioxidant that improves insulin sensitivity in patients with type 2 diabetes.» *Diabetes Technol Ther.* Otoño 2000; 2 (3): 401-13.

Melhem MF, Craven PA, Derubertis FR. «Effects of dietary supplementation of alpha-lipoic acid on early glomerular injury in diabetes mellitus.» *J Am SocNephrol.* Enero 2001; 12 (l): 124-33.

Melhem MF, Craven PA, Liachenko J, DeRubertis FR. «Alpha-lipoic acid attenuates hyperglycemia and prevents glomerular mesangial matrix expansion in diabetes.» *J Am Soc Nephrol.* Enero 2002; 13 (l): 108-16.

Packer L, Kraemer K, Rimbach G. «Molecular aspects of lipoic acid in the prevention of diabetes complications.» *Nutrition.* Octubre 2001; 17 (10): 888-95.

Packer L, Witt EH, Tritschler HJ. «Alpha-lipoic acid as a biological antioxidant.» *Free Radic Biol Med.* Agosto 1995; 19 (2): 227-50.

Perricone NV «Topical 5% alpha lipoic acid cream in the treatment of cutaneous rhytids.» *Aesthetic Surg J.* Mayo-junio 2000; 20 (3).

Podda M, Tritschler HJ, Ulrich H, Packer L. «Alpha-lipoic acid supplementation prevents symptoms of vitamin E deficiency.» *Biochem Biophys Res Commun.* Octubre 1994; 204 (1): 98-104.

Astaxantina

Ben-Dor A, *et al.* «Carotenoids activate the antioxidant response element transcription system.» *Mol Cancer Ther.* Enero 2005; 4 (l): 177-86.

Guerin M, Huntley ME, Olaizola M. «*Haematococcus* astaxanthin: applications for human health and nutrition.» *Trends Biotechnol.* Mayo 2003; 21 (5): 210-6.

Kurashige M, Okimasu E, Inoue M, Utsumi K. «Inhibition of oxidative injury of biological membranes by astaxanthin.» *Physiol Chem Phys Med NMR.* 1990; 22 (l): 27-38.

L-carnitina

He Z-Q, Phone ZS. «Body weight reduction in adolescents by a combination of measures including using E-carnitine.» *Acta Nutrimenta Sinica*. 1997; 19 (2).

Villani RG, Gannon J, Self M, Rich PA. «L-carnitine supplementation combined with aerobic training does not promote weight loss in moderately obese women.» *Int J Sport Nutr Exerc Metab*. Junio 2000; 10 (2): 199-207.

Wutzke KD, Eorenz H. «The effect of l-carnitine on fat oxidation, protein turnover, and body composition in *slightly* overweight subjects. Metabolism.» Agosto 2004; 53 (8): 1002-6.

Acetil-l-carnitina

Ames BN, Liu J. «Delaying the mitochondrial decay of aging with acetylcarnitine.» *Ann N Y Acad Sci*. Noviembre 2004; 1033: 108-16.

Beal ME «Bioenergetic approaches for neuroprotection in Parkinson's disease.» *Ann Neurol*. 2003; 53 (Supl. 3): 39S-47S; Debate 47S-8S.

Liu J, Atamna H, Kuratsune H, Ames BN. «Delaying brain mitochondrial decay and aging with mitochondrial antioxidants and metabolites.» *Ann N Y Acad Sci*. Abril 2002; 959: 133-66.

Mingrone G. «Carnitine in type 2 diabetes.» *Ann N Y Acad Sci*.Noviembre 2004; 1033: 99-107.

Shigenaga MK, Hagen TM, Ames BN. «Oxidative damage and mitochondrial decay in aging.» *Proc Nad Acad Sci USA*. Noviembre 1994; 91 (23): 10771-8.

ALC

Blankson H, *et al*. «Conjugated linoleic acid reduces body fat mass in overweight and obese humans.» *J Nutr*. Diciembre 2000; 130 (12): 2943-8.

Gaullier JM, *et al*. «Supplementation with conjugated linoleic acid for 24 months is well tolerated by and reduces body fat mass in healthy, overweight humans» *J Nutr*. Abril 2005; 135 (4): 778-84.

Kamphuis MM, *et al*. «Effect of conjugated linoleic acid supplementation after weight loss on appetite and food intake in overweight subjects.» *Eur J Clin Nutr*. Octubre 2003; 57 (10): 1268-74.

Malpuech-Brugere C, *et al*. «Effects of two conjugated linoleic acid isomers on body fat mass in overweight humans» *Obes Res*. Abril 2004; 12 (4): 591-8.

Smedman A, Vessby B. «Conjugated linoleic acid supplementation in humans-metabolic effects.» *Lipids*. 2001; 36 (8): 773-81.

Thorn E, *et al*. «Conjugated linoleic acid reduces body fat in healthy exercising humans» *J Int Med Res*. 2001; 29 (5)392-6.

Zambell KL, Keim NL, Van Loan MD, Gale B, Benito P, Kelley DS, Nelson GJ. «Conjugated linoleic acid supplementation in humans: effects on body composition and energy expenditure.» *Lipids*. Julio 2000; 35 (7): 777-82.

CoQ10

Beal MF. «Mitochondria, oxidative damage, and inflammation in Parkinson's disease.» *Ann N Y Acad Sci*. Junio 2003; 991: 120-31.

Beal MF. «Mitochondrial dysfunction and oxidative damage in Alzheimer's and Parkinson's diseases and coenzyme Q10 as a potential treatment.» *J Bioenerg Biomembr*. Agosto 2004; 36 (4): 381-6.

Crane FL. «Biochemical functions of coenzyme Q10.» *J Am Coll Nutr*. Diciembre 2001; 20 (6): 591-8.

Lenaz G, *et al*. «Mitochondrial bioenergetics in aging.» *Biochim Biophys Acta*. Agosto 2000; 1459 (2-3): 397-404.

Cromo

Anderson RA. «Effects of chromium on body composition and weight loss.» *Nutr Rev*. 1998; 56: 266-70.

Campbell WW, *et al*. «Effects of resistive training and chromium picolinate on body composition and skeletal muscle size in older women.» *Int J Sport Nutr Exerc Metab*. Junio 2002; 12 (2): 125-35.

Campbell WW, *et al*. «Effects of resistance training and chromium picolinate on body composition and skeletal muscle in older men.» *J Appl Physiol*. Enero 1999; 86 (l): 29-39.

Eivolsi JM, Adams GM, Laguna PL. «The effect of chromium picolinate on muscular strength and body composition in women athletes.» *J Strength Cond Res.* Mayo 2001; 15 (2): 161-6.

Grant KE, Chandler RJVI, Castle AL, Ivy JL. «Chromium and exercise training: effect on obese women.» *Med Sci Sports Exerc.* Agosto 1997; 29 (8): 992-8.

Vincent JB. «The potential value and toxicity of chromium picolinate as a nutritional supplement, weight loss agent and muscle development agent.» *Sports Med.* 2003; 33 (3): 213-30.

Walker LS, Bemben MG, Bemben DA, Knehans AW. «Chromium picolinate effects on body composition and muscular performance in wrestlers.» *Med Sci Sports Exerc.* Diciembre 1998; 30 (12): 1730-7.

AAL

García CM, Carter J, Chou A. «Gamma-linolenic acid causes weight loss and lower blood pressure in overweight patients with family history of obesity.» *Swed J Biol Med.* 1986; 4: 8-11.

Hounsom L, Horrobin DF, Tritschler H, *et al.* «A lipoic acid-gamma linolenic acid conjugate is effective against multiple indices of experimental diabetic neuropathy.» *Diabetologia.* 1998; 41: 839-843.

Keen H, Payan J, Allawi J, *et al.* «Treatment of diabetic neuropathy with gamma-linolenic acid. The Gamma-Linolenic Acid Multicenter Trial Group.» *Diabetes Care.* 1993; 16: 8-15.

Glutamina

Grimble RF. «Nutritional modulation of immune function.» *Proc Nutr Soc.* Agosto 2001; 60 (3): 389-97.

Rutten EP, Engelen MP, Schols AM, Deutz NE. «Skeletal muscle glutamate metabolism in health and disease: state of the art.» *Curr Opin Clin Nutr Metab Care.* Enero 2005; 8 (1): 41-51.

Shabert JK, Winslow C, Lacey JM, *et al.* «Glutamine-antioxidant supplementation increases body cell mass in AIDS patients with weight loss: a randomized, double-blind controlled trial.» *Nutrition.* 1999; 15: 860-864.

Maitake SX-Fraction®

Wasser SP. «Medicinal mushrooms as a source of antitumor and immu-
nomodulating polysaccharides.» *Appl Microbiol Biotechnol*.
Noviembre 2002; 60 (3): 258-74.

DMAE

Grossman RM. «The role of dimethylaminoethanol in cosmetic derma-
tology» *Skillman, NJ*: Johnson and Johnson Consumer Products
Worldwide.

Capítulo 7. El estilo de vida antiinflamatorio

Bjorntorp P. «Do stress reactions cause abdominal obesity and comorbi-
dities?» *Obes Rev*. Mayo 2001; 2 (2): 73-86.

Drapeau V, Therrien F, Richard D, Tremblay A. «Is visceral obesity a
physiological adaptation to stress?» *Panminerva Med*. Septiembre
2003; 45 (3): 189-95.

McArdle WD, Katch FI, Katch VL. *Exercise Physiology: Energy, Nutrition and Human Performance* (2ª edición). Filadelfia: Lea & Febi-
ger, 1986.

Mokdad AH, Marks JS, Stroup DF, Gerberding JL. «Actual causes of
death in the United States, 2000.» *JAMA*. Marzo 2004; 291 (10):
1238-45.

President's Council on Physical Fitness and Sports (PCPFS). Consultado en junio de 2005 en
www.fitness.gov/physical_activity_fact_sheet.html.

Ryan N. «Physical Fitness. The Active Life: The Nolan Ryan Fitness
Guide.» Consultado en junio de 2005 en
www.fitness.gov/activelife/nolan-ryan/nolanryan.html.

Williams MH. *Nutrition for Fitness and Sport*. Dubuque: William C.
Brown Company Publishers, 1983.

Capítulo 8. Consejos importantes a tener en cuenta en la dieta Perricone para perder peso en catorce días

Franz MJ. «Protein: metabolism and effect on blood glucose levels.» *Diabetes Educ*. Noviembre-diciembre 1997; 23 (6): 643-6, 648, 650-1.

Hermanussen M, Tresguerres JA. «Does high glutamate intake cause obesity?» *J Pediatr Endocrinol Metab*. Septiembre 2003; 16 (7): 965-8.

Keen CL, Holt RR, Oteiza PI, Fraga CG, Schmitz HH. «Cocoa antioxidants and cardiovascular health.» *Am J Clin Nutr*. Enero 2005; 81 (Supl. 1): 298S-303S.

Layman DK, Baum JI. «Dietary protein impact on glycemic control during weight loss.» *J Nutr*. Abril 2004; 134 (4): 968S-73S.

Lee KW, Kim YJ, Lee HJ, Lee CY «Cocoa has more phenolic phytochemicals and a higher antioxidant capacity than teas and red wine.» *J Agric Food Chem*. Diciembre 2003; 51 (25): 7292-5.

Rencuzogullari E, *et al*. «Genotoxicity of aspartame.» *Drug Chem Toxicol*. Agosto 2004; 27 (3): 257-68.

Sies H, Schewe T, Heiss C, Kelm M. «Cocoa polyphenols and inflammatory mediators.» *Am J Clin Nutr*. Enero 2005; 81 (1 Supl): 304S-312S.

Stoclet JC, *et al*. «Vascular protection by dietary polyphenols.» *Eur J Pharmacol*. Octubre 2004; 500 (1-3): 299-313.

ÍNDICE ALFABÉTICO

ÍNDICE

Primera parte
La relación entre inflamación y grasa

Tercera parte
El programa

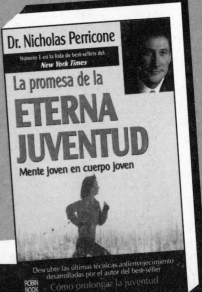

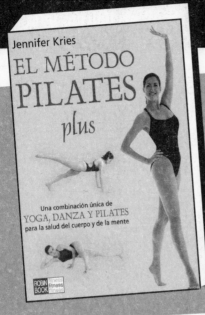
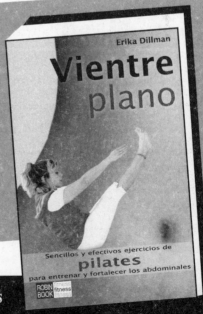